MACH MAL ESSPAUSE!

CORA DITTKRIST

MACH MAL ESSPAUSE!

K|V|M

Die Deutsche Nationalbibliothek verzeichnet diese Publikation in der Deutschen Nationalbibliografie; detaillierte bibliografische Daten sind im Internet über *<https://dnb.de>* abrufbar.

Cora Dittkrist

MACH MAL ESSPAUSE!

1. Auflage 2023
KVM-Verlag in der Quintessenz Verlags-GmbH
Postfach 42 04 52; D-12064 Berlin
www.kvm-verlag.de

Lektorat: Renate Mannaa, Berlin
Gesamtherstellung: Quintessenz Verlags-GmbH, Berlin
Druck: Dimograf, Bielsko-Biała
Printed in Poland

ISBN: 978-3-86867-656-3

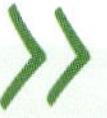

*Die besten Ärzte
der Welt sind
Dr. Essen, Dr. Ruhe
und Dr. Fröhlich.*

JONATHAN SWIFT

INHALT

EINLEITUNG

Was ist so interessant am Intervallfasten bzw. warum halten Sie dieses Buch in der Hand? Haben Sie übers Intervallfasten schon mal etwas im Freundeskreis gehört? Wurde berichtet, dass dadurch plötzlich das Thema „Wechseljahre“ mit den Stimmungsschwankungen und Hitzewallungen verschwunden war? Hat eine Mitarbeiterin mit dieser Methode ganz viel Gewicht verloren und sieht blendend aus? Berichtete ein nahestehender Verwandter bei einem leckeren Abendessen darüber, dass er fast komplett schmerzfrei ist, seitdem er diese Ernährungsform gewählt und umgesetzt hat? Hat Ihnen ein Kollege erzählt, dass er plötzlich viel fitter ist und besser schläft, nachdem er seine Ernährung in dieser Form veränderte?

Was steckt hinter diesem Intervallfasten? Warum ist es gerade jetzt wichtiger und aktueller denn je?

Wie Sie und viele andere vermutlich auch nutzte ich den Jahreswechsel 2020/21, um Revue passieren zu lassen. Mich beschäftigte immer wieder die Frage: „Warum wurden in dieser weltweiten Pandemie hauptsächlich Abstandhalten, Hygiene und Maskentragen als Mittel gegen einen Virus empfohlen?“ Keine Silbe, kaum mehr Reportagen, dass jeder Einzelne mithilfe einer gesunden Lebensführung schon so viel für sich selbst tun und somit sich schützen kann. Eigentlich ist dies auch jedem klar, aber „Stay-at-Home“ wurde interpretiert mit „Ich mache es mir auf der Couch gemütlich – mit Chips, Drinks & Co.“. Somit entstand oft auch noch der „Corona-Speck“, der nun wieder verschwinden soll, sich aber leider nicht so einfach verdünnisiert.

Es gibt mittlerweile zahlreiche Belege dafür, dass neben einer gesunden, ausgewogenen Ernährung, Sport bzw. Bewegung, Entspannung sowie Stressreduktion das Intervallfasten auf Körper, Geist und Seele einwirkt, das Immunsystem stärkt und als freudigen Nebeneffekt Gewicht reduziert bzw. optimiert.

Prof. Andreas Michalsen ist ein großer Befürworter des Intervallfastens! Er hat u. a. zwei wunderbare Bücher geschrieben und auf eine Frage eines Interviewpartners, wie er das Gesundheitssystem verbessern würde, sagte er: „Ernährung muss in einem Medizinstudium viel intensiver gelehrt werden, damit jeder Patient versteht, dass er die Verantwortung für sich und seine Gesundheit selbst in der Hand hat. In den Schulen muss dies ein Fach sein, das Kinder und Eltern begeistert. Denn 70–80 % aller chronischen Erkrankungen haben ihren Ursprung in einer ungesunden Ernährungsweise." Und in der Folge wächst jährlich die Zahl der Risikopatienten.

Gerade jetzt ist es doch um so wichtiger, die eigene Gesundheit aktiv zu stärken. Werden Sie kein Risikopatient! Wenn Sie schon zu einer Risikogruppe gehören, versuchen Sie alles, damit sich Ihr Gesundheitszustand verbessert!

Hören Sie auf Ihren „inneren Arzt", wie Frau Dr. Petra Bracht empfiehlt! Alle Fans des Intervallfastens sind sich einig, dass es der leichteste Weg ist, „sich rundum besser zu fühlen", indem einfach die Zeit der Nahrungsaufnahme begrenzt wird. Und dies könnte noch viel mehr in Ihrem Leben positiv verändern!

Ich möchte Sie mitnehmen auf eine Reise in Ihren faszinierenden Körper, Ihr Wissen rund um Ernährung, Bewegung, Sport und Entspannung auffrischen, mit vielen Tipps ergänzen und Sie ermutigen, diese sofort umzusetzen ... und vielleicht auch den ein oder anderen Ernährungsmuffel (den es bestimmt auch in Ihrem Umfeld gibt) überzeugen, dass es eine ziemlich gute Idee ist, einfach ein paar Gewohnheiten im Alltag umzustellen, um gesund und fit zu bleiben.

Ich möchte Ihnen aber nicht vermitteln, dass es gesundheitlich ok ist, wenn Sie nach dem Motto verfahren „16 Stunden nichts essen und die anderen 8 Stunden alles rein, was geht". Damit würden Sie sich nach der Wohltat für Ihren Körper sofort wieder Schaden zufügen. Dieses Buch soll keinesfalls dogmatisch sein, aber auch nicht voller Freibriefe. Intervallfasten ist mehr als ein Trend oder eine neue Diät, auf die der Jo-Jo-Effekt folgt. Es ist eine Einstellung, eine Bejahung zu einem wirklich gesunden, aktiven und bewussten „Sein"!

Ich möchte Sie zum Mitmachen einladen – machen Sie sich Notizen, markieren Sie die für Sie wichtigen Texte, Merksätze, Ideen und ergänzen Sie diese mit Ihren eigenen! Machen Sie aus diesem Buch Ihren persönlichen Ratgeber!

Ich wünsche Ihnen viel Freude und Erfolg dabei!

Ihre

Cora Dittkrist

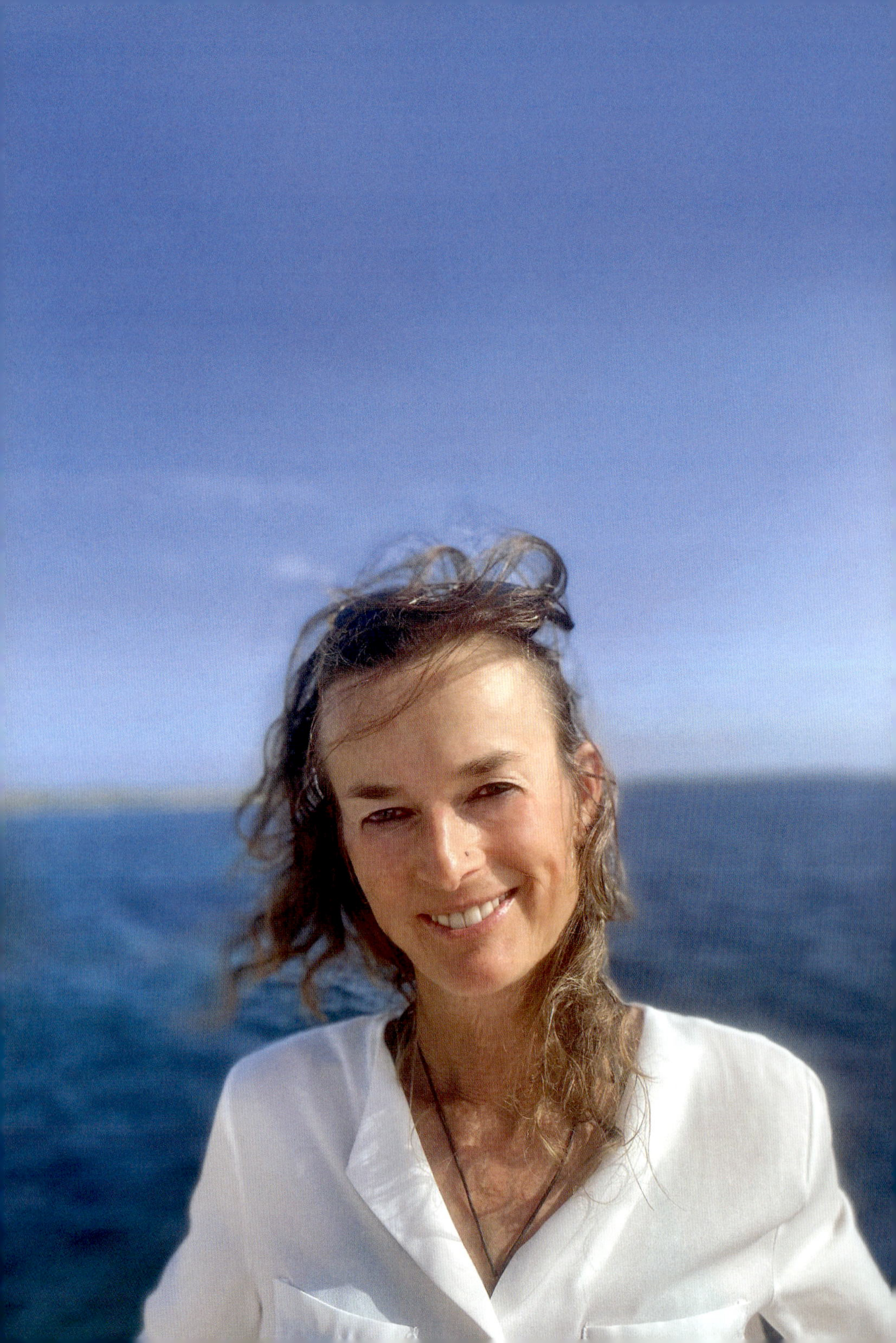

ÜBER DIE AUTORIN

Cora Dittkrist, geb. 1967 in Arosa/Schweiz, begeisterte Sportlerin, reiselustig und naturverbunden. Wuchs im Hochsauerland auf. Absolvierte eine Ausbildung zur Reiseverkehrskauffrau und studierte dual Sport- und Touristikmanagement in Marburg/Lahn. Die Gesundheit und ein Jobangebot führten sie nach Sylt. Sie bereiste von hier aus die Welt, lernte andere Kulturen und deren Küche kennen. Bildete sich auf den Gebieten Fitness und Ernährung stets weiter. Erwarb zahlreiche Trainerlizenzen im Bereich Fitness und Kampfsport und arbeitete nebenberuflich als Personaltrainerin und Yogalehrerin. 9/11 erschütterte die Reisebranche und nach zweijähriger Auszeit auf Mallorca absolvierte sie ihre Prüfung zur Heilpraktikerin. Seitdem begleitet sie begeistert Menschen, die bereit sind, in sich und ihre Gesundheit zu investieren. Sie arbeitet in eigener Praxis, bietet unterschiedliche Ernährungs-, Bewegungs- und Behandlungskonzepte an. Aber am liebsten wandert sie mit den Fastengästen über die Inseln Sylt und Mallorca. Dabei motiviert sie die Kursteilnehmer, sich selbst mehr wertzuschätzen – und zwar hier und jetzt.

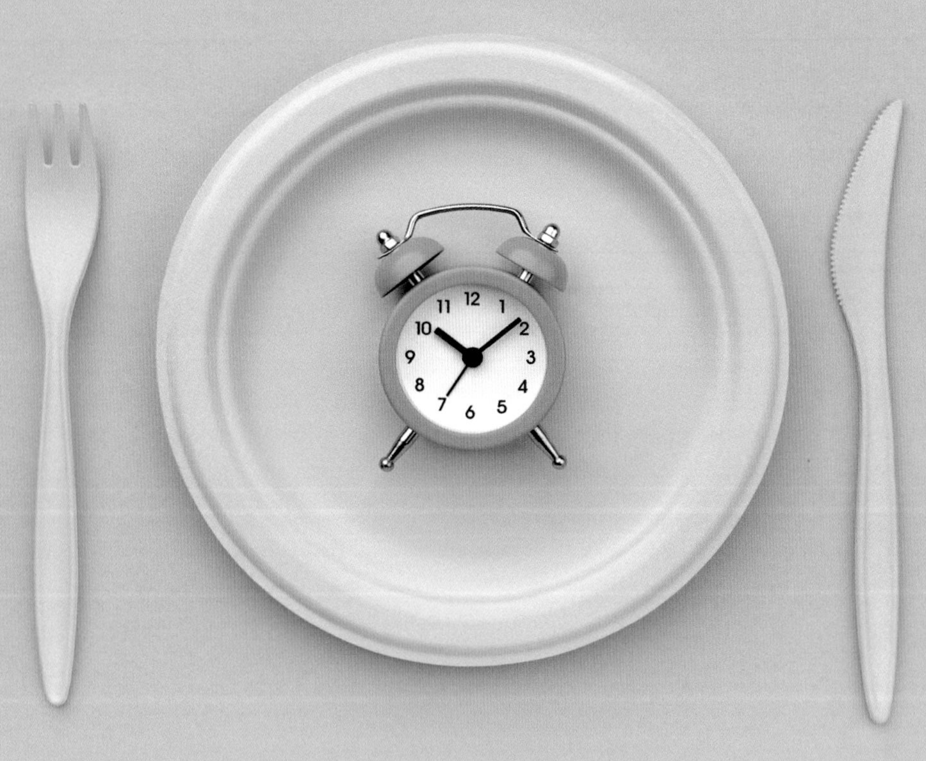

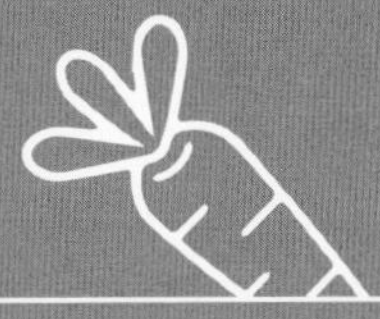

INTER-
VALL
FASTEN

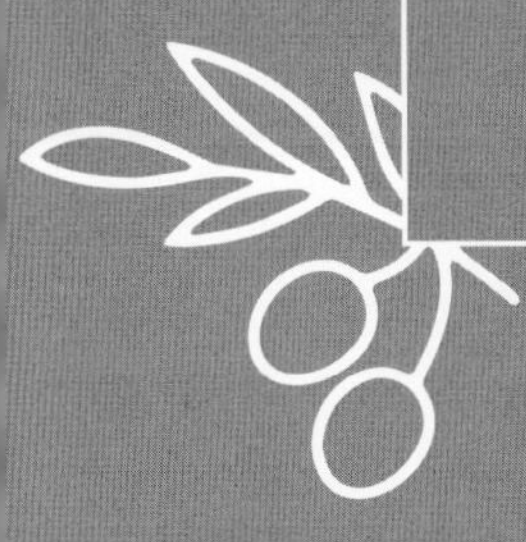

WAS IST INTERVALLFASTEN?

Im Intervall von Zeit zu Zeit zu fasten, ist nicht neu. Es ist auch keine weitere Modediät oder nur eine Strategie zum Abnehmen ohne den berüchtigten Jo-Jo-Effekt. Diese Ernährungsform ist eine wunderbare Möglichkeit, den Organismus bei seinen täglichen Auf- und Abbauprozessen zu unterstützen, sich dadurch insgesamt fitter, vitaler und ausgeglichener zu fühlen, somit auch den Aufgaben des Alltags gelassener zu begegnen. Dabei können Sie trotz einer genussvollen Ernährung Ihr Wohlfühlgewicht erhalten und bewahren. Dazu soll das Intervallfasten Ihren Körper regelrecht verjüngen und es ist das beste „Anti-Aging"-Mittel, das Sie sich gönnen können. Da es unterschiedliche Varianten gibt, fällt die Umsetzung im Alltag auch leicht.

Unser Körper kann verzichten und dies auch auf Essen! Der Verzicht darf aber nicht gesehen werden als ein Verbot oder sich etwas vorzuenthalten, sondern als Geschenk einer gesunden Pause!

Es gibt zahlreiche Studien, die die großen gesundheitlichen Vorteile bestätigen! Während die moderne Lebensweise uns zunehmend belastet, unterstützt das „Back to roots" unsere Selbstheilungskräfte! Bedenken Sie die lange Entwicklungsgeschichte der Menschheit mit den Phasen der Entbehrung in Hungerszeiten! Der menschliche Körper ist es schon lange gewohnt, Nahrung aufzunehmen, zu verwerten und, wenn es mehr gab, für Notzeiten zu speichern. Wenn es einen strengen und langen Winter gab oder

» Fasten ist der stärkste Appell an die natürlichen Selbstheilungskräfte des Menschen, sowohl leiblich wie seelisch gesehen.

DR. HEINZ FAHRNER

der Mensch kämpfen oder fliehen musste, konnte er auf diese Reserven zurückgreifen und überleben. Es liegt also in seinen Genen, auch wenn der Verzicht meist nicht freiwillig war.

Egal in welchen Kulturen, Ländern, Religionen – es ist ein regelmäßig auch heute stattfindendes Ritual, bewusste Fastenperioden zu zelebrieren. Dass die Reduktion von Nahrung eine tiefe Verbundenheit mit dem Glauben an eine höhere Macht fördern soll, steht meist im Vordergrund. Doch haben viele Gläubige dabei auch sicherlich erfahren, dass es ihnen danach gesundheitlich wesentlich besser ging.

Schon im 5. Jahrhundert vor Christi wurden Fastenkuren zur gezielten „Vertreibung" von Giftstoffen und Krankheiten von dem Arzt und Lehrer Hippokrates von Kos („Vater der Medizin") verordnet. Es entwickelten sich weitere Verfahren für die Reinigung der Säfte (Blut, Urin, Galle) und die Heilung von Krankheiten. Dazu gehörten Schwitzkuren, Aderlass, Darmreinigung, Wickel, Schröpfen und weiterhin der kurweise Verzicht des Essens u. a. mit „Wasserfasten". Tatsächlich fasteten in so manchen Klöstern die Mönche mit Bier, welches extra für diese Zeit gebraut wurde. Allerdings geht man heute davon aus, dass dies eher an der mangelhaften Trinkwasserqualität lag, da Klärwerke ja noch nicht existierten!

Die Kloster-Medizin im 6.–12. Jh. beschäftigte sich intensiv mit der Erforschung von Kräutern und Heilpflanzen für Tees, Tinkturen, Pasten und Salben. Hildegard von Bingen (10. Jh.) ist noch heute bekannt für ihre Schriften und einer nach ihr benannten Fastenform. Pfarrer Sebastian Kneipp vervollständigte mit den Kaltwasserkuren und Wickeln die Bandbreite der naturheilkundlichen Behandlungen. Kneipp-Medizin erfreut sich nach wie vor einer großen Beliebtheit in vielen Kureinrichtungen.

Vielleicht kennen Sie es auch, dass Sie zu Beginn eines grippalen Infekts überhaupt keinen Appetit haben. Der Kopf ist heiß, der Körper matt. Sie wollen sich zurückziehen, schlafen und somit gesunden. Die klassische Hühnersuppe, Wasser und Tee sind das

Einzige, was Sie vielleicht noch aufnehmen wollen. Dies erklärt sich durch das Fiebern und die vielleicht begleitenden Durchfällen. Der hohe Wasser- und Salzverlust verursacht einen erhöhten Kopfdruck und der Körper fordert einen Ausgleich! Der Hunger meldet sich, wenn es Ihnen wieder besser geht. Aber beginnen Sie dann mit einem Hamburger, Torte oder Chips? Nein, hier doch eher mit frischem Obst und leichten, aber kräftigenden, vitalstoffreichen Speisen, oder? Ihr Körper und somit Ihr eigener innerer Arzt wissen instinktiv, was er braucht und ihm guttut.

Fasten ist in unseren Genen verankert. Moderne medizinische Verfahren bestätigen immer wieder, welche Heilkraft unsere Körperzellen haben, wenn sie nicht ständig überfüttert werden. Doch genau dies geschieht heute vermehrt in unseren Industrienationen. Gepaart mit Stress und Bewegungsmangel, setzen sich die Pfunde dann zusätzlich um die Hüften. Früher „rannte das Essen vor uns her" und wir mussten es uns erarbeiten. Aber die Zeit des Nichtessens hat uns auch dazu befähigt. Wir hatten die Kraft, den Mut und die Ausdauer dazu. Haben uns nicht maulig zurückgezogen, wenn es nichts gab, sondern waren notgedrungen angespornt weiterzusuchen. Somit liefen unsere Vorfahren täglich 10–40 km. Heutzutage sind wir in der Lage, in kürzester Zeit im Supermarkt einen Vorrat für mehrere Wochen einzukaufen, aber es macht augenscheinlich nicht glücklich und zufrieden. Die meisten eilen genervt durch die Gänge, stehen mit ihren vollen Einkaufswagen mürrisch an den Kassen, laden die Ware ins Auto und fahren gestresst nach Hause. Gelaufen werden dabei kaum 1.000 Schritte täglich.

Seit dem 15. Jh. finden sich in der Sprachkultur die Bezeichnungen „petit déjeuner" und „breakfast". Sie werden gerne als „Frühstück" übersetzt. Doch genauer betrachtet ist es das „Fastenbrechen", also das „Unterbrechen vom (Nacht-)Fasten". Tatsächlich haben die Menschen viele Jahrtausende das Intervallfasten automatisch betrieben. Das Abendbrot war meist gegen 19 Uhr beendet. TV und andere digitale Medien gab es nicht, somit auch keinen Grund, sich knabbernd mit einer Tafel Schokolade oder der Tüte Chips auf der Couch noch stundenlang wachzuhalten und durch die Programme zu zappen. Man ging früh schlafen und beendete ab ca. 7 Uhr mit der ersten Mahlzeit nach einer ca. 12-stündigen Esspause das nächtliche Fasten.

Während bis in die 1970er-Jahre hinein meist nur dreimal täglich Essen auf dem Tisch stand, vielleicht am Sonntag oder Geburtstagen mal die Torte genossen wurde, „gönnen" sich heute die Menschen oft mehr als 3–4 Mahlzeiten, kombiniert mit überkalorischen „Kleinigkeiten". Nicht zu vergessen ist, dass der moderne Lebensstil immer bequemer wurde und diese Kombination gesundheitlich einen großen Tribut fordert. Schon vor der Pandemie 2020 sank die durchschnittliche Lebenserwartung und das trotz einer weitaus besseren medizinischen Versorgung.

Der Naturliebhaber, Internist und Wissenschaftler Dr. Otto Buchinger (1878–1966), einer der größten Vorreiter des heutigen Heilfastens, litt unter starken rheumatischen Schmerzen, galt als arbeitsunfähig und seine Ärzte konnten ihm nicht weiterhelfen. Er heilte er sich durch ein 17-tägiges Heilfasten selbst. Angespornt durch dieses verblüffende Ergebnis, entwickelte er das Konzept des „Buchinger-Heilfastens", um es auch für anderen Patienten erlebbar zu machen. Er gründete eine Klinik am Bodensee, die heute seine Familie mit einem großartigem Ärzteteam fortführt und damit für die Verbreitung des Konzeptes sorgt.

Ich habe das große Glück, schon seit fast zwei Jahrzehnten Fastengruppen zu begleiten, die ihren Urlaub nutzen, um in wunderschönen Urlaubsdestinationen eine Heil- oder Basenfastenkur zu vollziehen! Sie wollen mehr für sich und ihre Gesundheit tun, verzichten freiwillig und investieren damit in ihre Gesundheit.

Ich erlebe dabei in jeder Woche wahre Metamorphosen von müden, überarbeiteten Menschen, die genervt anreisen und nur noch den Wunsch haben, die stressige Zeit hinter sich zu lassen. Egal ob beruflich, schulisch oder privat, jeder hat sein „Päckchen" zu tragen. Sie wollen einfach die „Reset-Taste" drücken, runterfahren, den ganzen Ballast abwerfen. Sie haben den Wunsch, mit einem neuen Lebensgefühl durchstarten zu dürfen, in einem regenerierten und ein paar Kilo leichteren Körper. Nach vielleicht ein paar anstrengenden Phasen der Umstellung wirken sie gelassener, kehren in sich und genießen es, Zeit zu haben, nichts planen zu müssen, einfach nur „hinterherzulaufen". Dann gegen Ende der Woche, der Stolz auf sich selbst, die strahlenden klaren Augen, das verbesserte glatte Hautbild, es wird gelacht und gealbert wie auf einem Schulhof, sie wirken so viel glücklicher, jünger und entspannter! Tragen am Tag der Abreise die Hosen, die vorher nicht mehr passten, sind dankbar für alles, verabschieden sich unter Tränen in den Augen und fühlen sich wie neugeboren!

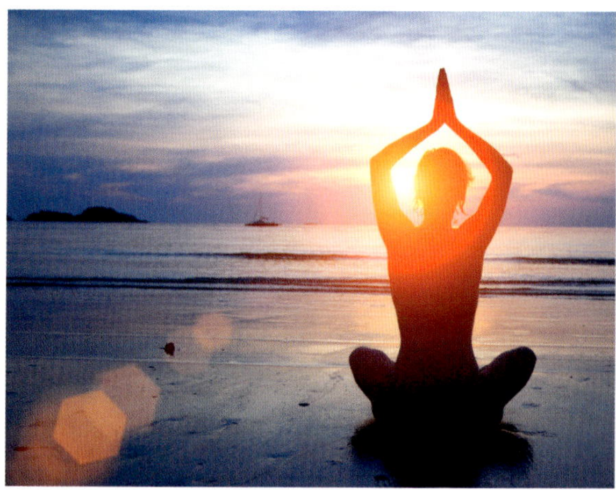

Wir bewegen uns während dieser Fastenzeit sehr viel an der frischen Luft, wandern, radeln, und die Gäste entspannen sich noch mit Yoga, Sauna, Massagen und Meditation. Wir sprechen über Stress, Ernährung und die Gründe, warum sie ihre Bedürfnisse für andere zurückstellen. Fasten ist mehr als einfach „nur mal nichts zu essen". Es unterstützt, sich selbst besser kennenzulernen, mit allen Träumen, Gedanken, Ängsten, Sorgen, Schwächen und Stärken, sich zu fokussieren, was wirklich wichtig ist, was im Leben zählt, welchen Sinn ich darin sehe und welche Ziele ich wirklich habe. Natürlich gehört auch zu jeder Art des Fastens das bewusste Genießen! Doch damit sind nicht allein das Essen oder die Spaßfaktoren wie Alkohol, Süßigkeiten und Kaffee gemeint, sondern die Wahrnehmung dessen, was ich schon habe, wer ich bin, wie ich lebe, was und wer mich umgibt, warum ich meinen Job gern habe und meine Familie und Freunde liebe – es geht darum, eher dankbar, wertschätzend und positiv das Leben wahrzunehmen als nur pessimistisch, zu selbstkritisch sowie perfektionistisch zu sein.

Selbstfürsorge statt Selbstoptimierung!

Chronische Erkrankungen und Übergewicht sind zumeist die Begleiterscheinungen eines ungesunden Lebensstils. Davor liegt oft eine lange Geschichte von Überforderung von außen, aber auch hohe Ansprüche an sich selbst. Die Hülle wird kaschiert mit teurer Kleidung und Make-up, das innere Kind leidet. Viele sagen, dass sie sich selbst überhaupt nicht mehr wahrnehmen. Der Tag ist getaktet, die Freizeit verplant, die Wochenenden sind überfrachtet.

Die Tage, Wochen, Jahre rennen und alle wollen „später" – wenn die Kinder groß sind, die Rente erreicht ist oder der erhoffte Lottogewinn kommt – endlich Zeit haben. Zeit für die Lieben, Zeit für sich selbst, Zeit für gesunde Ernährung, Zeit für Sport, Zeit für Ruhe und Entspannung …

Dann lautet der Rat: Nehmen Sie sich jetzt schon die Zeit dafür – ein „Später" gibt es vielleicht gar nicht mehr, weil Ihr Körper, Geist und Seele bereits vorher kapituliert haben!

Carpe diem – nutze den Tag!

Langzeitfasten wie das Heilfasten von ein bis drei Wochen ist für viele Menschen kaum vorstellbar. Sie haben großen Respekt davor und auch ein bisschen Angst „zu verhungern"! Ich glaube, diese Befürchtung kennt jeder Fasteneinsteiger. Sie ist zwar unbegründet, aber durchaus nachvollziehbar. Wer weiß, vielleicht bringe ich Sie aber auch im Laufe der folgenden Seiten auf den Geschmack und Sie probieren es doch einmal aus. Bis dahin ist das Kurzzeitfasten, also im Intervall zu fasten, genial für Einsteiger und auch Fastenerfahrene.

Der große Vorteil: Das Intervallfasten ist eine wunderbare Möglichkeit, die eigenen inneren Selbsthilfeprogramme tagtäglich zu unterstützen – für ein langes vitales und glückliches Leben! Denn wie heißt es im Englischen so schön: Live your life – not your age!

Natürlich können Sie diese Ernährungsform auch erst einmal für ein paar Wochen ausprobieren. Es gibt so viele Varianten, dass ich überzeugt bin, dass das Intervallfasten für sie ein selbstverständlicher Baustein in Ihrem Tagesablauf werden wird.

Für die Menschen, die bereits Fastenerfahrung haben, ist dies zudem eine hervorragende Variante, um nicht wieder in alte Muster zu fallen. Denn das geschieht leider immer wieder. Direkt nach dem Langzeitfasten wird zu schnell zu viel gegessen und dann schlägt der gefürchtete Jo-Jo-Effekt zu und legt die Kilos wieder grinsend um Bauch und Hüfte. Dies gilt auch für alle, die schon die x-te Modediät gemacht und damit zwar erfolgreich Kilos verloren haben, aber schon wenige Wochen später mehr als vorher wogen. Verabschieden Sie sich endgültig vom Diätenmarathon und beginnen Sie, sich Pausen vom leckeren Essen zu gönnen!

Intervallfasten bedeutet nicht, einen Tag oder eine bestimmte Anzahl von Stunden nichts zu essen und dann zu „All you can eat" zu wechseln! Es bedeutet:

Intervall – ein zeitlicher Abschnitt für eine gesundheitsorientierte Ernährung

Fasten – ein freiwilliger und bewusster Verzicht für die körpereigene Selbstheilung

WARUM INTERVALLFASTEN WICHTIG IST

In den Zeiten des Nichtessens soll der Körper verarbeiten dürfen, sich entgiften, reinigen und natürlich regenerieren. Das gilt auch für unsere Bauchspeicheldrüse, die u. a. das Insulin herstellt. Dieses Hormon braucht der Körper, damit Zucker aus dem Blut in die Zelle transportiert werden kann und Sie Kraft und Energie haben. Würde das Insulin dies nicht machen, würden die Blutgefäße quasi von innen kandieren (das Problem der Diabetiker), immer unelastischer werden, und das wäre lebensgefährlich. Wenn dieses Hormon ab und an abgerufen wird, weil ich meine zwei bis drei Mahlzeiten konsumiere, ist dies vollkommen ok! Dann kann das Hormon auch die Zuckermoleküle zu den Zellen bringen und diese öffnen freudestrahlend ihre Tore.

Bei vielen Menschen, obwohl keine Schwerstarbeiter, sondern Schreibtischtäter, sieht ein Essalltag häufig leider so aus:

Morgens

- Kaffee mit Milchschaum (150 kcal)

Snacks

- Riegel (150 kcal)
- belegtes Brötchen (300–450 kcal)

Mittags

- Pizza, Burger, Pasta & Co. (400–800 kcal)

Nachmittags

- Stückchen Kuchen (200–400 kcal)
- Latte Macciato (150 kcal)

Abends

- gemeinsam mit der Familie oder allein vor dem TV die Brot- oder warme Mahlzeit (ca. 800 kcal)
- Tüte Chips (ca. 500 kcal)
- vielleicht noch 1 Glas Bier oder Wein (ca. 100–160 kcal)

Durch so eine tägliche „Esskultur“ mit ca. 3.000–3.500 kcal wird der Organismus ständig befüllt mit viel zu viel Zucker, Fetten, Säuren und leeren Kalorien. Alles muss mithilfe der Kaumuskulatur, den Verdauungssäften, Enzymen und Hormonen zerkleinert werden, damit der Körper damit arbeiten kann und die Zellstrukturen – also die kleinsten Funktionseinheiten – optimal versorgt werden. Über das (hoffentlich gute) Kauen und Einspeicheln gelangt gerade der Einfachzucker mithilfe des Enzyms Amylase über den Magen-Darm-Trakt in den Blutkreislauf. Nun muss aber dort das Insulin dafür sorgen, dass der Zuckerspiegel nicht zu hoch wird und die Moleküle die Zellen erreichen. Wie erwähnt, wenn das Ganze nicht so häufig gefordert wird, ist der Spiegel ok. Aber bei der o. g. Zuckermast kommt es mittel- bis langfristig zur Erschöpfung der Bauchspeicheldrüse und der Zuckerspiegel im Blut bleibt hoch und wird nicht in die Körperzellen transportiert. Die Körperzellen brauchen aber Energie und schreien „Hunger“. Dazu wird mit der erneuten Ausschüttung von Insulin die Fettverbrennung gestoppt und auf Fetteinlagerung programmiert.

Ein weiteres wichtiges Hormon, welches ein zufriedenes und warmes Gefühl der Sättigung geben sollte, heißt Leptin und wird in seiner Wirkung, dies dem Hirn mitzuteilen, regelrecht unterdrückt. Somit haben viele Menschen, die sich eher mit einfachen Kohlenhydraten und schlechten Fetten ernähren, immer Appetit auf

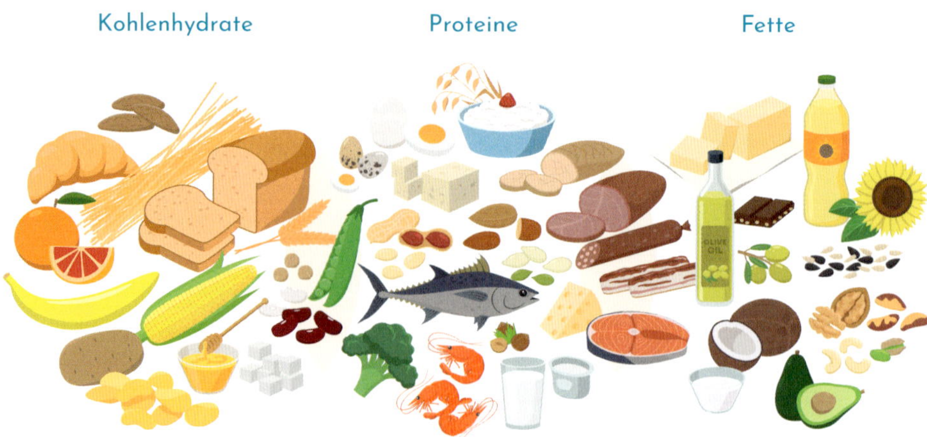

mehr. Genau dieses Phänomen wird sich in der Tiermast zunutze gemacht. Die Tiere werden so gefüttert, dass sie nie „satt" werden und ständig mehr futtern, als sie dies auf der Weide tun würden. Doch bevor sie z. B. einen Diabetes bekommen, wartet schon der Schlachthof auf sie. In Deutschland gibt es mittlerweile über 7 Millionen Diabetiker. Und es gibt eine hohe Dunkelziffer von Menschen, die schon eine Vorstufe entwickelt haben – die Insulinresistenz. Viele wissen es noch nicht einmal.

» Meine Mutter sagte immer: „Man muss ja nicht erst auf den Brunnenrand klettern ..."

CORA DITTKRIST

Lassen Sie es nicht so weit kommen! Denn gerade der Diabetes Typ 2 ist mit einer Umstellung auf gesunde Ernährung mit viel Bewegung und einhergehender Gewichtsreduktion gut zu therapieren. Sie sollten nur nicht warten, bis Sie eine solche Diagnose erreicht, sondern schon vorher aktiv werden! Falls Sie bereits eine entsprechende Diagnose erhalten haben, ist es um so wichtiger, nun den „Hebel" umzulegen und die Ernährungsweise zu verändern.

WAS PASSIERT BEIM FASTEN IM KÖRPER?

Nehmen wir an, Sie haben am Vorabend um 20 Uhr Ihre Mahlzeit beendet, dann verarbeitet Ihr Organismus den Nahrungsbrei und bezieht für die Energiebereitstellung in Ihren Zellen vorwiegend die Glukose, also den Zucker, für alle notwendigen Körpervorgänge. Irgendwann ist der Vorrat aufgebraucht und für die weitere Kraft werden Brennstoffe aus der Reserve benötigt, die dann aus der Muskulatur und Leber kommen, dem gespeicherten Glykogen. Aber es muss auch eine weitere Alternative her und das sind die Fettzellen, sprich: das „Hüftgold". Während des Abbauprozesses von Fettsäuren entstehen Ketone, die werden nun wunderbar von allen Zellen genutzt. Auf die Gehirnzellen wirken sie sogar heilend und regenerativ. Sie bemerken vielleicht im Mund einen metallischen, leicht säuerlichen Geschmack. Leider kommt es zu diesem Keto-Mundgeruch, aber mit guter Mundpflege bleibt er unbemerkt. Wenn Ihre letzte Mahlzeit zuckerarm war, kommen Sie sogar schneller in den Fastenprozess – ein Grund, auf Chips und Alkohol auf der Couch zu verzichten! Wenn Sie auch noch Sport treiben: Bingo! Die Ketose ist sogar stimmungsaufhellend, unterstützt die Bildung von Glücksbotenstoffen (Fasteneuphorie), gibt viel positive Energie und ist für die Konzentration perfekt geeignet. Je länger Sie in Ihrem inneren „Kannibalismus" bleiben, desto besser – denn ganz klar, die Pfunde schmelzen! Zudem startet nun der Körper mit seiner Zellreinigung. Dieses Aufräumen nennt sich Autophagie und beschreibt die körpereigene Zellreparatur. Prof. Michalsen hat dafür ein schönes Bild: „Ein Auto kann auch nicht während der Fahrt repariert werden." Diese Reparatur, die Autophagie, ist ein wahres Naturwunder und zurecht wurde die Entdeckung 2016 mit einem Nobelpreis der Medizin ausgezeichnet!

Die Reparatur beginnt ab einer ca. 12-stündigen Fastenzeit und ist bei 72 Stunden abgeschlossen. Ein niedriger Insulinspiegel ist dafür eine Voraussetzung. Aber auch regelmäßiger Sport (Kraft- und Ausdauersport), bestimmte Nahrungsmittel (dazu später mehr)

Durch das Intervallfasten „schlagen Sie viele Fliegen mit einer Klappe"!

1. Durch die langen Esspausen entlasten Sie Ihre Bauchspeicheldrüse, der Fettstoffwechsel, also die Ketose, bleibt aktiv und Sie bleiben kreativ.
2. Sie bleiben in Ihrem Selbstheilungsprogramm und entrümpeln Ihren Organismus.
3. Das Leptin dringt wieder durch und signalisiert dem Hirn schneller das Gefühl „Ich bin satt und zufrieden – stopp". Damit hören Sie eher auf zu essen, auch wenn noch etwas auf dem Teller ist. Die Portionen werden automatisch kleiner und somit fühlen Sie sich auch nicht „vollgestopft".
4. Sie bleiben konzentriert, kräftig, vital und auch noch gut gelaunt.

aktivieren den Vorgang. Beim jährlichen Heilfasten wird man also sicher den größten Vorteil genießen dürfen. Es gibt aber auch Ansätze, dass eine Fastenwoche mit bis zu 750 kcal (täglich) einen ähnlichen Effekt hat. Auf den folgenden Seiten werde ich Ihnen alle Arten vorstellen.

POSITIVE EFFEKTE FÜR IHRE GESUNDHEIT

In den folgenden Kapiteln werde ich auf verschiedene Vorgänge in unserem Körper mit all den Wundern in seinen vielen Billionen Zellen eingehen. Auch wenn Ihnen anfangs einige Begriffe unbekannt oder ungewohnt sein mögen, werden Sie nach der Lektüre dieses Buches Ihr hinzugewonnenes Wissen leicht umsetzen können.

Zunächst einige Studienergebnisse von Forschungszentren und Universitäten zu den Themen „Zellverjüngung", „erhöhte Fettverbrennung" und „Selbstheilung". Lassen Sie sich von den großen Vorteilen begeistern, die Ihnen regelmäßige Esspausen von mindestens 12 Stunden bringen! Natürlich ist dies kein Heilversprechen, es sind die Ergebnisse aus langjährigen Versuchen und Erfahrungsberichten. Durch Zeiten des Fastens kann der Körper sein Selbsterhaltungs- und Selbstheilungsprogramm intensiver nutzen. Dazu sollte er aber nicht wieder vollgestopft werden mit dem, was auch Sie als „ungesund" einstufen.

Bitte besprechen Sie auch mit Ihrem Hausarzt oder Ernährungstherapeuten, welche Variante des Intervallfastens für Sie geeignet sein kann. Ebenso sollten Sie an Ihre Check-ups denken und sich regelmäßig untersuchen lassen. Ursachen unklarer Symptome und Schmerzen sind immer abzuklären.

Die meisten Studienergebnisse kommen aus dem englischsprachigen Raum, aber auch deutsche Forscher können zunehmend die Ergebnisse bestätigen. Darüber hinaus werden durch den gezielten Praxiseinsatz dieser Essmethode bei chronisch Erkrankten eindeutig positive Ergebnisse erzielt.

- Der US-Mediziner und Altersforscher Prof. Dr. med. Valter Longo (University of California) konnte mit seinem Team zahlreiche positive Studien der Öffentlichkeit präsentieren. Eine davon löste das große Interesse am Intervallfasten aus: Labormäuse gleichen Alters aus einer Zuchtlinie hatten sich gleich viel bewegt und die gleiche Menge Futter erhalten – allerdings mit einem Unterschied: Die eine Gruppe Mäuse hatte freien Zugang zu ihrer Futterstelle, die andere Testgruppe erhielt ihr Futter nur zu einem bestimmten Zeitpunkt.
Das Ergebnis: Die Mäuse, die jederzeit essen durften, waren deutlich fetter als die, die nur begrenzt Zugang hatten. Außerdem lebten die schlanken Mäuse deutlich länger. Die Forschung ging aber noch weiter und so konnte das Institut folgende Aussage guten Gewissens tätigen: „Bei Nagetieren schützt intermittierendes oder periodisches Fasten vor Diabetes, Krebs, Herzerkrankungen und Neurodegeneration, während es beim Menschen hilft, Fettleibigkeit, Bluthochdruck, Asthma und rheumatoide Arthritis zu reduzieren."
Fasten kann das Altern verzögern und Krankheiten vorbeugen und behandeln, während die durch chronische diätische Eingriffe verursachte Nebenwirkung minimiert wird. Weiterhin senkt sich der IGF-1-Spiegel (engl. Insulin-like growth factor 1; insulinähnliche Wachstumshormon). Dies ist entscheidend bei der Regulierung der Selbsterneuerung und Regeneration unserer Stammzellen. Es wurde auch festgestellt, dass der Gehalt der Proteinkinase A durch die Esspause gesenkt wird und dadurch die Zellerneuerung effizienter abläuft. Das genannte Enzym ist an der Regulation des zellulären Energiestoffwechsels beteiligt. Bei Krebserkrankungen ist dieser erhöht. Fasten scheint einen besonderen Schutz für die gesunden Zellen darzustellen, Tumorzellen hingegen blieben ungeschützt und konnten durch die Behandlung effektiver bekämpft werden. Viele Krebsarten leben von Zucker und „verhungern", wenn sie ihn über die Nahrung nicht erhalten. Das Fasten senkt den Insulinspiegel und somit das Krebswachstum. Durch eine zumeist begleitende Gewichtsreduktion normalisieren sich die

Blutfett- und Zuckerwerte, Entzündungsmarker senken sich, die Studienteilnehmer schliefen besser und hatten mehr Energie für Bewegung.

- Weltweit wurden ähnliche Versuche gestartet. Natürlich wurde auch verglichen, ob ein ähnliches Ergebnis auch zu erwarten ist, wenn die Tiere „nur" auf kalorienreduzierte Diät gesetzt werden. Die Versuchsergebnisse waren ähnlich positiv. Allerdings müsste die Diät dann auch dauerhaft durchgeführt werden. Hier zeigt sich, dass das Intervallfasten viel alltagstauglicher ist!
- Eine im Journal of Nutritional Biochemistry veröffentlichte Studie zeigt einen Anstieg von BDNF (engl. Brain-derived neurotrophic factor) – ein Protein, das auf bestimmte Neuronen im Hirn wirkt und für das Langzeitgedächtnis wichtig ist. Bei Depression ist dieser Wert vermindert und soll durch Antidepressiva behandelt werden. Fasten könnte hier eine positive Wirkung haben.
- In einer Studie im Magazin Free Radical Biological and Medicine wurde bestätigt, dass Fasten den Grad an oxidativen Stress und Entzündungen im Körper verringert, zusätzlich auch an Erkrankungen wie Krebs, Diabetes und Herzerkrankungen.
- Prof. Dr. Andreas Michalsen (Professor für klinische Naturheilkunde an der Charité und Chefarzt der Abteilung Naturheilkunde am Immanuel Krankenhaus in Berlin) forscht, lehrt und behandelt mit Ernährungsmedizin, Heil- und Intervallfasten. Er berichtet davon begeistert in seinen Büchern, zahlreichen Interviews und Podcasts. So stellt er in seinem Buch „Mit Ernährung heilen – Besser essen, einfach fasten, länger leben" die These auf: „Die Erbanlagen sind höchstens zu 10 oder 20 % ‚schuld'. Selbst wenn man ‚schlechte Gene' hat, kann man durch einen gesunden Lebensstil sein Krankheitsrisiko entscheidend reduzieren." Er berichtet über positive Heilungsverläufe, z. B. bei Multipler Sklerose, Diabetes- und Bluthochdruckpatienten. Auf seiner Website ist zu lesen: „Die moderne Naturheilkunde ist wissenschaftlich fundiert und sie ist die einzige Antwort auf die steigende Zahl chronischer Leiden". Die WHO schätzt, dass ca. 50–70 % der chronischen Erkrankungen ernährungsabhängig sind!

- Die Intermountain Healthcare Studie von 2007 zeigt auf, dass Fasten nicht nur Gewicht reduziert, sondern auch die Blutfettwerte und den Blutzuckerspiegel senkt. Fasten verursacht Hunger oder Stress für die Zelle, als Reaktion setzt der Körper mehr Cholesterin ein, wodurch das Fett als Brennstoffquelle anstelle von Zucker verwendet wird. Weiterhin bestätigte eine jüngere Studie des Instituts, dass das Wachstumshormon Somatropin während einer 24-stündigen Fastenzeit durchschnittlich um 1.300 % bei Frauen und 2.000 % bei Männern erhöht war. Somatropin wirkt aufbauend auf verschiedene Gewebestrukturen, ist bei Heranwachsenden stärker im Körper zu finden und verringert sich durch das Älterwerden. Dadurch verändern sich die Körperzusammensetzung, Fettansammlung, der Muskelverlust und die Knochendichte. Manche Sportler und Bodybuilder spritzen sich z. B. Somatropin, um ein erhöhtes Muskelwachstum zu erreichen. Intensive Sporteinheiten erhöhen ebenfalls den Wert, aber wenn es durch längere Esspausen auch geht, ist das mit Sicherheit gesünder.
- Weitere Studien bestätigen auch die Wirksamkeit des Fastens im muslimischen Monat Ramadan. Durch das strenge Tagfasten senkte sich der Blutdruck, reduzierten sich das Körperfett und damit einhergehend auch die entzündungsfördernden Botenstoffe (Interleukine).

Natürlich wird auch erforscht, ab wie viel Stunden die Prozesse beginnen. Man wird keine exakt genaue Stundenzahl benennen können, denn jeder Mensch ist ein Individuum, und je nach Stoffwechsellage, Leistungsumfang, Alter, Geschlecht, Größe, Gewicht beginnt der Prozess bei dem einen früher als bei jemand anderem. Als Grundlage gilt aber die mindestens 12-stündige Pause! Ab 14 Stunden sind Sie dann gemäß Studien schon auf der sicheren Seite.

Darüber hinaus gibt es die Erfahrungsheilkunde von vielen hervorragenden Medizinern, wie Dr. Eckhard von Hirschhausen und Dr. Petra Bracht, sowie Heilpraktikern, Ernährungstherapeuten, Personaltrainern, die diese Ernährungsform selbst begeistert praktizieren. Sie publizieren Bücher, nutzen die sozialen Netzwerke und erreichen somit eine große Anzahl an dankbaren Patienten bzw. Klienten.

Natürlich sind wir beim Wissen und Forschen rund um unseren wunderbaren Körper noch lange nicht am Ziel. Ich bin gespannt auf weitere spannende, wegweisende Ergebnisse und ich hoffe, dass das Fasten zunehmend wertgeschätzt wird.

Die positiven gesundheitsfördernden Auswirkungen von Fastenzeiten auf einen Blick

Periodisches bzw. Intervallfasten

- senkt den Blutzucker- und Insulinspiegel
- verbessert die Insulinresistenz und senkt das Diabetes-Typ-2-Risiko
- senkt Bluthochdruck, dadurch das Herzinfarkt- und Schlaganfallrisiko
- normalisiert die Cholesterinwerte
- wirkt gegen Nervenkrankheiten durch Bildung von neuroprotektiven (nervenschützenden) Stoffen wie Ketonkörper und BDNF
- steigert kognitive Fähigkeiten wie Lernfähigkeit und Kreativität
- erhöht die Stresstoleranz
- erzeugt Glückshormone wie Serotonin und BDNF für mehr Gelassenheit und Euphorie
- dämpft negative Bewusstseinszustände wie Angst, Aggressivität und Kummer
- stärkt das Immunsystem
- beschleunigt die Heilung geschädigter Zellen und schwächt Krebszellen
- verhindert vorzeitiges Altern
- reduziert das Risiko, an Krebs, Herzinfarkt oder Schlaganfall zu erkranken, erhöht dadurch die Lebenserwartung
- reguliert und harmonisiert den Stoffwechsel (Auf- und Abbau)

All dies nur, weil Sie Ihren Essrhythmus verändern, dem Körper die verdienten Pausen gönnen, ihm gesunde Ernährung zukommen lassen und Ihre Lebensweise wieder so einstellen, wie sie natürlich ist!

GRUNDREGELN

WELCHE INTERVALLE GIBT ES?

Zunächst stelle ich Ihnen die täglichen Varianten vor. Dabei nutzen Sie ganz einfach schon die Schlafenszeit zum Fasten. Wenn Sie ca. 8 Stunden schlafen, davor und danach nur kalorienfreie Getränke zu sich nehmen, verlängern Sie automatisch die Fastenzeit.

12:12-Stunden

Als Neueinsteiger eignet sich am besten die 12:12-Stunden-Regel und die ist recht leicht umzusetzen: Wenn Sie z. B. morgens Ihren ersten Milchkaffee um 8 Uhr schlürfen, sollte die letzte Mahlzeit inkl. kalorischer Getränke um 20 Uhr beendet sein. Sind Sie ein Spätesser und haben erst um 21:30 Uhr mit dem letzten Schluck Wein Ihre Mahlzeit beendet, könnten Sie ab 9:30 Uhr die Esspause beenden.

Verzichten Sie auch bitte auf alle Snacks! Eine Befragung unter Schülern und Berufstätigen stellte fest, dass diese Kleinigkeiten zwischendurch in den seltensten Fällen Obst, Gemüserohkost, Naturjoghurt oder Nüsse waren. Vermutlich ahnen Sie es bereits – dies waren die Snack-Spitzenreiter:

- Schokoriegel
- Kaffeespezialitäten (Latte Macchiato)
- Milchmixgetränke und gesüßte Molkereiprodukte
- Gebäckwaren
- Pizza, Pommes, Würstchen, Frikadellen, Burger, Curry- oder Bratwurst

Je nach Snack sind dies zwischen 150–1.000 kcal und somit Mahlzeiten, teilweise sogar schon Kalorienbomben! Dass diese Ihren Organismus eher ermüden als stärken, ist nachvollziehbar.

Statt zu snacken, freuen Sie sich lieber auf die Hauptmahlzeiten! Sie schonen damit nicht nur Ihre Gesundheit, sondern auch Ihr Portemonnaie!

Wenn Sie die 12:12-Stunden-Regel eine Weile praktiziert haben, werden Sie auch feststellen, dass es gar nicht schwierig ist, – Schritt für Schritt – die Zeiten des Fastens, oder nennen wir sie doch lieber Esspausen, auszudehnen bzw. die Essphasen zu verkürzen.

Vielleicht trinken Sie den morgendlichen Kaffee ab jetzt schwarz und ungesüßt. So könnte das Mittagessen z. B. um 12 Uhr sein und nach dem Abendessen beginnen Sie um 20 Uhr wieder die Fastenphase für Ihre Regeneration. Und schon hätten Sie die nächste Stufe erreicht!

16:8-Stunden

Dies ist die populärste Variante. Hier wird eine Esspause von 16 Stunden angestrebt! Wenn Sie also z. B. gegen 12 Uhr zu Mittag essen, beginnen Sie die Fastenphase um 20 Uhr für Ihre Regeneration, herzlichen Glückwunsch! Der Rest sind Verfeinerungen und auf Ihren Tagesablauf und Körper passende Optimierungen! Denn tatsächlich ist der 12:12- bis 16:8-Stunden-Rhythmus ein Modell, das Sie für sich und Ihre Bedürfnisse anpassen können.

Bleiben Sie flexibel!

Wenn Sie z. B. am Montag 15 Stunden fasten, am Dienstag auf 16 Stunden kommen und am Mittwoch nur auf 12 Stunden, dann ist das so! Bitte fixieren Sie sich nicht minutiös, damit setzen Sie sich nur unter Druck! Sie werden für sich schon einen Rhythmus finden, der zu Ihnen und Ihrer Lebenssituation passt!

Sportler oder Schichtdienst

Bei sportlichen Menschen ist durch einen zumeist höheren Muskelanteil der Körper schon viel schneller im Zellreinigungsprozess und Fettstoffwechsel (Ketose) als bei einem Couch-Potato. Entsprechend kann ein sportlicher Mensch auch die Zeiten etwas schieben. In der Regel spürt derjenige aber auch stärker, wonach sein Körper verlangt.

Fasten und Kinderwunsch

Manche Autoren empfehlen die 14:10-Stunden-Regel für Frauen mit Kinderwunsch. Auch hier ein kleiner Exkurs zu unserer Evolution: Der Körper musste sich stets den unterschiedlichen Erfordernissen anpassen. Gab es genügend zu essen, war er fruchtbarer, um die Aufzucht zu gewährleisten. Gab es hingegen Mangelzustände, wurde die Fruchtbarkeit herabgesetzt. Dennoch sind heute viele Paare unfruchtbar und dies trotz derzeitiger Überernährung. Erstaunlicherweise habe ich schon viele Teilnehmer bei den Fastenkuren gehabt, die im Anschluss Eltern geworden sind. Vielleicht möchte der Körper sich zunächst entlasten und auch Stress abbauen, um dann Nachwuchs entstehen zu lassen.

Angenommen, Sie arbeiten im Schichtdienst, dann versuchen Sie trotzdem, Esspausen zu lassen und das am besten in der Nacht. Die Essphasen legen Sie bitte in den Tag. Schichtarbeit ist für den Stoffwechsel eine Belastung und langfristig sicher nicht die gesundeste Variante. Nachts zu essen, bringt aber noch mehr durcheinander und bremst den Stoffwechsel. Wenn Sie z. B. Nachtschicht haben, dann essen Sie am besten zwei Mahlzeiten vor Dienstantritt und gegen 1 Uhr bzw. 4 Uhr einen kleinen eiweißhaltigen, mit Nüssen, Gemüse oder Obst kombinierten Snack. Versuchen Sie auch hier, genügend Bewegung in Ihren Tagesablauf zu bringen. Dies hilft

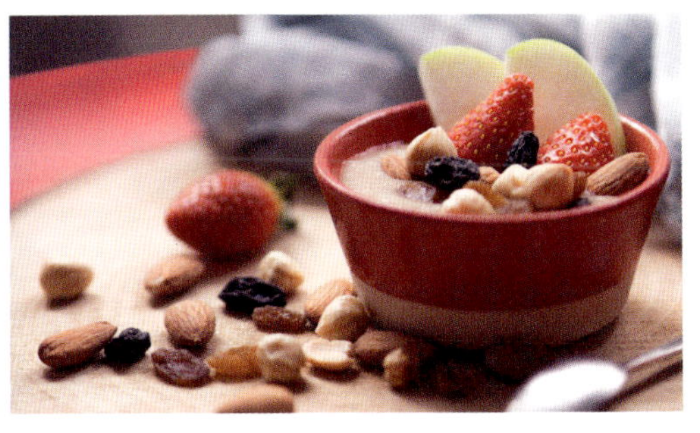

beim Entspannen sicher mehr, als auf der Couch zu liegen und zu knabbern. Der Schlaf wird durch Bewegung auch meist tiefer und erholsamer. Wenn der Körper in der Ketose bzw. Autophagie ist, hat er sowohl genügend Kraft für den Körper als auch Energie für die Konzentration.

Was macht der „Frühstücker"?

Wenn Sie das Gefühl haben, „ohne" geht morgens gar nichts – kein Problem. Meist sind dies auch die Menschen, denen üppiges Essen am Abend so gar nicht bekommt. Also essen Sie z. B. zwischen 7 und 15 Uhr. Passen Sie dies so an, wie es sich für Sie gut anfühlt. Bedenken Sie aber auch, dass Ihr Körper vormittags gerne noch die Zeit der Entgiftung haben möchte, und Sie diese dann verkürzen.

Sie können 2–3 Mahlzeiten zu sich nehmen. Versuchen Sie aber bitte immer, mindestens 3 Stunden Pause dazwischen zu belassen, d. h. in den Pausen auch nur Wasser oder ungesüßten Tee oder Kaffee zu trinken:

- Frühstück 7–7:30 Uhr
- Mittagessen ca. 11–11:45 Uhr (inkl. kalorischer Getränke)
- Pausenritual, wie z. B. Kaffee um 14:30–15 Uhr allein oder mit Familie, Freunden, Kollegen. Ob mit oder ohne Gebäck ist Ihre Sache, das könnte aber Ihrem süßen Gaumen dann für den gesamten Tag reichen
- Abendessen bis 17 Uhr bei 14:10-Stunden-Regel beenden
- Wenn Sie auf den 16:8-Rhythmus gehen möchten, prüfen Sie, wie es in Ihren Alltag passt. Für viele funktioniert dann als Essphase z. B. ein Zeitfenster von 8 Stunden zwischen 10–18 Uhr

Bitte denken Sie daran: Bleiben Sie flexibel und versteifen Sie sich nicht auf genaue Uhrzeiten. Der Alltag ist immer voller Überraschungen und, wenn sich die Zeiten dadurch verschieben, bleiben Sie locker!

Warrior-Diät – 20:4-Stunden

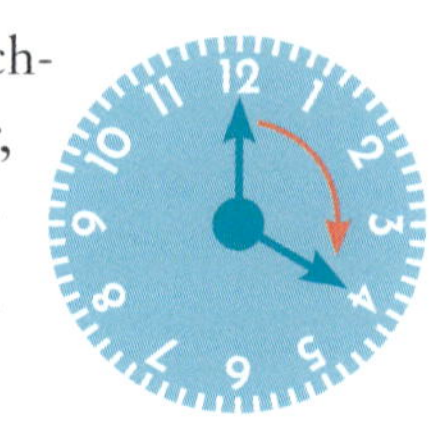

Die Warrior-Diät (20:4-Stunden) ist eine weitere Möglichkeit. Der Entwickler dieser Methode, Ori Hofmelker, geht davon aus, dass diese Variante unseren Ursprüngen in der frühen Epoche der Menschheitsgeschichte am ähnlichsten ist.

Hier wird tagsüber gefastet, nur ein paar Beeren oder Nüsse sind erlaubt, und dafür isst man über mehrere Stunden am Abend. Auch diese Umstellung sollte langsam, z. B. aus der 16:8-Stunden-Variante, gesteigert werden. Der Entwickler empfiehlt, Aufbauwochen auf dem Weg dorthin zu einzubauen.

Weitere Varianten

Es gibt auch noch folgende Möglichkeiten, sich regelmäßig etwas Gutes zu tun:

Wie wäre die Variante, nur an einem Tag pro Woche nichts zu essen? Gerade an hektischen Tagen und/oder nach üppigen Festgelagen dankt es Ihr Körper! Im Alltag eines Yoga-Praktizierenden gehört der eine Fastentag pro Woche automatisch dazu. Manche ergänzen diese Praxis noch an Neu- und Vollmond und versuchen an solchen Tagen, bewusst in Kontakt mit unseren Naturphänomenen kommen. Das relativiert oft vieles, was uns sonst wichtig erscheint. Ich persönlich trinke dann nur bei Bedarf Gemüsebrühe und sonst Wasser und Tee.

„Dinner-Cancelling" ist eine weitere Methode, d. h., die letzte Mahlzeit wird „gestrichen", da Sie an diesem Abend gar keinen Hunger haben, sondern vielleicht nur aus Gewohnheit den Kühlschrank plündern würden. Angenommen, Sie haben um 15 Uhr noch einen Joghurt mit Nüssen gegessen und beginnen erst wieder am nächsten Mittag mit einem leckeren Essen, dann haben Sie fast 20 Stunden gefastet!

Natürlich können Sie all diese Varianten auch nur „kurmäßig" für mehrere Wochen ausprobieren. Aber der Mehrwert liegt bei der dauerhaften Umstellung, kombiniert ggf. mit Ausnahmetagen, den sogenannte Cheat Days zum Schlemmen.

Welche Variante passt für mich?

Wochen-Monats-Jahres-Intervalle

Neben den täglichen Esspausen gibt es noch weitere Möglichkeiten, längere Fastenintervalle einzubauen und der Gesundheit regelmäßig etwas Gutes zu tun.

5:2-Tage

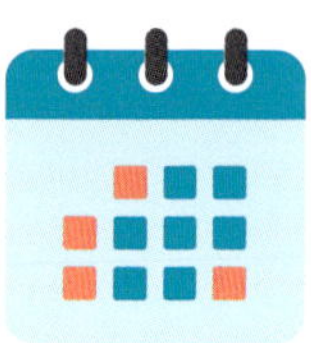

Dabei nehmen Sie an zwei nicht aufeinanderfolgenden Tagen der Woche nur ca. 500 kcal (Frauen) bzw. 600 kcal (Männer) am besten in Form von eiweißhaltigen Speisen mit Gemüse zu sich, z. B. am Montag und Donnerstag. So haben Sie ein freies Wochenende und noch weitere drei Tage, in denen Sie zeitunabhängig „normal" essen.

1:1-Tage

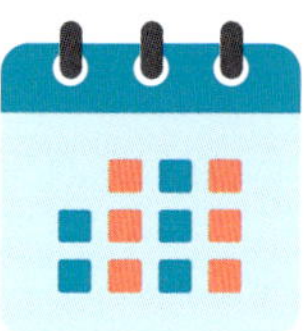

Tageweise abwechselnd wird gegessen und gefastet (alternierendes Fasten). Sie können auch entscheiden, ob sie an den Fastentagen kalorienfrei bleiben oder sich die bis zu 500 kcal (Frau) bzw. 600 kcal (Mann) gönnen wollen, die Regel sollte auf jeden Fall alltagstauglich gehandhabt werden.

Menschen, die sehr schnellen Erfolg und einen hohen Gewichtsverlust haben wollen, verfolgen häufig dieses Prinzip. Allerdings bemängeln Kritiker zurecht, dass das alternierende Fasten Heißhungerattacken mit unkontrolliertem Essen nach sich ziehen könnte. Ich empfehle, zunächst andere Formen zu versuchen und sich bei Bedarf langsam an den 1:1-Tage-Rhythmus heranzutasten.

Vielleicht planen Sie auch ein- bis zweimal jährlich eine Heil-, Basen- oder Scheinfastenwoche. Dazu später mehr!

Welche Fastenvariante passt zu mir?

WER KANN FASTEN, WER BESSER NICHT?

Für die Beantwortung der Frage, wer einen Fastenrhythmus in sein Leben integrieren kann oder sollte und wer nicht, haben die Fastenform und natürlich der Gesundheitszustand „ein Wörtchen mitzureden". Täglich eine 12-stündige Nahrungskarenz zu haben, sollte allen grundsätzlich möglich sein.

Es ist immer ratsam, mit dem Hausarzt über Ihr Vorhaben zu sprechen und in regelmäßigen Abständen einen kompletten Check-up zu machen. Damit haben Sie gleichzeitig eine Verlaufskontrolle, können vergleichen und für sich einen hoffentlich positiven Effekt erfahren!

Das moderne Konsumangebot hat so viele Softdrink- und Knabberzeugsorten in die Läden gebracht und Neues kommt regelmäßig hinzu und wird entsprechend beworben. Auch waren bis vor einigen Jahrzehnten ein TV oder andere digitale Medien nicht in jedem Haushalt präsent und die Menschen gingen viel früher zu Bett. Zwei- bis höchstens dreimal täglich saß man üblicherweise zu Tisch, betete und bedankte sich fürs Essen. Ein Auto zu besitzen war keine Selbstverständlichkeit – man bewegte sich notgedrungen mehr.

Damals – es liegt noch gar nicht so lange zurück ...

Als ich Kind war, gab es nur am Sonntag Nachtisch. Ich hatte eine Holzkiste mit den gesammelten Süßigkeiten, u. a. mit harten Kaubonbons, die ich als Tauschware einsetzen wollte, und einer hart gewordenen Marzipanfigur, von der ich mich nicht trennen konnte. Zu Nikolaus kam Nachschub und musste bis Weihnachten neben dem Inhalt aus dem Weihnachtskalender reichen. Der Teller unter dem Christbaum war großartig, man wähnte sich im Paradies. Dann kam bis Karneval nicht viel Neues dazu. Ein Highlight waren noch Ostern, Geburtstage, Konfirmation, Kommunion und so manche Jubiläen aus dem familiären Umfeld. Da gab es zwar übervolle Kuchentische und den „5er" von Opa fürs Sparschwein, nur nicht jede Woche. Ja, wir haben alle genascht, aber durchschnittlich deutlich weniger als heute, und haben uns viel mehr bewegt. Wir hatten „nur" ein Auto, wenn überhaupt, und egal, wo wir hinwollten – zu Fuß oder Rad! Online war noch nicht, wir waren analog und draußen, bis es dunkel wurde!

… und heute?

Heute gibt es schon morgens um 6:30 Uhr die überzuckerten Frühstückszerealien oder Kaffeemischungen zum Wachwerden, dazwischen häufig die nährstoffarme, aber fett- und zuckerreiche Fertigkost. Dazu bis in den späten Abend hinein Knabberzeug und das Glas Rotwein zum „Runterkommen".

Ich bin sehr froh, dass immer mehr Menschen einer ungesunden Ernährungsweise den Rücken kehren wollen. Schauen auch Sie, wie und was Sie verändern möchten, damit Sie nach und nach Ihren Körper entlasten und Ihre Selbstheilungskräfte unterstützen können. Selbstredend profitieren auch Kinder bzw. Jugendliche ungemein, wenn sie sich den ungesunden Lebensstil abgewöhnen. Damit dies schneller gelingt, ist es schon einmal gut, wenn die überzuckerten und fettigen „Spaßfaktoren" erst gar nicht den Weg in den Einkaufskorb finden.

Natürlich wird auch Schwangeren und Stillenden vom Fasten in jeder Form abgeraten, aber nicht dazu, sich gesund zu ernähren. Dies ist sogar zwingend und wichtig für sie selbst und der Nachwuchs.

Manche Autoren raten jungen Frauen davon ab, im Intervall zu fasten, bzw. befürworten höchstens eine kurze Fastenphase. Dies ist mir nicht verständlich. Denn es sollte klar getrennt werden, wie sportlich, gesundheitlich eingeschränkt oder vorbelastet jemand ist. Sportliche Frauen haben üblicherweise einen geringeren Fettanteil als unsportlichere. Hier würde die 14/10 Regel ausreichend sein. Wenn aber jemand schon in jungen Jahren chronischen Erkrankungen entgegenwirken will, weil sie sich bereits abzeichnen bzw. diese gehäuft in der Familiengeschichte vorkommen, dann ist das Intervallfasten eine sehr gute Möglichkeit zur Prävention und Gesundung. Fasten hat auf jeden Fall sehr viele Wirkungen auf unseren Hormonspiegel. Aber eher in Richtung einer Harmonisierung.

Natürlich soll das Fasten nicht in eine Sucht führen, sondern einen gesunden Lebensstil darstellen. Wer also schon mit Esssucht wie Binge Eating, Bulimie oder gar Magersucht zu tun hat, sollte sich sehr gut beraten lassen, um nicht tiefer in Strudel einer Essstörung hineinzugeraten.

WELCHE FASTENFORMEN GIBT ES NOCH?

Im Kapitel „Stoffwechselkuren" gehe ich noch näher auf die Varianten „Heilfasten" und „Basenfasten" ein! Ein- bis zweimal im Jahr sind sie eine hervorragende Prävention und in Kombination mit einer der Intervallfastenmethoden ein wahres Lebenselixier!

Das Buchinger-Heilfasten von mindestens einer Woche gilt als Königsdisziplin, wobei täglich, neben viel Wasser und Tee, max. 200–300 kcal in Form von frischen Obst- und Gemüsesäften bzw. Brühen zugeführt werden.

Die Null- oder Wasser-Diät ist hingegen völlig kalorienfrei und für Anfänger eher nicht geeignet. Ich würde sie auch keinesfalls im Alltag praktizieren, sondern empfehle diese Fastenform lieber professionell angeleitet.

Bei der F. X.-Mayr-Kur wird besonders viel Wert auf das Einspeicheln und langsame Kauen gelegt. Angeboten werden neben Tees, Brühen, Wasser auch trockene Brötchen mit Milch (geht auch pflanzlich). Diese Fastenform eignet sich bei bestehenden Magen- und Darmproblemen und ist milder, wohingegen das Heilfasten Sodbrennen verstärken kann.

Die wunderbare Heilerin Hildegard von Bingen hat ebenfalls eine Fastenform entwickelt. Hier sind bis zu 800 kcal täglich in Form von Gemüsebrühen mit Kräutern und Dinkelschrot, viel Tee und Wasser sowie gedünsteten Äpfeln erlaubt.

Allen Formen ist gemein, dass die Reinigung des Magen-Darm-Traktes einen großen Stellenwert hat. Alle Formen starten mit Entlastungstagen, in denen am besten nur Gemüse roh oder gedünstet verzehrt wird. Natürlich soll auch auf die klassischen Spaßfaktoren wie Süßigkeiten, Kaffee, Alkohol und Nikotin verzichtet werden, denn schließlich soll der Körper ent- und nicht weiter belastet werden.

Im Anschluss erfolgt eine Darmreinigung, meist mit Glauber- oder Bittersalz. Während der Fastentage können Entzugserscheinungen auftreten. Diesen wird am besten durch genug Wasser und Kräutertees, Bewegung an der frischen Luft, Meditation und regenerierende Anwendungen wie Massagen begegnet. Manchmal muss es aber auch einfach einmal ein Löffelspitze Honig sein, um sich wieder fitter zu fühlen. Aber auch der Einlauf mithilfe eines Irrigators bringt schnelle Hilfe. Die Anwendung finden Sie im Kapitel „Stoffwechselkuren".

Beim **Basenfasten** gilt es, alle säurebildenden Nahrungsmittel auszuklammern. Dafür dürfen Sie sich von der großen Vielfalt basenbildender Obstsorten und vor allem von Gemüse, Salaten, Nüssen, Kräutern, Saaten begeistern lassen. Hierzu mehr im Kapitel „Warum basischer leben".

Scheinfasten ist eine noch recht junge Form des Fastens. Dr. Valter Longo hat mit der wissenschaftlichen Unterstützung von klinischen Studien eine spezielle 5-tägige Fastenform entwickelt. Hierbei ist Essen beim Fasten erlaubt, solange die Kaloriengrenze von 750 kcal nicht überschritten wird. Dadurch sollen Sie trotzdem alle Vorteile des Heilfastens erfahren. Vollwertig und vegan, zuckerarm, aber fettreich, hier sind u. a. sogar Nussriegel oder Oliven erlaubt. Wenn Sie kochtechnisch nicht so gut aufgestellt sind, Ihnen die Zeit für die Zubereitung fehlt oder Sie es leichter haben wollen, können Sie das Angebot fertiger Pakete nutzen.

STOLPERSTEINE

Auf dem Weg in die Praxis des Intervallfastens liegen leider auch ein paar Stolpersteine. Hier einige Tipps, wie sie zu umgehen sind und Sie zu der für Sie passenden Intervallmethode finden.

- Stressen Sie sich nicht, indem Sie versuchen, gleich alles richtig zu machen
- Beginnen Sie mit der 12:12-Regel
- Lassen Sie die Snacks weg und testen Sie dann Ihre favorisierte Variante
- Cheat Days (Schummeltage) dürfen bei den Intervallformen dabei sein
- Bleiben Sie motiviert und lassen sich von Ihrem Vorhaben nicht abhalten
- Wenn Sie von Ihrer Methode begeistert sind, können Sie diese gerne teilen – aber missionieren Sie lieber nicht. Lächeln Sie in sich hinein und genießen Sie Ihr Körpergefühl!

DER PLAN – WELCHE VARIANTE IST FÜR SIE UMSETZBAR?

TÄGLICHE VARIANTEN

Wenn Sie tägliche Esspausen einhalten möchten, sind folgende Varianten möglich:

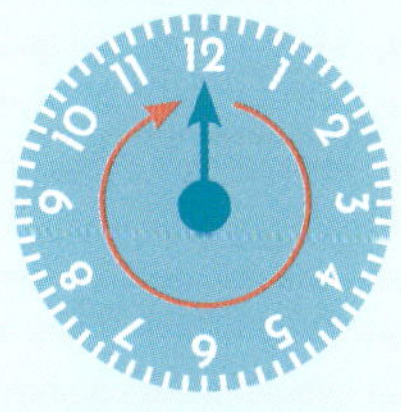

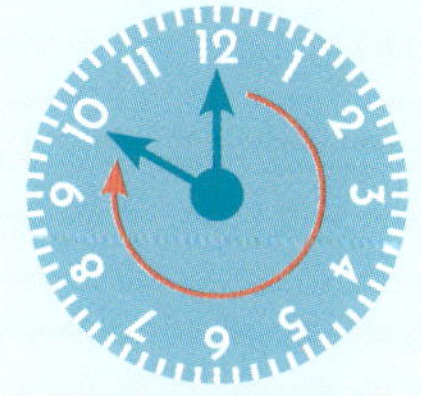

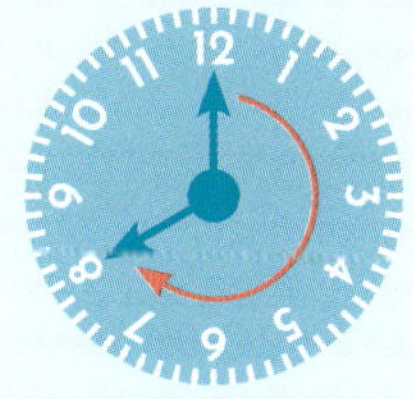

12:12 Stunden Intervallfasten		14:10 Stunden Intervallfasten		16:8 Stunden Intervallfasten	
Zeitfenster für die Mahlzeiten:					
Morgens:	6:30 Uhr	Morgens:	7:00 Uhr	Morgens:	9:30 Uhr
Mittags:	13:00 Uhr	Mittags:	13:00 Uhr	Mittags:	13:30 Uhr
Abends:	bis 18:30 Uhr	Abends:	bis 17:00 Uhr	Abends:	bis 17:30 Uhr

Alle Uhrzeiten sind denkbare Beispiele. Passen Sie diese für Ihren Alltag an!

Je kürzer das Zeitfenster des Essens ist, desto eher empfehlen sich 2 Mahlzeiten und 1 gesunde Zwischenmahlzeit. Bei 18:6 oder 20:4 nutzt man das kurze Zeitfenster des Essens, sollte aber nicht endlos und auf Vorrat futtern!

Natürlich sind auch andere Kombinationen wie 15:9 oder 17:7 möglich. Aber wie schon erwähnt: Setzen Sie sich nicht unter Druck, sondern passen Sie lieber Ihren Fastenrhythmus flexibel an Ihren Alltag an. Wenn Sie am Montag z. B. eine Esspause von 15 Stunden haben, am Dienstag nur von 13 Stunden, am Mittwoch 16 Stunden und am Donnerstag Ihren Cheat Day einlegen, wird sich die Welt natürlich weiterdrehen! Versuchen Sie aber, mindestens die 12-stündigen Fastenperioden zu praktizieren, um

- die Zellreinigung und Autophagie zu unterstützen und
- in die Fettverbrennung zu kommen.

Kalorien brauchen Sie dabei nicht zählen. Kennen Sie eigentlich Ihren Bedarf? Wenn nicht, können Sie diesen unterschiedlich berechnen lassen, hierzu mehr im Kapitel „Stoffwechsel ankurbeln".

Am Abend sollte nicht zu kohlehydratreich gegessen werden. Desto eher kommen Sie in die Fettverbrennung. Auch das schon angesprochene „Dinner-Cancelling" gehört zu den Optionen, die Ihren Organismus entlasten.

Ein Fastentag pro Woche (= 4 Tage im Monat)

Am Vortag (z. B. Sonntag) beenden Sie Ihre Mahlzeit inkl. aller kalorienhaltigen Getränke bis 19 Uhr. Ab jetzt fasten und entlasten Sie Ihren Organismus für 24 Stunden. Am Fastentag können Sie dann ab 19 Uhr ein leichtes Abendessen zu sich nehmen. Dies könnte eine Gemüsepfanne oder Buddha-Bowl (s. Rezept S. 211) sein – aber essen Sie langsam und bedächtig, um das Verdauungssystem nicht zu überlasten. Sie können die Fastenzeit auch bis zum nächsten Morgen verlängern. Aber Vorsicht: Wenn Sie schon einen Diätmarathon hinter sich haben, sollten Sie zunächst nicht länger als 24 Stunden fasten. Es ist schön, wenn Sie sich an einem solchen Tag die Zeit für besonders angenehme Körperbehandlungen wie Massagen, Sauna oder Basenbad nehmen können. Wenn Sie wollen, können Sie am Morgen mithilfe des Einlaufs (nach dem normalen Stuhlgang) den Darm zusätzlich reinigen. Manche nehmen außerdem zwei- bis dreimal täglich Heilerde oder Bentonit zur Schadstoffbindung zu sich. Ein grüner Smoothie, vitalstoffreich, aber kalorienarm, sei Ihnen auch einmal am Tag gegönnt. Hier eignen sich Gurke, Staudensellerie und Blattsalate mit Obst. Eine leichte Süße darf sein.

Dieser Smoothie ist z. B. sehr lecker:

- ½ Gurke
- 150 g Melone oder Ananas
- 1 EL Gerstengraspulver (sehr vitalstoffreich)
- 1 TL Flohsamenschalen (alternativ Chia- oder Leinsamen)
- 200 ml Wasser

Zwei Fastentage pro Woche (= 8 Tage im Monat)

Natürlich können Sie wählen, an welchen Wochentagen Sie fasten möchten. Sie sollen aber nicht hintereinander liegen. Es gilt, nicht in den Jo-Jo-Effekt zu kommen.

Max. 500 kcal (Frauen) und 600 kcal (Männer) sind erlaubt, aber bitte in gesunder und nicht in Form einer Tafel Schokolade! Überdies sollten Sie an diesen Tagen keine kohlehydratreichen Nahrungsmittel wie Pasta, Reis, Brot oder Kartoffeln zu essen. Dafür dürfen Sie Gemüse, Saaten, Nüsse, eine kleine Menge Obst (vormittags), gute Eiweiße bis zu 250 g (z. B. Ei, Magerquark, Hüttenkäse, Nüsse, Hülsenfrüchte) und Fette zu sich nehmen. Da Sie sich auch sportlich betätigen werden, wird Ihr Körper Sie sicher nicht mit der „Kalorien-Stechuhr" bewerten. Sie dürfen alle kalorienfreien Getränke zu sich nehmen. Ob Sie dies in drei oder zwei oder sogar nur einer Mahlzeit genießen, ist Ihre Entscheidung, denn es soll zu Ihrem Tagesablauf passen. Wenn Sie nur eine Mahlzeit essen wollen, dann können Sie auch wie beim eintägigen Fasten pro Woche (s. S. 46) vorgehen und aus diesem Tag weitere positive Effekte für die Entlastung erhalten.

Die Empfehlungen in Bezug auf eiweißhaltige Lebensmittel sind sehr unterschiedlich. Naturheilkundlich wird befürwortet, eher pflanzlich zu bleiben, und dies macht auch Sinn, da der Körper entlastet werden soll. Tierisches Eiweiß produziert im Verstoffwechselungsprozess (s. S. 119: „Warum basischer leben") vermehrt Säuren und belastet. Damit wäre der Effekt des Fastens gemindert. Da die Ernährungsumstellung aber eine für Sie dauerhafte Variante werden sollte bzw. könnte, muss sie auch praktikabel sein und Sie sollen sich dabei wohl fühlen.

So könnten Ihre Mahlzeiten gestaltet werden:

Morgens:

Skyr mit Beeren

(max. 150 kcal)

- 100 g Skyr
- frische oder gefrorene Beeren (püriert)
- Zitronensaft
- 1 TL Leinsamen

Wer es herzhaft mag, kann stattdessen z. B. Gurken, Tomaten, Magerquark mit 1 TL Leinöl sowie Kräutern mischen, würzen und genießen.

Oder wie wäre es hiermit:

Obstcocktail mit basischen Müslibällchen

- Apfel- oder Birnenscheiben von je ½ Frucht
- Trauben oder Beeren (saisonale Früchte, insgesamt 1 Handvoll)
- 1 basisches Müslibällchen (s. Rezept S. 211)
- 2 Walnusshälften

Mittags:

Kleines Gemüsepfännchen oder ein Beilagensalat

(max. 250 kcal)

Ihre Lieblingsgemüse kombiniert mit:

- Tempeh, Tofu oder Kichererbsen (vegan)
- Milchprodukten (vegetarisch), z. B. ca. 50 g Schafkäse oder 1 Ei
- Fleisch, Fisch usw., z. B. ca. 100 g Hähnchenfilet

Abends:

- Leckere, wärmende **Gemüsesuppe oder knackige frische Rohkostsalate** (max. 150 kcal)

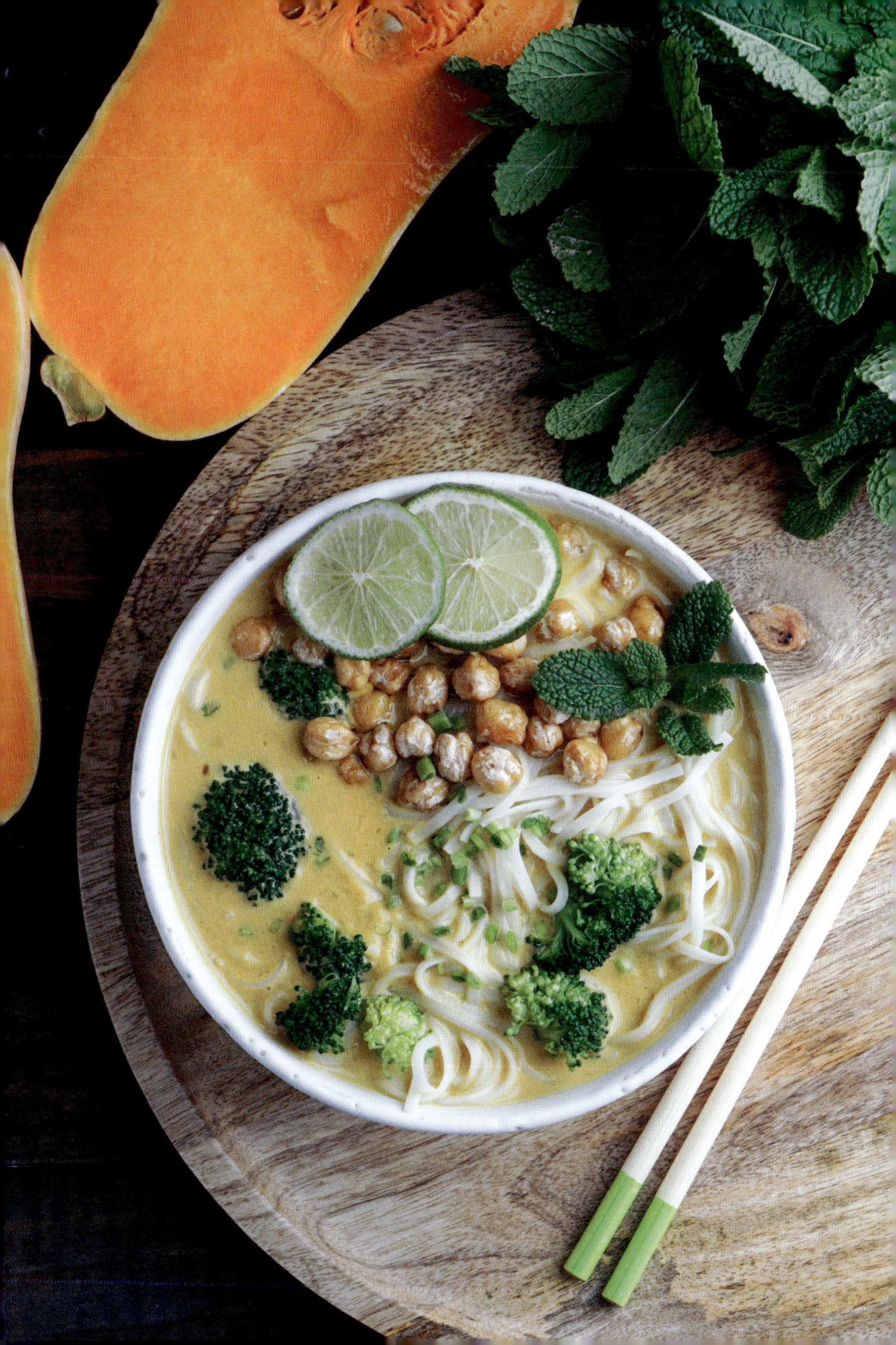

Bedenken Sie bei der Zubereitung, dass Gemüse, je nach Art, auf 100 g nur ca. 20–80 kcal hat. Sie können also z. B. mit etwas Kokosmilch, Öl, Kräutern, Sahne, einer kleinen Menge Nüssen, Hülsenfrüchte Ihre Portion verfeinern.

Fürs Mittag- und Abendessen variieren Sie jahreszeitlich, d. h., in den warmen Monaten ist Ihnen vielleicht nach Rohkost und Salaten zumute, in der kalten Jahreszeit eher nach warmen (gebraten/gedünstet) sowie schärfer gewürzten Speisen.

Jeden zweiten Tag fasten

Jeden zweiten Tag zu fasten (alternate fastening), ist einerseits anspruchsvoll, aber für einen schnellen Abnehmerfolg angeblich die effektivste Methode. Hierbei wird ein Tag „normal" gegessen, ohne auf Zeiten oder Kalorien achten zu müssen. Doch sollte die Ernährung gesund gestaltet werden, damit der Körper nicht an den Esstagen überfordert wird. Am Fastentag sind wie bei der 5:2-Variante 500 bzw. 600 kcal erlaubt. Es gibt aber auch die Möglichkeit, 24 Stunden komplett zu fasten und höchstens Brühe und kalorienarme Gemüsesäfte und/oder Smoothies zu trinken. So könnte z. B. am Vortag das Essen bis 19 Uhr beendet und am Fastentag um diese Zeit wieder (leicht) gegessen werden.

Am Abend sollte nicht zu kohlenhydratreich gegessen werden. Desto eher kommen Sie in die Fettverbrennung. Auch das schon angesprochene „Dinner-Cancelling" würde Ihren Organismus sehr gut entlasten.

Ein Jo-Jo-Effekt wird durch Intervallfasten vermieden. Die Fastenintervalle sind normalerweise kürzer als 24 Stunden, dadurch kommt der Körper nicht in den Hungerstoffwechsel und verlangsamt den Stoffwechsel nicht. Selbst wenn Sie länger fasten wie z. B. beim Heilfasten, wird durch die begleitende Bewegung der Stoffwechselprozess erhöht und mithilfe einer Ernährungsumstellung der Jo-Jo-Effekt ausgebremst.

Welcher Fastenplan passt zu mir?

ERNÄHRUNGS-STRESS-DANKBARKEITS-WÜNSCHE-TAGEBUCH

Wer seine Ziele definiert und ein Protokoll oder Tagebuch führt, bleibt seinen Vorsätzen viel länger treu. Zudem werden die Gedanken entsprechend fokussiert und das Ergebnis erfolgreicher!

Sie können selbstverständlich auch dieses Buch als Ihr persönliches Gesundheitstagebuch gestalten. Wir haben für Sie an verschiedenen Abschnitten Platz für Ihre Gedanken und Ideen gelassen. Legen Sie sich weitere Notizen dazu, nutzen Sie Post-it-Zettel und Textmarker, werden Sie kreativ!

So wie Sie Ihre Urlaubsplanung angehen oder im Job eine Projektarbeit leisten, können Sie es auch mit Ihren persönlichen Gesundheitszielen halten. Besorgen Sie sich ein schönes dickes Notizbuch und unterteilen Sie es in verschiedene Kapitel, wie z. B. Stress – Zeitplan – Ernährung – Glück/Dankbarkeit.

Programmieren Sie Ihr Unterbewusstsein um und formulieren Sie Ihre Ziele und Wünsche positiv. Ein NEIN oder NICHT wird gern NICHT verstanden und überhört! Sagen bzw. schreiben Sie immer das, was Sie wollen, nicht das, was Sie NICHT wollen.

Darüber hinaus sollten Sie Ihre Ziele so formulieren, als hätten Sie diese schon erreicht, und beschreiben Sie sie immer positiv. Sagen Sie also nicht: „Ich will nicht mehr dick sein, ich versuche abzunehmen“, sondern: „Ich wiege 69 kg!“ Wenn Sie aufhören wollen zu rauchen, dann können Sie dieses Vorhaben mit einem Grund formulieren, z. B.: „Ich werde Nichtraucher, weil ich mich liebevoller behandeln will!“

Unterscheiden Sie zwischen Zielen und Wünschen. Ein Ziel muss durch Sie selbst erreichbar sein. Hängt das Ziel von anderen ab, ist dies ein Wunsch. Wenn Sie sich schönes Wetter wünschen, könnten Sie für sich formulieren: „Egal wie das Wetter wird, ich behalte meine gute Laune!"

Aber – ob Ziel oder Wunsch – realistisch sollte es sein. Vielleicht brauchen Sie erst ein paar Teilschritte. Gönnen Sie sie sich! Wenn Sie auswandern wollten, müsste ja auch ein detaillierter Plan her.

Viele fühlen sich oft machtlos oder ohnmächtig ob der täglichen Belastungen. Das sind Sie nicht! Sie bestimmen, wohin Ihre Füße Sie tragen sollen, welche Kleidung Sie tragen möchten, was Sie essen, warum Sport für Sie wichtig ist, wieviel Zeit Sie für Ihre Familie, Freunde sowie im Job benötigen und wann es „zu viel" wird. Lernen Sie, „Nein!" zu sagen und sich abzugrenzen, wenn es Ihnen zu viel wird.

Ändern Sie Ihren Fokus und finden Sie dann noch Motivationen für Ihr Ziel! Warum z. B. wollen Sie abnehmen, mehr Geld haben, nicht mehr rauchen oder mehr Zeit haben? Welche Vorteile haben Sie dadurch, welche Folgen hat es für Sie und andere?

Es geht um wichtige, mit Ihrer Selbstfürsorge verbundene Themen, gehen Sie sie durch und notieren Sie in Ihr Tagebuch, was Sie motiviert und welche Ziele Sie für sich haben.

Stress:

- Was nervt, was ist tolerierbar, was positiv?
- Was möchte ich für mich verändern?
- Wie gehe ich dabei vor?
- Welches Ziel habe ich dabei?
- Wie werde ich mich fühlen, wenn ich es erreicht habe?

Zeit:

- An welchem Tag habe ich welche Zeitfenster?
- Wie nutze ich sie bzw. kann ich sie zukünftig anders gestalten?

- Wann habe ich Zeit für mich/für Sport/für die gesunde Küche?
- Wann habe ich Zeit für bewusste Entspannung?
- Was oder wer hält/hielt mich von meinem Vorhaben ab?

Ernährung:
- Wann habe ich heute was gegessen/getrunken?
- Wie habe ich mich im Anschluss gefühlt?
- Wie war mein Schlaf gestern?

Dankbarkeit/Glück:

Oft ist uns gar nicht bewusst, was wir alles können, reduzieren uns stattdessen auf ein Mittelmaß und kritisieren uns selbst. Das tut nicht gut! Überlegen Sie zunächst, was Sie alles schon erreicht und so „gewuppt“ haben:

- Bei mir zu Hause fühlen sich alle gleich wohl
- Ich kann gut zuhören und habe einen fantastischen Freundeskreis
- Ich kann gut mit der Haushaltskasse wirtschaften
- Ich kann coole Partys organisieren
- Ich habe einen sensationellen Hüftschwung
- Mein Haar glänzt seidig
- Ich habe schöne Wimpern
- Meine Kinder sind höflich
- Ich habe einen tollen Job und supernette Kollegen

Geizen Sie nicht mit Lob oder Dankbarkeit sich selber oder anderen gegenüber für erbrachte Unterstützung und Hilfe.

Machen Sie es sich auch zur Gewohnheit, vor dem Schlafen mindestens drei schöne Erlebnisse des Tages in Ihrem Tagebuch im Kapitel „Dankbarkeit“ oder „Glück“ festzuhalten. Egal ob es ein Kompliment eines Kollegen, eine vertraute Umarmung Ihrer Kinder oder ein schöner Eindruck in der Natur war. So können Sie Ihr persönliches Tagebuch erstellen. Ergänzen Sie es mit vielen Merksätzen, Fotos, Sprüchen und Weisheiten, die Ihnen guttun. Viel Freude beim Kreieren und Erfolg bei der Umsetzung!

Wie und wann füllen Sie das Ernährungstagebuch aus?

Beschreiben Sie so präzise wie möglich, was und wie viel Sie gegessen/getrunken haben, z. B., bei einem „Butterbrot" ergänzen Sie auch die Angabe, welches Brot mit welchem Belag, bei einer Gemüse-/Fleischmahlzeit welches, ob mit oder ohne Soße. Notieren Sie auch, wie Sie sich vor und nach dem Essen gefühlt haben. Waren Sie entspannt, genervt, müde usw.?

Führen Sie die Aufzeichnungen mindestens eine Woche lang durch. Notieren Sie bitte auch immer, wie Ihr Schlaf und Ihre Stimmung waren. Meist fällt es direkt nach der Nahrungsaufnahme leichter, die Notizen zu machen. Reflektieren Sie von Tag zu Tag die Ergebnisse und vergleichen Sie sie nach Ihrer Ernährungsumstellung. Sie werden vermutlich positiv überrascht und auch stolz sein!

Am besten kopieren Sie sich die folgende Seite als Formular oder nutzen zum Download den Link:

http://media.kvm-verlag.de/Mach_mal_Esspause/
Ernaehrungstagebuch.pdf

Oder scannen Sie den QR-Code

MEIN ERNÄHRUNGSTAGEBUCH

Wochentag / Datum	Wo und wie habe ich gegessen?		Was habe ich gegessen?	Was habe ich getrunken?	Wie habe ich mich vorher / nachher gefühlt?
	bewusst	nebenbei			
Frühstück					🙂 😐 🙁
Snack					🙂 😐 🙁
Mittagessen					🙂 😐 🙁
Snack					🙂 😐 🙁
Abendessen					🙂 😐 🙁
Snack					🙂 😐 🙁
Medikamente/ Nahrungsergänzungsmittel					
Bewegung / Sport: Was? Wie lange?					
Meine Schlafqualität in der letzten Nacht	🙂 😐 🙁				
Habe ich körperliche Beschwerden? (Blähungen, Durchfall, Verstopfung, Infekt, Allergie, Schmerzen usw.)					
Habe ich seelische Beschwerden bemerkt? (Mattigkeit, Trauer, Wut usw.)					
Wie ist mein Tagesresümee?	🙂 😐 🙁				

MEIN ERNÄHRUNGSTAGEBUCH

Wochentag/Datum	Wo und wie habe ich gegessen?		Was hcbe ich gegessen?	Was habe ich getrunken?	Wie habe ich mich vorher/ nachher gefühlt?
	bewusst	nebenbei			
Frühstück					☺ 😐 ☹
Snack					☺ 😐 ☹
Mittagessen					☺ 😐 ☹
Snack					☺ 😐 ☹
Abendessen					☺ 😐 ☹
Snack					☺ 😐 ☹
Medikamente/ Nahrungsergänzungsmittel					
Bewegung/Sport: Was? Wie lange?					
Meine Schlafqualität in der letzten Nacht	☺ 😐 ☹				
Habe ich körperliche Beschwerden? (Blähungen, Durchfall, Verstopfung, Infekt, Allergie, Schmerzen usw.)					
Habe ich seelische Beschwerden bemerkt? (Mattigkeit, Trauer, Wut usw.)					
Wie ist mein Tagesresümee?	☺ 😐 ☹				

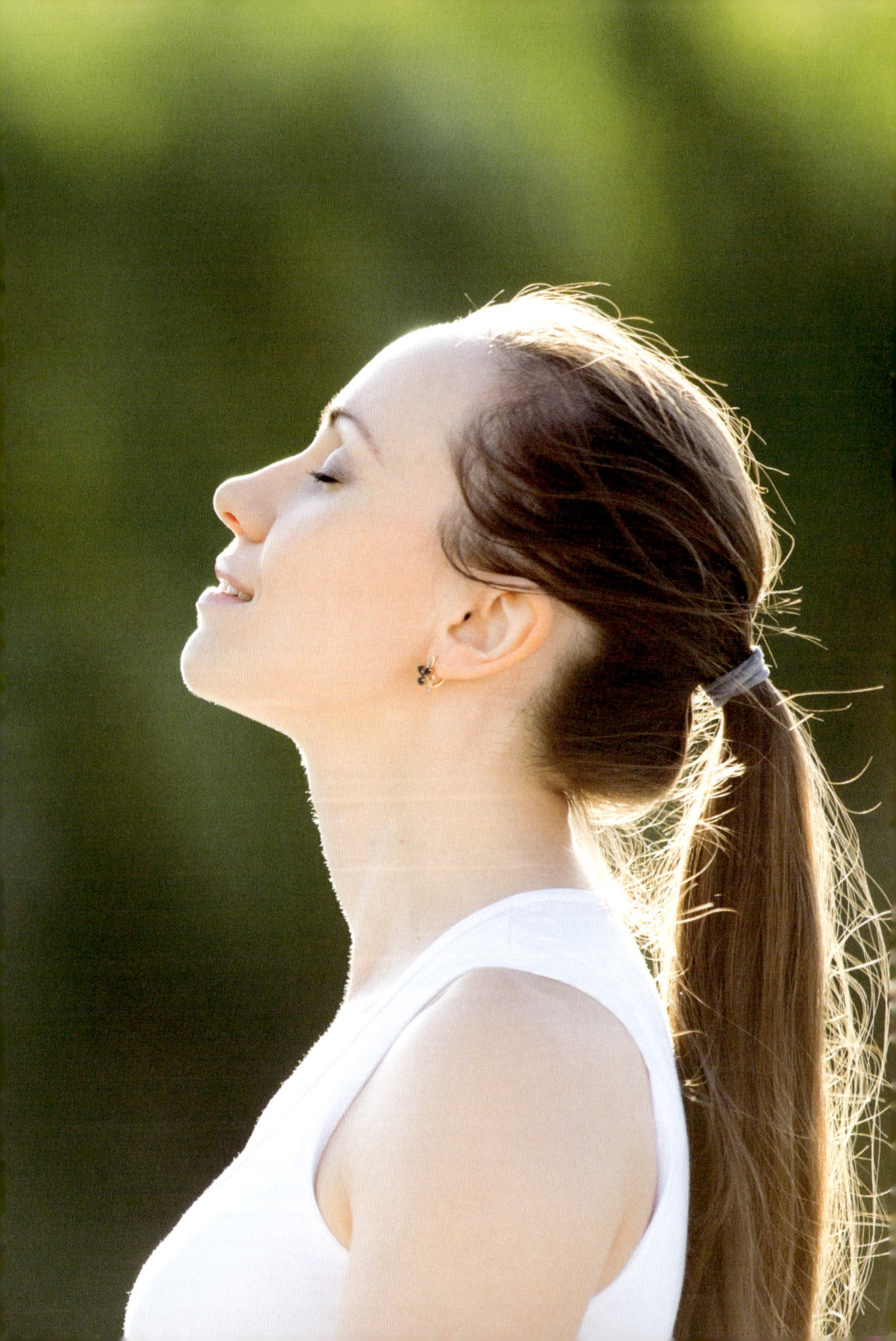

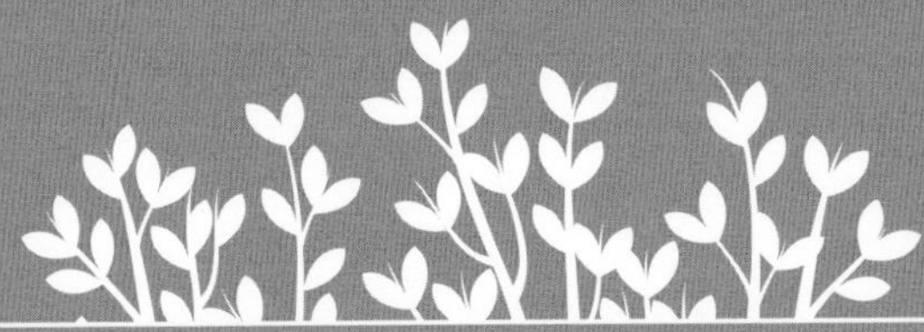

BEWUSST-SEIN

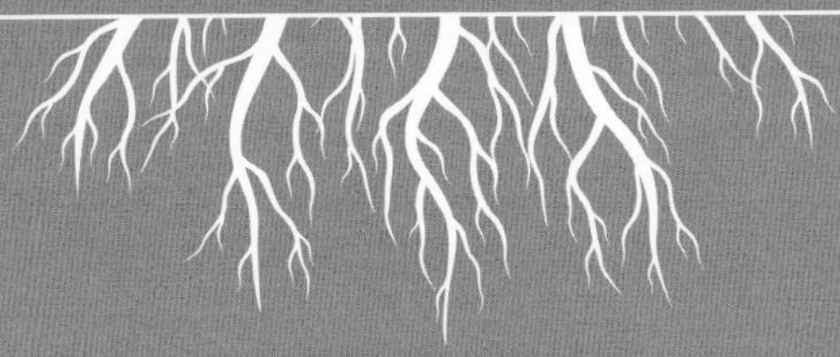

WER BIN ICH UND WAS WILL ICH?

Wer ist der wichtigste Mensch in Ihrem Leben? Sie! Richtig, niemand sonst! Das heißt jetzt nicht, dass Sie all Ihre Verbindungen ernsthaft überdenken müssen. Nein, natürlich besteht das Leben mit seinen vielfältigen Beziehungen aus Kompromissen – aber nicht daraus, es immer allen recht machen zu müssen.

Und wenn es Ihnen durch eine Ernährungsumstellung besser geht, Sie sich fitter, vitaler und lebensbejahender fühlen, dann haben doch alle anderen auch etwas davon, oder? Wenn Sie der wichtigste Mensch in Ihrem Leben sind, dann überprüfen Sie, was Sie alles schon von dem haben, was Ihnen guttut. Setzen Sie sich, auch gerne mit einem Glas Wein, hin und notieren Sie alles. Schreiben Sie alles auf, was Sie gerne machen, wann Sie Spaß und auch andere mit Ihnen Freude haben. Notieren Sie, was Sie als Kind gerne gemacht haben. Was haben Sie im „Freundebuch" damals unter „Hobby" geschrieben? Was möchten Sie auf jeden Fall noch tun und erleben? Was oder wer hält Sie davon ab? Auf den folgenden Seiten erhalten Sie ein paar wichtige Fragen und Anregungen, die Sie unterstützen können, Ihre Ziele zu definieren.

Betreiben Sie Selbstfürsorge – sprich: Sorgen Sie liebevoll für sich selbst! Verfallen Sie aber nicht dem „Selbstoptimierungswahn" und setzen Sie sich nicht unter Druck.

Allein Ihre Beschäftigung mit dem Thema „Intervallfasten" zeigt, dass dies für die Gestaltung Ihrer gesunden Zukunft interessant sein kann. Bedenken Sie auch, dass ein gesunder Lebensstil nicht bedeutet, sich fortan alle Vergnügungen verkneifen zu müssen. Es geht nicht um ständigen Sport und Verzicht, sondern darum, mit einem anderen Bewusstsein zu genießen, und zwar auch den Schokoriegel, das Lieblingseis oder etwas Alkoholisches.

Fragen Sie sich bitte:

- Was möchte ich erreichen?
- Was bin ich bereit dafür zu tun?
- Wo sehe ich mich in einem Jahr?
- Wie ist mein Gesundheitszustand?
- Wie fit fühle ich mich?
- Was stört mich am meisten?
- Was treibt mich an?
- Wer hält mich wovon ab?

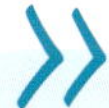

Einer meiner Lieblingsautoren, Dr. Eckhardt von Hirschhausen, hat in seinem Buch „Glück" eine wunderbare Geschichte geschrieben, um sich Gedanken über sein „Element" zu machen.

CORA DITTKRIST

Scannen Sie den QR-Code

Sie können die Geschichte von Dr. Eckhardt von Hirschhausen online nachlesen.

Ein Meterband = 100 cm = 100 Lebensjahre

Mir hat vor vielen Jahren ein kleiner Versuch einen wichtigen Impuls gegeben, meinen Lebensstil und bisherigen Lebenslauf zu betrachten: Halten Sie ein Meterband ausgestreckt vor sich. Der Daumen der linken Hand liegt auf Ihrem Alter und der andere auf Ihrem Durchschnittsalter (Frauen: Ø 84, Männer Ø 79 Jahre).

Bringt Sie der Blick auf das Stück Meterband zwischen Ihren Daumen zum Nachdenken? „Think positive", seien Sie dankbar für alles, was Sie bisher erreicht haben, und schauen Sie freudig und planend nach vorne. Wenn Sie aber alleine nicht weiterkommen, sich frustriert und überfordert fühlen, dann holen Sie sich ggf. professionelle Unterstützung!

Wir bleiben noch ein bisschen in der Psychologie. Schreiben Sie sich alle Tricks auf, die Sie bei sich kennen, damit Sie nicht so schnell in alte Muster verfallen. Ich stelle mir in angespannten Lebensphasen auch gerne diese Fragen: Was würde ich tun, wenn ich 1 Millionen Euro hätte? Würde ich noch arbeiten, mit wem oder was würde ich meine Zeit verbringen, wo und wie würde ich leben?

Oder ich schreibe einen realistischen „Wunsch an das Universum" auf. Wie das geht? Klare Formulierungen wählen, um wirklich das zu bekommen, was Sie wollen!

IMMER DIESE AUSREDEN

Alle Jahre wieder – die Silvestervorsätze!

Dieses Jahr wird alles besser! Da nimmt man sich dann vor, weniger zu essen, gesunder zu leben, mehr Sport zu treiben, mehr Zeit für die Lieben zu haben, weniger Stress im Job zuzulassen usw. Die Liste ist lang, aber was wird davon tatsächlich langfristig umgesetzt? Klar, mit dicker Birne vom Feiern kann man leicht sagen „nie wieder Alkohol" und fastet schon freiwillig, weil einem noch schlecht vom Vortag ist! Aber wie lange halten diese ganzen Vorsätze? Welche hatten Sie und haben Sie diese umgesetzt? Welche davon nicht und warum? Haben Sie sich zu viel vorgenommen? Sind Sie enttäuscht, es wieder nicht geschafft zu haben?

Statistisch betrachtet, werfen 50–75 % der Menschen schon nach 2–3 Monaten alles wieder hin. Wie Sie sehen, sind Sie nicht allein. Aber das Schöne ist, dass Sie nicht wieder bis Silvester warten müssen, um die Vorsätze doch umzusetzen! Sie können direkt starten und mit diesem Ratgeber schaffen Sie, zumindest in Bezug auf eine gesundere Lebensführung, endlich den „Einstieg zum Umstieg!

Ja, ja, diese Ausreden!

Nach dem Lockdown 2021 kamen viele Gäste zu unseren Heilfastenkuren, um ihren Corona-Speck wieder loszuwerden! Wer oder was ist dieser Corona-Speck und warum hat man es nicht geschafft, ihn in Schach zu halten? Natürlich gibt es plausible Erklärungen und Ausreden: geschlossene Sportanlagen und Fitnessstudios, fehlende Ablenkungen durch geschlossene Kultur- und Freizeitstätten, „Stay-at-Home", Homeoffice usw. Die Pandemie, aber auch der Alltag verlangen uns allen viel ab! Sprich: Wir stehen alle immens unter Druck; dennoch: Egal ob jemand mehr arbeiten muss oder Angst um seine Existenz hat, Probleme sind Herausforderungen, aber sie bieten auch Chancen!

Natürlich gibt es tiefgreifende Probleme, die man nicht schönreden kann. Hier helfen aber eine klare Analyse und Ursachenforschung, um den Fokus wieder nach vorne zu richten! Dabei lohnt sich dieser kleine Trick immer wieder: „Beamen" Sie sich gedanklich in den Weltraum und betrachten Sie unseren blauen Planeten von außen, genießen Sie die Ruhe, die dies ausstrahlt, und dann landen Sie langsam wieder auf Ihrem Kontinent, in Ihrem Land, Ihrer Stadt, an Ihren Standort. Von außen betrachtet wirken viele Sorgen sehr viel kleiner, das relativiert und führt Sie wieder zu sich selbst.

»

Egal ob du denkst, du schaffst es oder du schaffst es nicht, du wird recht behalten!

HENRY FORD

Aber warum werden in Stressphasen so oft Fast Food, Süßigkeiten und Alkohol konsumiert? Warum verhalten wir uns oft gegen unser besseres Wissen rund um gesunde, bewusste Ernährung? Erfinden die tollsten Ausreden, wenn die Gummibärchen genascht werden?

Falls wir „schwächeln" – diese kleiner Helfer haben große Wirkung:

- Nicht hungrig einkaufen
- Genießen Sie Ihre Speisen nur am Esstisch, nicht auf der Couch, dem Schreibtisch, im Bett o. Ä. und ohne Handy, Laptop, Zeitung usw.
- Zelebrieren Sie Ihr Essen! Auf kleinen hübschen Tellern wird weniger dadurch viel mehr. Machen Sie es sich immer nett mit schönen Servietten, Kerzen usw.
- Eine Brotmahlzeit mit Messer und Gabel zu essen, verlängert den Essprozess
- Alle Verlockungen am besten gar nicht erst kaufen
- Das Beste auf dem Teller zuerst essen

- Nie aus Frust oder Langeweile den Kühlschrank öffnen – wenn doch, wieder schließen und den Raum verlassen. Lieber andere Ablenkungen (Sport, Spaziergang, Telefonat mit Freunden usw.) suchen
- Ein Stück Zitrone lutschen oder sanft nach dem Essen die Zähne putzen, gerade nach der Abendmahlzeit. Dadurch fällt es leichter, auch ohne Knabberzeug und Wein auf der Couch zu sitzen. In einem anderen Kapitel finden Sie noch einen Tipp für einen kleinen „Absacker" ☺!
- Es gibt keinen Aufesszwang! Reste können Sie z. B. als Grundlage von Saucen oder Dressings nutzen
- Sagen Sie nicht „Ja", wenn Sie „Nein" sagen wollen!

Meine weiteren Ideen:

....

....

....

....

....

....

....

....

....

....

....

....

....

....

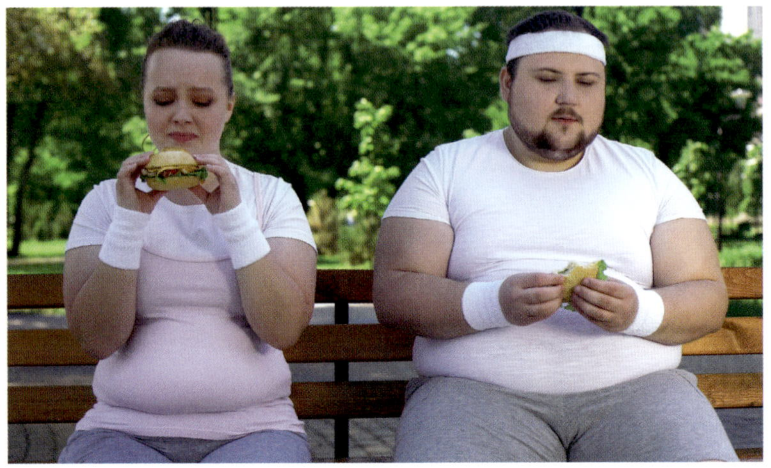

Warum stehen wir nicht auf und gehen ein paar Schritte, bewegen und dehnen uns, wenn wir lange gesessen habe? Warum joggen bzw. machen wir am Tag nicht die bekannten 10.000 Schritte, 100 Kniebeugen, Liegestütze, Hampelmänner, Crunches usw.? Warum suchen wir uns immer einen Vorwand oder geben die Verantwortung für unser Tun in dieser Hinsicht ab? Warum plumpsen wir, statt z. B. zu sporteln, lieber auf die Couch mit Pizza & Co.? Ist das wirklich meine Belohnung?

Klar, die Hektik, der Stress dienen der Ausrede: „Ich muss erst einmal runterkommen". Ausreden sind leider nichts anderes als ein gefundener Vorwand, warum ICH nicht einfach mal NEIN sagen kann. Als Entschuldigung wird neben dem Stress auch gerne eine Konditionierung aus der Kindheit benannt: Oma hat immer gesagt: „Iss auf, dann gibt's morgen schönes Wetter!", „Wenn der Teller leer ist, gibt's Nachtisch!", „Immer, wenn ich traurig war, bekam ich Süßigkeiten." oder „Hast Du Kummer mit den Deinen, sauf' Dir einen." Ganz ehrlich: Meine Mama hat mir damals auch gesagt, ich solle die Finger von Männern lassen – da habe ich auch nicht drauf gehört ... ☺

NEUSTART ZUR SELBSTFÜRSORGE

Das sind die Top-Ten-Sätze, die Menschen davon abhalten, sich wertzuschätzen:

- Ich schaffe es nicht! Oder: Ich muss alles schaffen!
- Das habe ich nicht verdient! Oder: Ich verdiene das nicht!
- Bevor ich alles erkläre, mache ich es lieber selbst!
- Wenn ich hart arbeite, werde ich auch belohnt!
- Ich bin nicht gut genug!
- Sport ist Mord!
- Bei uns in der Familie waren alle dick (oder vorerkrankt) und das ist auch mein Schicksal
- Lieber Waschbär als Waschbrettbauch
- Ich bin ein Verlierer!
- Ich bin es nicht wert, geliebt zu werden!

Finden Sie Ihre Glaubenssätze, die Sie von der Umsetzung Ihrer Selbstfürsorge abhalten, und verändern Sie diese!

Klar ist es nicht leicht, verankerte Gewohnheiten von heute auf morgen aufzugeben. Aber sie zu kennen, jeden Tag etwas für sich zu verbessern, summiert sich für das persönliche Wohlbefinden!

Warum nur ist es oftmals schwierig, den Verlockungen zu widerstehen? Heißt gesunde Ernährung denn, auf Genuss zu verzichten? Bedeutet eine gesunde Lebensweise, voll langweilig und spießig zu sein?

Nein, auf gar keinen Fall!

Eine gesunde Lebensweise schließt Spaßfaktoren nicht aus! Ein maßvoller Umgang mit allen Genussmitteln macht aber Sinn, um nicht in eine Sucht abzugleiten.

Verzicht auf Genussmittel? Nicht nötig, erst die Dosis macht das Gift!

Und gerade hier ist das Konzept des Intervallfastens großartig! Sie bestimmen selbst, wann und wie lange Sie Esspausen machen. Bitte machen Sie sich bewusst, welchen Schatz Sie in sich tragen und dass Sie selbst entscheiden, wie viel Sie für Ihre Gesundheit unternehmen wollen.

„Gesundheit ist ein Zustand des vollständigen körperlichen, geistigen und sozialen Wohlergehens und nicht nur das Fehlen von Krankheit oder Gebrechen“, so die WHO, was auch bedeutet, dass jede Form von Befindlichkeitsstörung als Signal des gesamten Organismus – also Körper, Geist und Seele – zu verstehen ist.

> »Fasten führt zu einer tiefen Verbundenheit mit sich selbst, mit den anderen Menschen und mit der Natur, deren Luft wir atmen, deren Wasser wir trinken, die uns ernährt, von der wir also leben.
>
> P. NIKLAUS BRANTSCHEN, CHRISTLICHER PATER UND ZEN-MEISTER

Durch das Intervallfasten haben Sie die Möglichkeit, aktiv „bei sich“ und dennoch verbunden zu sein. Statt also hastig irgendetwas nebenbei zu verschlingen oder sich überzuckertes „Nervenfutter zu gönnen“, verzichten Sie lieber und unterstützen dadurch Ihren Körper als Ihren besten Freund und Ihre inneren Selbstheilungskräfte bei der Regeneration. Es macht nämlich was mit Ihnen, wenn Sie genervt sind und in Ihrer kurzen Mittagspause schnell was herunterschlingen müssen oder aber Sie sich bewusst sagen: „Ok, dann esse ich noch nichts und bleibe länger in meinem Reinigungsprogramm und im Fettstoffwechsel.“ Körperlich ist es eh das Beste, unter Leistungsdruck nichts oder nur leicht Verdauliches zu essen. Dadurch entlasten Sie Ihren Magen-Darm-Trakt. Parallel haben Sie trotzdem Power und Konzentration – Sie verhungern ja nicht! Außerdem macht es mental einen riesigen Unterschied – Sie ärgern sich dann nicht und der Stresspegel senkt sich wieder. Kompensieren Sie emotionale Sorgen besser aktiv, z. B. mit Sport, Spazierengehen, Freundschaften pflegen, Musik, Singen, Tanzen usw.

Auch ein „Dinner-Cancelling“ passt gut, gerade wenn Ihnen der Appetit vergangen ist oder Ihnen die Geschehnisse auf den Magen geschlagen sind. Das ist in jedem Fall besser, als aus Gewohnheit oder Langeweile den Kühlschrank zu plündern.

Bewusst zu fasten, bedeutet auch, regelmäßig den Medienkonsum zu reduzieren und offline zu sein. Der Namensgeber des Buchinger-Heilfastens riet vor über 100 Jahren: „Heute mach’ ich mir kein Abendbrot – heute mach’ ich mir Gedanken.“ Natürlich braucht der Mensch jeden Tag seine Nahrung. Damit ist aber nicht nur Essen gemeint, sondern auch andere Komponenten, die seine Grundbedürfnisse stillen.

Oftmals überwiegen die Stressfaktoren und dadurch verliert sich schnell der Blick auf das Wesentliche. Ein gesunder und bewusster Lebensstil sollte kurz- bis mittelfristig angestrebt werden. Denn er ist die Basis von allem!

Vertrauen Sie dem Wissen und der Erfahrung aus vielen Jahrhunderten der Heilkunde – ob es Hippokrates oder Paracelsus, Galen oder Freud, Hufeland, Hahnemann oder Pasteur und so viele mehr sind! Allen war bewusst, dass der Körper fantastisch ist, dass die Natur uns die Medizin schenkt und dass Körper, Geist und Seele nicht getrennt betrachtet werden dürfen.

Meine Glaubenssätze und wie ich diese für mich verändere, damit ich mich besser fühle!

STRESS ERKENNEN UND REDUZIEREN

WAS IST STRESS?

Ist eine Beanspruchung im Wechsel mit genügend Entspannung verbunden und werden die Aufgaben als positiv erlebt, dann ist alles in Ordnung. Ying und Yang wechseln sich ab – der Job flutscht, das Familienleben ist harmonisch und weder Hobby, Sport, der Mensch selbst noch Freunde kommen zu kurz. Der Tag hat vermehrt positive Erlebnisse und der Schlaf, die Regeneration sind intensiv und erholsam. Dies ist der positive Stress, der sogenannte Eustress! Schmerzfrei und glücklich wird das Umfeld anders wahrgenommen, als wenn Sie belastet und voller Kummer sind. Eustress ist motivierend, leistungsfördernd, gesund und löst sogar Glücksgefühle aus.

Fragen Sie sich: Verbringe ich gerne Zeit mit meinen Liebsten und/oder im Job, fühle ich mich gesund und wertgeschätzt? Kann ich mich abgrenzen? Habe ich viele positive Erlebnisse am Tag? Nehme ich sie überhaupt wahr (Vogelgezwitscher, leckeres Essen, schöne Blumen, Wetter)? Lache ich viel?

Statt der positiven Wirkungen ist oft das Gegenteil der Fall. Werden die Aufgaben zu viel, folgen Erschöpfungszustände, Konzentrationsschwierigkeiten und eine Kleinigkeit kann einen schon auf die Palme bringen.

Der heute empfundene Stress ist ein anderer als der vor vielen tausend Jahren, als wir lernen mussten, Gefahren davonzulaufen oder uns zu verteidigen. Der Begriff ist auch recht neu. 1936 formulierte der Mediziner Hans Seyle: „Stress ist ein Zustand der Alarmbereitschaft des Organismus, um sich auf eine erhöhte Leistungsbereitschaft einzustellen.“ Sprich: Der Organismus reagiert auf die Außenreize und entscheidet die Reaktion. Egal ob es sich um die Umweltbelastungen, dauernde Erreichbarkeit oder der Leistungsdruck in den Schulen und Betrieben handelt. Oft fallen bei den Menschen noch Wechseljahre/„Midlife-Crisis“ mit der Pubertät der Kinder oder Pflege und Sorge um die Eltern zusammen. Dazu noch die Angst um die eigene Gesundheit oder Existenz.

„Ich kann nicht mehr!“, „Das wird mir zu viel!“, „Ich habe Stress!“ oder „Hör auf zu nerven!“ – all das sind Indizien. Die dadurch entstehenden schmerzhaften Prozesse durch ewige Muskelanspannung rauben Kraft und Nerven. Zumal dann schnell der Griff zu Schmerzmedikamenten erfolgt. Diese wiederum machen müde, aber zum Schlafen fehlt die Zeit …

Wenn einem alles zu viel wird, man sich unter Druck gesetzt fühlt und der Tag zu kurz für alle Aufgaben erscheint, reden wir von negativem Stress. Aber auch das ist bis zu einem bestimmten Punkt akzeptabel. Wichtig sind die Kompensationen: Sind genügend Entspannung und eine sonst gesunde Lebensweise die Grundlage? Ist meine Ernährung ausgewogen? Wird Sport betrieben, um die Kampfhormone wieder abzubauen? Wir alle kennen Phasen, die stressig sind: Ausverkauf im Einzelhandel, Hochsaison in den Feriengebieten, Hochzeits-, Weihnachts- oder Prüfungsstress. Dem sollten normalerweise auch wieder Ruhezeiten folgen. Schon lange überwiegt aber in der Leistungsgesellschaft der negative Dauerstress, der sogenannte Distress – und dieser belastet enorm.

WAS PASSIERT IM ORGANISMUS BEI STRESS?

Der Körper reagiert auf Druck von außen und innen, also egal, ob es seelischer oder körperlicher Stress ist. Es fühlt sich für ihn wie eine gefahrvolle Situation an. Leider reagiert er noch immer so wie in der Steinzeit, wenn er vor einem Feind flüchten oder sich verteidigen musste. Er will also verschwinden und/oder sich wehren können. Zunächst werden Adrenalin und Cortisol aus der Nebenniere ausgeschüttet. Diese mobilisieren die Energiereserven, die Muskulatur spannt sich an, Puls und Blutdruck steigen, das Immunsystem wird gedimmt und alle für den Moment unwichtigen Funktionen wie z. B. die Verdauung werden auf ein Minimum reduziert. Das Schmerzempfinden wird gesenkt – dafür aber die Konzentration gestärkt. Die Atem-, Puls- und Herzfrequenz erhöhen, die Gefäße und Pupillen weiten sich, die Blutungsneigung nimmt ab, die Blutgerinnung beschleunigt sich. Die Skelettmuskulatur erhält Glukose, Sauerstoff und richtig Power! Stress ist bereitgestellte Energie! Wäre da tatsächlich ein echter Feind, hätte dieser schlechte Karten, denn der Körper hat jetzt enorm viel Kraft. Diese würde sich durch einen Kampf oder einen Sprint entladen dürfen und nach erfolgreicher Verteidigung dürfte der Körper sich wieder erholen.

Die heutige Form von Dauerstress aber lässt ausreichende Erholungsphasen oft gar nicht zu. „Leider" darf man weder seinen Chef oder Kunden noch einen anderen Autofahrer verprügeln – auch wenn das körperlich gesehen direkt die Entladung wäre und dem eine Entspannung folgen dürfte!

Die weiteren psychosomatischen Folgen werden häufig übergangen: Meist beginnt es diffus mit Konzentrationsschwierigkeiten, Denkblockaden, Vergesslichkeit. Es folgen Herz-Kreislauf-Beschwerden, ein schwaches Immunsystem, Magenprobleme (Sodbrennen), Reizdarm mit Unverträglichkeiten und Allergien, Kopfschmerzen und Muskelzuckungen.

Die Menschen sind schnell gereizt, unruhig, lustlos, unzufrieden, gefolgt von Schlafstörungen, Migräne, schmerzhaften Verspannungen, Depression, Libidoverlust bis hin zum Burn-out. Und: Die Betroffenen werden immer jünger.

UMGANG MIT STRESSSITUATIONEN

Um aus der Stressspirale herauszukommen, ist es zunächst wichtig zu überprüfen, welche Situationen Sie überhaupt unter Druck setzen. Wann fühlen Sie sich genervt, angefasst, beschämt oder denken, Sie werden komisch angeguckt? Welche Situationen sind Ihnen unangenehm?

Wir alle sind emotionale Menschen und reagieren auf Außenreize, die angenehm empfunden werden können – oder, im Gegenteil, stressen, wobei Stress auch etwas sein kann, das nach vorne bringt, antreibt, wobei man auch Spaß haben kann. Wenn ich z. B. eine Geburtstagsparty organisiere, hat der Stress eine andere Qualität als beim Streit mit den Kindern um die Ordnung im Zimmer. Es ist wichtig, die negativen Stressimpulse zu erkennen, um sie zu verändern!

Finden Sie Ihre negativen Stressmomente:

- Fühle ich mich gefordert oder überfordert?
- Wie hoch ist mein Stresspegel (Arbeit/Freizeit)?
- Wie nehme ich den Stress wahr (körperliche Signale)?
- Bin ich schnell genervt und aufbrausend?
- Stressen mich der Job, die Freunde, das Ehrenamt, die Familie oder der eigene Anspruch, es allen recht machen zu wollen?
- Ist die Aufgabe freiwillig oder unfreiwillig?
- Welche Aufgaben sind für mich positiv, welche bedeuten negativen Stress?

Zudem beobachten Sie sich bitte im Hinblick auf das sogenannte Schubladen-Denken. Oftmals nehmen wir einen Menschen oder eine Situation nur kurz wahr und (ver-)urteilen vorschnell. Das wiederum wird dann belastender empfunden als erforderlich und führt zu überflüssigen Konflikten. Frauen empfinden anders als Männer und sind häufig eher „harmoniesüchtig“, was eigentlich etwas Wunderbares ist. Parallel wird aber auch schnell „aus der Mücke ein Elefant gemacht". Meist klärt ein Nachfragen, wie der oder diejenige was gemeint hat, ein Missverständnis auf und der unangenehme Druck auf Bauch und Seele löst sich auf.

Wir alle wissen auch, dass Stress sich anders anfühlt, wenn man z. B. auf Wolke 7 schwebt. Frisch verliebt ist es egal, ob es draußen regnet, der Schreibtisch voll ist oder das Bankkonto leer. Mit diesem Hinterkopfwissen sollten wir auch besser damit umgehen können, wenn es mal nicht rund läuft. Es hilft, die Vogelperspektive einzunehmen und zu schauen, was Sie beeinflussen können und was nicht. Was haken Sie für sich ab, was berührt Sie und wie können Sie sich besser schützen bzw. abgrenzen?

Lernen Sie NEIN zu sagen

- Nein, das schaffe ich nicht mehr!
- Nein, fragen Sie jemand anders!
- Nein, das gehört nicht zu meinen Aufgaben!
- Nein, löse das bitte allein!
- Nein – Nein – Nein! Beobachten Sie sich, wann Sie das eigentlich sagen wollen, aber doch zulassen, dass jemand über Sie und Ihre Zeit bestimmt.

Meine Gedanken

IDEEN UND ÜBUNGEN ZUR STRESSREDUKTION

Es gibt zahlreiche Bücher und Reportagen zum Stressmanagement oder zur Time-Life-Balance mit vielen nützlichen Tipps. Was jedoch bei dem einen funktioniert, ist für den nächsten vielleicht schon wieder Stress. Aber einig sind sich alle Experten: Bewegung an der frischen Luft liegt noch immer auf Platz 1! Am liebsten im Wald, Park oder noch schöner am Meer oder in den Bergen. Natur erdet. Waldbaden gilt nun als eine Therapie! Wer sich nur auf das Sofa legt, baut leider keine Stresshormone ab.

Deshalb – vor dem Ruhen – bewegen!

Darum geht's!

Stress zu vermeiden, zu kompensieren und zu lernen, nicht mehr „zu müssen", sondern „zu wollen":

WILL ich das?

Will ICH das?

Will ich DAS?

Kennen Sie die Bücher von John Strelecky? „Das Café am Rande der Welt" und die folgenden zwei Bände? Weitere Bücher dieses Autors handeln von den „Big Five for Life". Damit sind die für SIE fünf wichtigsten Dinge in Ihrem Leben gemeint! Der erste Punkt sind definitiv Sie und Ihre Bedürfnisse, Ihre Lebensträume und … sind das Süßigkeiten und/oder Fast Food? Wohl kaum, aber dazu greifen viele, wenn sie sich gestresst fühlen, und bescheren damit ihrem Organismus eine weitere Herausforderung.

Süßes und Snacks befördern Stress

Süßigkeiten & Co. lassen im Hirn das Glückshormon (und Opiat) Dopamin ausschütten. Dies versetzt einen dann für einen Moment in ein Hochgefühl. Man fühlt sich belohnt, beachtet und geliebt. Leider hält die Wirkung nur kurz und dem folgt oft ein Gefühl von

Wertlosigkeit und Trübsinn, weil man sich für zu willensschwach hält. Dies geschieht unbewusst und der Drang nach Nachschub wächst. Auch hemmt der Stress, sprich: der hohe Kortisolspiegel, den Fettabbau und das Regenerationsprogramm in den Zellen. Außerdem wird das Entspannungshormon Melantonin als Folge von Stress zu wenig gebildet und der regenerierende Schlaf kommt dann zu kurz. Also noch mehr Gründe, sich nicht zu ärgern – und vor allem nicht unter Stress zu essen!

Intervallfasten ist auch unter diesem Aspekt genial. Allein schon das Weglassen der ungesunden Snacks und das Genießen von 2–3 Mahlzeiten mit den dazugehörigen Ruhe(=Fasten-)zeiten wird Sie eindeutig stressresistenter machen. Frank Madeo sagt dazu, dass wir die Zahl der Mahlzeiten auf ein Minimum reduzieren sollen – denn die Zellen brauchen Zeit, sich zu reinigen. Diese Zeit fehlt, wenn der Körper als Reaktion auf Nahrung ständig Insulin ausschüttet.

Nützliches Protein BDNF

Neben dem Intervallfasten regen regelmäßiger Sport, Vitamin D und gesunde Ernährung die Produktion den Wachstumsfaktor BDNF im Hippocampus an, letzterer ist wesentlich an der Gedächtnisbildung beteiligt. Das Protein BDNF schützt Neuronen und Synapsen, stimuliert die Nervenneubildung und beeinflusst die Funktion des Langzeitgedächtnisses. Der Verzehr von Curcumin (in Kurkuma oder Curry), grünem Tee und Omega-3-Fettsäuren bietet weitere wunderbare Möglichkeiten, den Spiegel dieses Wachstumshormons zu erhöhen. Somit bessern sich die Konzentration und die Leistungsfähigkeit.

Lachen und freuen Sie sich

Wie oft haben Sie heute schon gelacht oder sich gefreut? Nicht aus Schadenfreude, sondern aus vollem Herzen. Kinder lachen ca. 80-mal am Tag. Erwachsene weniger als zehnmal.

Schauen Sie sich bei Gelegenheit ein Video von Vera Birkenbihl, der äußerst erfolgreichen Trainerpersönlichkeit, zum Thema „Lachen“ bzw. Humor an! Herrlich!!! Es bezieht sich auf die unmittelbare Beeinflussung, die die Psyche auf den Körper hat. Sie könnten in 15 Sekunden belastende Situationen einfach „weglachen“! Lachen ist gesund und Lachfalten sind hübscher als Krähenfüße oder Sorgenfalten.

In diesem Zusammenhang ist der Hinweis von Vera Birkenbihl auf Carlos Castaneda erwähnenswert. Er schrieb in „Reise nach Ixtlan“: „Der Tod sitzt immer auf Deiner linken Schulter. Wie ein Vogel, wir beachten ihn nur nicht. Wenn Du verwirrt bist oder unsicher, frage ihn. Er wird Dir einen guten Rat geben. Wenn wir wissen, dass wir nur noch ein paar Wochen zu leben haben, sollten wir uns fragen, ob es das wert ist, sich über die Sache/Situation noch so aufzuregen.“

Scannen Sie den QR-Code und entdecken Sie die Vorlesungen von Vera Birkenbihl online.

Meine Gedanken

Übungen zur Beruhigung in stressigen Phasen

ÜBUNG 1: Für einen Moment innehalten, tiefe Atemzüge machen und rückwärts von 10–0 zählen.

ÜBUNG 2: Bei der Einatmung 1–2–3–4 zählen, bei der Ausatmung 4–3–2–1.

ÜBUNG 3: Schultern runter! Zähne nicht zusammenbeißen und die Zunge locker ins Zungenbett legen.

ÜBUNG 4: Den Unterkiefer locker hängen lassen, ohne den Mund zu öffnen, und natürlich bleibt auch hier die Zunge im Zungenbett.

ÜBUNG 5: Die Schulter-Nacken-Muskulatur lösen: Ziehen Sie die Schultern so hoch Sie können, spannen Sie die Arme so kräftig wie möglich an, machen Sie eine Faust und jetzt noch eine Grimasse. Zählen Sie innerlich bis 3 und lassen Sie dann die Spannung schlagartig los.

ÜBUNG 6: Sich hüftbreit hinstellen und die Arme lockern hängen lassen. Drehen Sie langsam und dann immer schwungvoller den Oberkörper aus der Hüfte hin und her und werfen Sie den Stress von sich! Von mir aus schimpfen Sie innerlich wie ein Rohrspatz, und vielleicht müssen Sie dann spontan kichern.

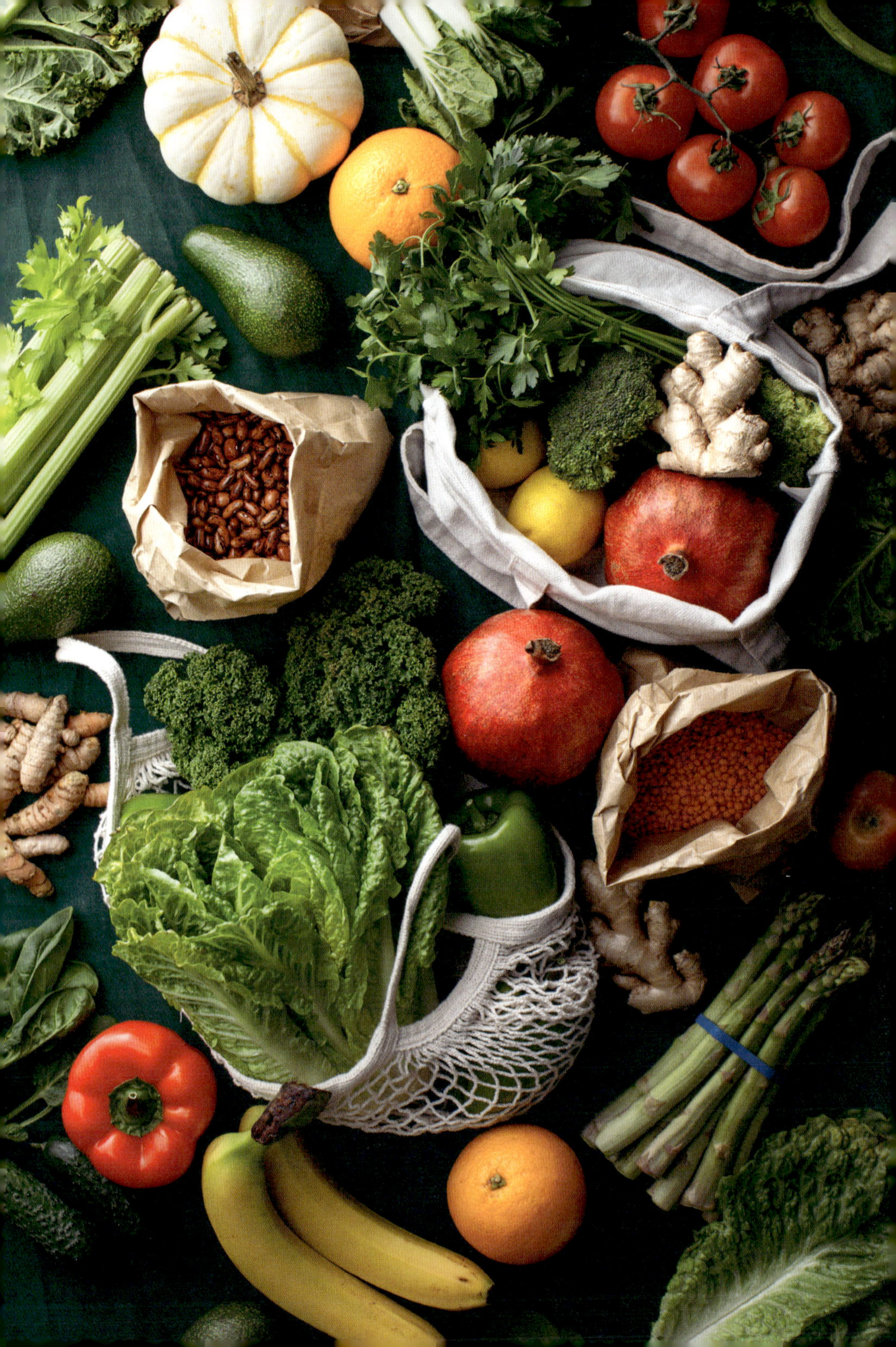

ACHTSAM LEBEN

GLÜCK UND GESUNDHEIT

Der (Glück-)Wunsch steht fast auf jeder Grußkarte, ob zu den Geburtstagen, Jubiläen oder dem Jahreswechsel! Aber was bedeutet für Sie Glück? Wann fühlen Sie sich glücklich? Wann jubelt Ihr Herz vor Glück? Ist Glück der Besitz von Geld und Statussymbolen? Arbeite ich viel, um mir dies leisten zu können? Verschiebe ich mein Glücklichsein, bis ich die Zeit dazu habe?

»

Da es sehr förderlich für die Gesundheit ist, habe ich beschlossen, glücklich zu sein.

VOLTAIRE

Was bedeutet es für Sie, gesund zu sein? Was empfinden Sie? Ist es für Sie selbstverständlich? Nehmen Sie Ihre körperlichen Signale wahr? Dimmen Sie Symptome mit Medikamenten oder verdrängen Sie diese und schieben damit eine Regeneration auf, bis Sie Zeit dafür haben?

Oftmals erkennt man sehr spät, was versäumt wurde.

Gesundheit ist der größte Reichtum. Liebe ist der wertvollste Schatz und Lachen ist die beste Medizin!

Werden Sie dankbarer und demütiger dafür, welches Wunder sich Tag für Tag in Ihnen abspielt und in welcher Zeit des Überflusses wir uns befinden. Sortieren Sie für sich aber nur heraus, was Sie wirklich schützt, pflegt und stärkt, und vermeiden Sie alles, was schwächt, lähmt oder krank macht.

STOFFWECHSEL

Stoffwechsel = Metabolismus, Biotransformation oder die Stoffwechselprozesse

Gemeint sind alle biochemischen Schritte, die in unserem Körper ablaufen. Ja, der Körper ist einfach wunderbar und perfekt konstruiert. Wir kennen bei Weitem noch nicht alle Geheimnisse, aber lernen immer neu dazu. Alles ist fein aufeinander abgestimmt, damit die Prozesse reibungslos ineinander übergehen können. Alle Stoffe, die wir aufnehmen, müssen verarbeitet werden, damit sie unseren Zellen zur Verfügung stehen bzw. aussortiert den Körper wieder verlassen. Unser Organismus kann unglaublich viel mit Hormonen und Enzymen umwandeln, braucht aber die richtigen Rohstoffe und auch die Zeit dafür! Der Stoffwechsel ist mehr als Verdauung. „Ich habe einen trägen Stoffwechsel“ bedeutet für viele, dass sie mit einer Verstopfung oder den Kilos kämpfen. Aber leider ist dies auch oft verknüpft mit dem Hang zur Bequemlichkeit!

»

Der Körper ist ein Geschenk, welches wir mit Liebe und Sorgfalt hüten sollten.

AUS DESIDERATA

Schauen wir uns die einzelnen Stoffwechselprozesse genauer an: Wir haben viele unterschiedliche Stoffwechselvorgänge im Körper, je einen für die Kohlenhydrate (Zucker), für Aminosäuren (Protein oder Eiweiß), für Lipide (Fette), für alle Mineralien und natürlich unsere „Verbrennungsmaschine“ in den Zellen (Citratstoffwechsel). Auch für die Synthese von Vitamin D haben wir einen Kreislauf. Wir nehmen diese Stoffe nicht nur über unseren wunderbaren Verdauungsschlauch (Magen-Darm-Trakt), sondern auch über die Atmung (Lunge) und Haut auf. Unser Immunsystem (80 % davon allein in der Darmschleimhaut) steht Wache, checkt dabei rund um die Uhr, was hineindarf und was sofort vernichtet werden muss! Wir haben aufbauende (anabole) und abbauende (katabole) Prozesse, die im Einklang stehen müssen.

STOFFWECHSEL ANKURBELN

Patienten stellen immer wieder die Frage: „Wie kann ich meinen Stoffwechsel anregen?" Während einer Beratung betonen sie, dass sie gar nicht viel essen. Sie können nicht verstehen, dass sie nicht abnehmen, bzw. haben Angst, wieder zuzunehmen. Sie leiden darunter und haben meist schon eine längere Diätkarriere hinter sich, durch die der Grundumsatz weiter gesenkt wurde, und die Frustration steigt mit den zunehmenden Kilos.

Wenn diese Ratsuchenden dann aber mal aufschreiben, was sie tatsächlich in einer normalen Woche gegessen und getrunken haben, kommen sie zum nächsten Treffen schon direkt mit dem Hinweis: „Ich glaube, ich habe da ein paar Übeltäter gefunden." Und das ist wichtig! Wenn sie sehen, was sie nebenbei so knabbern, fallen der Verzicht und die anschließende Umstellung oft sehr viel leichter. Wenn sie Butterbrot oder Alkohol notiert haben, wird dann nachgehakt, welcher Belag auf dem Brot war bzw. ob das Glas allein oder doch noch mit der Tüte Chips genossen wurde. Auf die Frage, was sich denn so als Snack in den Handtaschen, Handschuhfächern oder Schreibtischschubladen befindet, enttarnen wir noch die eine oder andere Kalorienfalle.

Sie wissen natürlich, dass dies sogenannte leere Kalorien sind. Sie liefern zwar jede Menge davon, aber der Körper kann nicht viel mehr damit anfangen, außer sie als Speck einzubauen. Ein gewisser Fettanteil im Körper ist zwar lebensnotwendig, aber in Maßen und nicht in Massen. Wir haben Baufett, das wir als Schutzpolster unbedingt brauchen, und leider auch den Bauchspeck. Das ist eine träge, gesundheitsbelastende und organschädigende Substanz, die Sie lieber heute als morgen loswerden sollten. Nehmen Sie doch mal ein Maßband und legen Sie dieses um Ihre Taille, knapp oberhalb des Bauchnabels: Wieviel ist medizinisch noch im Rahmen?

Bauchumfang: Ein erhöhtes Risiko diverser Erkrankungen besteht bei Frauen ab 88 cm und bei Männern über 102 cm. Anzustreben sind bei Frauen weniger als 80 cm und bei Männern weniger als 94 cm.

Leider ist der Speck – auch viszerales Bauchfett genannt – gesundheitlich sehr bedenklich. Nicht nur, dass hier Organverfettungen mit Leistungsminderungen stattfinden, auch das Herz-Kreislauf-System gerät zunehmend unter Druck, das Risiko für Herzinfarkt, Schlaganfall, Diabetes oder sogar Krebserkrankung steigt. Das Bauchfett kann als Drüse schwer kontrollierbare Prozesse im Körper auslösen. So stimuliert es die Ausschüttung von Botenstoffen (Zytokinen), die Entzündungsreaktionen im Blut ansteigen lassen und über den ganzen Körper verteilen. Es entstehen sogenannte stille Entzündungen (Silent Inflammation), die für Körper, Geist und Seele äußerst belastend sind. Nicht nur das Übergewicht, sondern auch das Rauchen, der Verzehr von Junk Food, Stress und Bewegungsmangel sind für das Entstehen der Entzündungsvorgänge verantwortlich.

Durch die Umstellung auf das Intervallfasten, am besten mit der Umsetzung einer gesunderen Lebensweise, können Sie nun effektiv Ihren Stoffwechsel unterstützen, um in Ihr Wohlgefühl zu kommen! Von Woche zu Woche können Sie die lästigen Speckpolster verringern und Ihren Gesundheitszielen näherkommen.

Parallel dazu fördern Sie Ihr „Rundum"-Wohlbefinden und kommen gleichzeitig weg vom Diätmarathon, denn Diäten bremsen den Stoffwechsel aus. Verzichten Sie weitestgehend auf die üblichen Dickmacher und genießen Sie alle Makro- und Mikronährstoffe, die Sie in der Vollwertküche finden! Damit dann auch der

Jo-Jo-Effekt nicht wieder zuschnappt, müssen Sie Ihren Grundumsatz erhöhen und in einen höheren Energiestoffwechsel kommen!

Dies erreichen Sie
- durch Bewegung und
- veränderten Input (Zufuhr)

GRUNDUMSATZ

Der Grundumsatz ist abhängig von Geschlecht, Alter, Körpergröße und Muskelmasse. Jeder Mensch verbraucht also unterschiedlich viel Energie, um die lebensnotwendigen Körperfunktionen zu erhalten. Ein 50-jähriger Mann verbraucht ca. 1.500 kcal pro Tag, eine gleichaltrige Frau nur ca. 1.300 kcal. Aber die gute Nachricht lautet: Jeder kann den Energiestoffwechsel in Ruhe erhöhen, indem der Bewegungsumfang u. a. durch Sport, aber auch Alltagstätigkeiten gesteigert wird. Muskelmasse verbraucht in Ruhe mehr Energie als Fett. Fett ist ein Energiespender und die Muskulatur einer der „Diebe“ des Specks.

ENERGIESTOFFWECHSEL

Erhöhen Sie Ihren Bewegungsumfang! Stärken Sie nicht nur Ihre Ausdauer, sondern auch Ihre Kraft und Beweglichkeit. Kurbeln Sie Ihren Stoffwechsel und Ihre Herzfrequenz an. Stellen Sie sich dabei vor, wie das Blut den Sauerstoff und alle Nährstoffe flott in Ihre Zellen bringt. Diese jubeln vor Freude und erhöhen Ihre Glücksgefühle. Gleichzeitig verlassen alle Sorgen, der Alltagsstress und die Giftstoffe Ihren Körper. Halten Sie es mit der Kneippschen Empfehlung und genießen Sie es, zu schwitzen und auch mal aus der Puste zu kommen!

Nützlich sind
- Ausdauersportarten wie Walken, Joggen, Schwimmen, Radfahren, Tanzen, Aerobic usw.
- Regelmäßiges Gewichtstraining, Intervalltraining wie HighIntensive Training in diversen Varianten
- Yoga und Pilates

Näheres dazu in den folgenden Kapiteln.

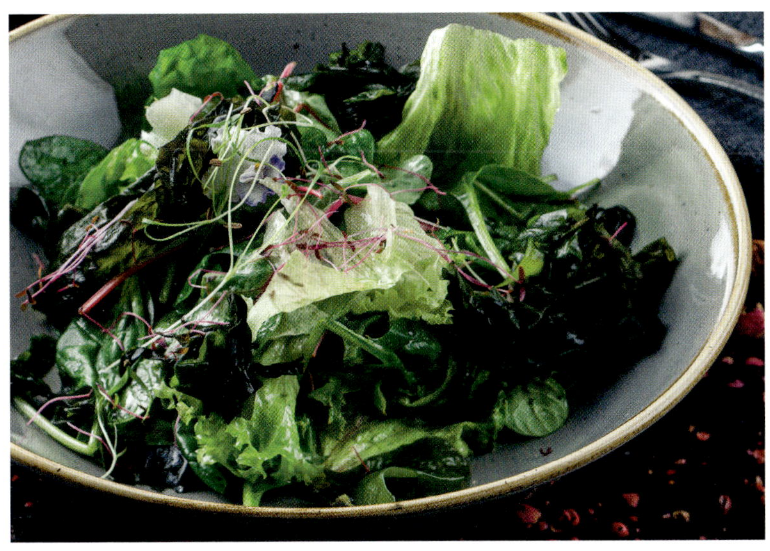

KALORIENBEDARF

Um Verbrauch in Ruhe (= Grundumsatz) und in Bewegung (= Energiestoffwechsel) zu berechnen, wurde die Kalorie oder auch Kilojoule als Wärmeeinheit benannt. Aber wer ist schon ein Freund des Kalorienzählens (Sie wissen ja – das sind die kleinen Biester, die nachts im Kleiderschrank die Kleidung enger machen!), und wie viele Kalorien brauche ich denn? Diese Frage wird oft gestellt und lässt sich pauschal nicht beantworten!

Die Menge ist abhängig von Geschlecht, Größe, Gewicht, Alter, Bewegungsumfang und sportlicher Tätigkeit. Es gibt diverse Uhren, die als Fitness-Tracker bei der Bestimmung helfen. Aber 1 Kalorie ist nicht gleich 1 Kalorie. Während gerade Süßigkeiten in Verdacht stehen, als lästige Pfunde direkt auf die Hüfte getackert zu werden, gilt dies für Nüsse (pur und ungesalzen) in dieser Form nicht. Das Schöne ist, dass gerade Blattsalate und Gemüse sehr kalorienarm sind, aber dafür sehr viele Nährstoffe und sättigende Ballaststoffe haben. Wenn Sie daher Ihre Ernährung umstellen und dabei die klassischen Genussmittel reduzieren sowie mehr Sport treiben, brauchen Sie auch keine Kalorien zählen.

Auf der Seite https://www.stiftung-gesundheitswissen.de/gesundes-leben/ernaehrung-lebensweise/wie-viele-kalorien-braucht-man-am-tag finden Sie eine sehr gute Übersicht und Berechnungsgrundlage für Ihren Kalorienbedarf. Die Seite https://www.apotheken-umschau.de/kalorienrechner bietet Ihnen die Möglichkeit, Ihren täglichen Kalorienbedarf individuell nach Ihren Aktivitäten zu berechnen.

HORMONSTOFFWECHSEL BEIM FASTEN

Anfangs steht der Körper unter Stress, da er auf seine Reserven zurückgreifen muss. Es erhöhen sich dadurch zunächst Cortisol, Adrenalin, Noradrenalin, aber auch Dopamin. Im Anschluss normalisieren sich diese Hormone aber wieder.

Zusammenfassung

Die Vorteile des Intervallfastens in Kombination mit einer gesunden Lebensweise, bestehend aus vollwertiger Ernährung, Entspannung und Bewegung, sind folgende:

- Gewichtsregulierung
- Freie Radikale und glykierte Proteine (AGEs), jeweils enthalten in Zucker, Transfetten und v. a. tierischem Eiweiß, werden weniger aufgenommen. Dadurch senken sich alterungsbedingte Verschleißerscheinungen und daraus folgende Erkrankungen wie Diabetes mellitus Typ 2, Bluthochdruck, Fettleibigkeit, Krebs, Arthrose, Demenz usw.
- Das Herz, die Blutgefäße, das Lymph- und Fasziensystem werden entlastet
- Entzündungswerte (Silent Inflammation) werden gesenkt und dadurch der gesamte Organismus geschont
- Stärkung des Immunsystems und der Infektabwehr durch eine bessere Darmflora
- Regulation des Hormonsystems: Adrenalin, Cortisol und Insulin werden angepasst an den Verbrauch gebildet. Der Stressspiegel sinkt und harmonisiert sich
- Die Schlafqualität verbessert sich, dadurch folgen eine geänderte Ausgeglichenheit und Leistungsfähigkeit
- Glückshormone werden vermehrt ausgeschüttet und mindern das Verlangen nach süchtig machenden Substanzen wie Zucker oder Alkohol
- Hormone wie DHEA, Wachstumshormone (HGH), Serotonin, Melatonin, Östrogene, Gestagene und Androgene gelten als verjüngend und werden in ihrer Produktion und ihrem Verbrauch reguliert, Beschwerden während der Wechseljahre bzw. Midlife-Crisis werden gemindert
- Körperfett zu reduzieren, erhöht das Leptin, das Sättigungsgefühl und der HGH-(Anti-Aging)-Spiegel steigen

UNSERE SELBSTHILFE-MECHANISMEN

Jetzt geht's ans „Eingemachte“ – Fachwissen kompakt! Keine Angst. Sie müssen keinen Test am Ende des Buches schreiben, aber Sie werden mit Wissen glänzen können und hoffentlich noch motivierter an die Umsetzung gehen. Wenn Sie Ihre neuen Erkenntnisse vorleben, regt Ihr Vorbild vielleicht zum Mitmachen beim Intervallfasten an. Wenn aber im Freundes- oder Familienkreis Ihr Vorschlag nicht gut ankommt, dann machen Sie es zunächst für sich selbst! Vielleicht gibt es aber in Ihrem Umfeld auch Menschen, die bereits Erfahrung mit dem Intervallfasten haben und mit denen Sie sich austauschen können!

»

Kümmere dich um deinen Körper! Es ist der einzige Ort, den du zum Leben hast.

JIM ROHN

Nun zu den Fachbegriffen und den wunderbaren Heilungsmechanismen, die wir in uns tragen:

- Ketose
- Autophagie
- Spermidin
- Sirtuine
- Polyphenole
- Antioxidantien
- Freie Radikale

Wie viel isst jeder Deutsche im Jahr? Das statistische Jahrbuch 2019 liefert u. a. diese Zahlen (darin enthalten sind noch nicht die Fertigprodukte aus der Tiefkühltruhe):

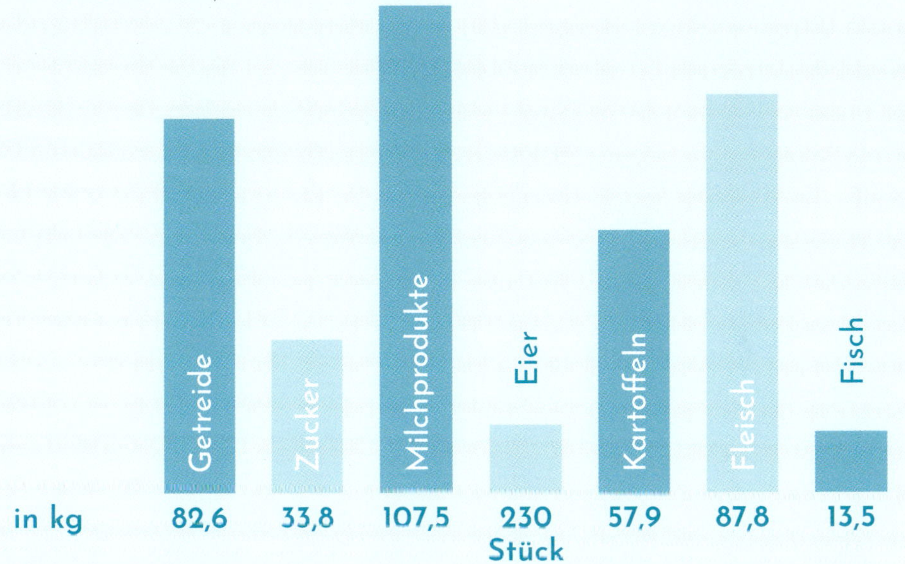

Außerdem schaut er jeden Tag mehr als dreieinhalb Stunden fern, raucht 996 Zigaretten pro Jahr und verbringt viel Zeit im Internet. Für Sport und soziale Kontakte lässt er sich immerhin je eine Stunde Zeit am Tag.

KETOSE – DER INNERE „KANNIBALISMUS"

Normalerweise nehmen wir täglich die Makronährstoffe Kohlehydrate, Fette und Eiweiße auf. Der Körper verarbeitet sie im Magen-Darm-Trakt und alles, was zu viel ist, wird für später eingespeichert – eine phänomenale Leistung, die rund um die Uhr vollzogen wird.

In erster Linie versucht der Körper, alle Stoffwechselvorgänge aufrechtzuerhalten und bezieht die Energie aus den Kohlenhydraten. Wenn die Zufuhr nun für längere Zeit nicht erfolgt, muss er „ans Eingemachte". Dieser Fettstoffwechsel, die Ketose, setzt in der Regel schon in der Nacht ein. Je nachdem wie spät bzw. viel Sie gegessen haben, wie sportlich Sie unterwegs sind oder grundsätzlich Ihr Körper Energie verbrennt, kommen Sie früher oder später in die Ketose. Sie könnten nun Ihrem Körper einen riesigen Gefallen tun und ihn bei den Entgiftungs- und Fastenprozessen unterstützen, indem Sie das „Fastenbrechen“, d. h. das Frühstücken, hinausschieben. Je länger Sie dies tun, desto dankbarer werden Ihnen der Körper und auch der Geist sein. Esspausen, die länger als 12 Stunden dauern, erhöhen den Vorgang. Denn dieser Prozess erhöht auch die Zellreinigung, also die Autophagie.

Der Körper lebt während der andauernden Esspause aus sich selbst bzw. seinen Ketonkörpern. Damit hat er genügend Kraft zur Verfügung und meist steigert dieser Zustand auch die geistige Produktivität, Kreativität und Motivation. Denn auch das hat uns die Genetik mitgegeben: Hätten wir uns in Hungerphasen maulig in die Höhle verkrochen, wären wir wohl verhungert. Wir mussten uns motivieren, draußen nach Nahrung zu suchen, und haben uns zudem Gedanken gemacht, wie wir es uns zukünftig leichter machen könnten.

AUTOPHAGIE – DER INNERE RECYCLINGPROZESS

Im Jahr 2016 gab es den Nobelpreis der Medizin für etwas, was in der Naturheilkunde schon lange beobachtet wird. Seit Jahrhunderten bereits wird das Fasten zur Reinigung, Entgiftung und Entschlackung sowie auch präventiv empfohlen. Damit sind immer hervorragende Ergebnisse erzielt worden. Die Menschen haben sich viel wohler in ihrem Körper gefühlt und waren nach ein bis zwei Wochen Heilfasten quasi „wie neugeboren“. Bei Schlacken wurde aber seitens der Medizin gern die Nase gerümpft. „So etwas gibt’s nicht“, wurde argumentiert. Nun haben Wissenschaftler die zelleigene Reinigung, also die Autophagozytose bzw. die Autophagie, beweisen können. 2016 hat der Japaner Yoshinori Ohsumi mit seinem Team dafür den Nobelpreis erhalten und an dem Thema wird weiter geforscht.

Wie funktioniert Autophagie genau? Kann sie noch weiter unterstützt werden? Ab wann setzt dieser Prozess ein? Grob gesagt, immer dann, wenn der Körper kein Insulin ausschütten muss.

Primär waren es Tests im Labor mit Hefezellen und Mäusen. Klinisch wurde und wird jetzt sehr intensiv geforscht! Klar ist: Die innere Zellreinigung läuft automatisch ab, wenn die Zelle keine weitere Zufuhr an Nährstoffen erhält, die sie wieder verarbeiten muss.

Stellen Sie sich Folgendes vor: In Ihrem Job erreicht Sie mal längere Zeit weder digitale noch echte Post. Keiner fragt Sie irgendetwas, das Telefon bleibt still, keine SMS oder andere Nachrichten. Sie können in Ruhe abarbeiten, was zu erledigen ist. Und dann können Sie beginnen, den PC zu entmüllen, die Tastatur auszuschütteln, die Schubladen auszumisten, den Tisch zu entrümpeln, alles zu putzen und nur das wirklich Wichtige zu behalten. Alles Alte wird entsorgt – auch mental fällt der Druck ab! Fantastisch – oder? Und wenn dann wieder etwas reinkommt, haben Sie dies ganz fix erledigt und den Kopf schnell wieder frei für Neues!

Das ist die Autophagie! Wenn eine Körperzelle ständig abgehalten wird, sich zu reinigen, häuft sich Zellmüll an. Durch die Zeit des Fastens bekommt sie ihre „Auszeit“ und kann alte Bestandteile, meist fehlgefaltete Proteine, auseinanderbauen, auch weitere belastende Stoffe entfernen (= fressen = phagozytieren) und sogar recyceln und daraus neue und bessere Eiweißstrukturen basteln.

Ich finde es genial und staune immer wieder, dass es so einfach ist, meine Gesundheit zu unterstützen, nur weil ich etwas länger bis zur nächsten Mahlzeit warte: Der Körper wird fitter, Organe, Bindegewebe, Muskulatur, Gelenk- und Knochenstrukturen, das gesamte Immunsystem, das Gehirn – alles profitiert von diesem Phänomen, das wir schon seit Urzeiten in uns tragen!

Heutzutage wird der Körper oft überfüttert und die Verlockungen sind ja auch riesig. Die dadurch entstehenden Wohlstandserkrankungen, wie Gicht, Herz-Kreislauf-Probleme (Bluthochdruck, Arteriosklerose bis hin zu Schlaganfall und Herzinfarkt), Diabetes Typ 2, funktionelle Störungen der Gelenke (Arthrose), des Darms (Reizdarm bis Morbus Crohn), der (Fett-)Leber und der Schilddrüse (Unterfunktion) belasten enorm.

Durch eine Umstellung auf das Intervallfasten wurde in vielen klinischen Studien (u. a. in der Berliner Universitätsklinik „Charité") die hohe Wirksamkeit des Fastens gegen diese Erkrankungen bewiesen. Sogar bei Multipler Sklerose, Fibromyalgie und Krebserkrankungen sind vielversprechende Ergebnisse zu verzeichnen. Die Patienten fühlen sich schmerzfreier, beweglicher und kräftiger.

Sport und viel Bewegung im Alltag erhöhen ebenfalls die Autophagie, da der Körper ja von den Ketonen leben und sich im Anschluss regenerieren muss. Viele verlängern diese „Reparaturzeit", indem sie erst ca. 2 Stunden nach dem Sport essen.

SPERMIDIN

Es gibt noch weitere Unterstützer für die Zellreinigung, Verjüngung und Regeneration. Spermidin ist eine körpereigene Eiweißverbindung, die in jeder Körperzelle enthalten ist und im Darm produziert wird, was auch bedeutet, dass eine intakte Darmflora dafür sehr wichtig ist. Wer sich mehr bewegt, hat mehr Spermidin als der Couch-Potato. Leider nimmt die Produktion mit dem Alter ab, dadurch verschlackt eine Zelle stärker und degenerative Prozesse können ihren Lauf nehmen. Ein Mangel an Spermidin erschwert der Zelle die Autophagie und erhöht die Infektanfälligkeit.

Neueste Studien zeigen antivirale und lebensverlängernde Eigenschaften, aber die Forschung in Richtung einer medikamentösen Anwendbarkeit steckt noch in den Anfängen und die Frage nach der richtigen Dosierung ist noch nicht geklärt.

Natürlich gibt es mittlerweile auch schon Nahrungsergänzungsmittel. Doch ich favorisiere nach wie vor die Sichtweise „Nahrungsmittel sind Heilmittel" und umgekehrt.

Ergänzen Sie Ihren Speiseplan um **spermidinhaltige Lebensmittel** und erhalten Sie zudem wertvolle Ballaststoffe, die u. a. die Darmflora unterstützen, um das Spermidin zu bilden.

Weizenkeime haben den bislang höchsten Wert. Diese ergänzen sich gut zu den Mahlzeiten, sollten aber vor dem Genuss länger eingeweicht oder auch mitgekocht werden. Sie enthalten Lektine, die nicht jeder Darm gut vertragen kann. Es gibt Weizenkeime auch fermentiert, diese können Sie einfach über Ihr Müsli oder den Nachtisch streuen. Auch **Soja** enthält viel Spermidin, allerdings eher die fermentierte Variante (z. B. Tempeh). **Brokkoli, Pilze, Grapefruit, rote Trauben, Mango, Apfel, Birne, grüne Bohnen** und **Erbsen** sowie **Kichererbsen** (z. B. Hummus, Falafel), **Linsen** liefern Spermidin. Auch in tierischen Produkten wie **gereifter Käse** (Cheddar oder Brie) und **Hühnerbrust** findet sich dieses Polyamin.

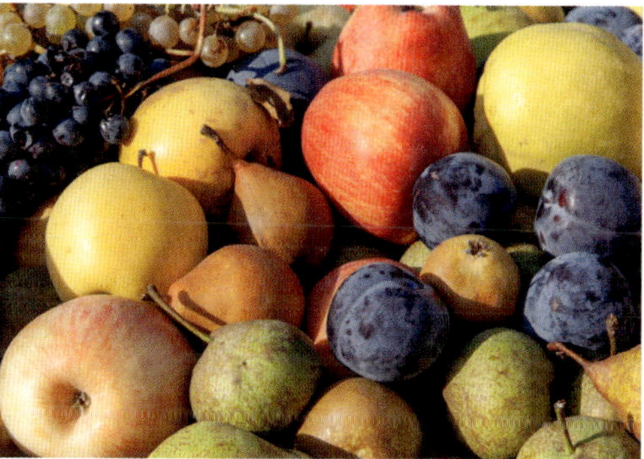

Es ist nicht so schwer, sich täglich eine weitere Portion Gesundheit zuzuführen, oder?

SIRTUINE

Jede Körperzelle beinhaltet dieses Enzym, das als „Schlankheits-Gen" fungiert und auch den Alterungsprozess verlangsamt. Wenn eine Zelle Stress hat, wird dieses Enzym aktiviert. Tatsächlich bedeutet Stress für die Körperzelle eher Fasten oder Sport und nicht stundenlanges Stehen/Sitzen oder Termin- und Leistungsdruck.

Sirtuine werden vermehrt bei leerem Magen produziert – es lebe das Intervallfasten mit seinen Esspausen! Kombinieren Sie daher Ihre Mahlzeiten mit vielen Lebensmitteln, die Sirtuine aktivieren:

- **Gemüse:** Brokkoli, Grünkohl, Radicchio, Zwiebeln, Pak Choi, Spargel, Artischocken, Sellerie, Zwiebeln
- **Obst:** Äpfel, blaue Pflaumen und Trauben, alle Beeren, Goji

- **Nüsse & Saaten:** Erdnüsse, Walnüsse, Chiasamen, Pistazien
- **Getreide:** Buchweizen, Mais, Vollkornmehl und Quinoa
- **Hülsenfrüchte:** dicke Bohnen, grüne und weiße Bohnen, Sojaprodukte
- **Kräuter & Gewürze:** Brunnenkresse, Kurkuma, Dill, Petersilie, Chili, Ingwer, Minze, Schnittlauch, Kapern, Liebstöckel
- **Kaffee,** schwarzer, weißer, grüner **Tee, Kakao** (85 % Schokolade), **Rotwein**

OXIDATIVER STRESS – FREIE RADIKALE – ANTIOXIDATION

Der Organismus baut tagtäglich etwas auf und ab. Und in einem solchen Prozess entstehen freie Radikale, die er normalerweise mit Mineralien, Spurenelementen, Vitaminen, sekundären Pflanzenstoffen, essenziellen Fett- und Aminosäuren auch wieder abbauen kann. Freie Radikale sind nicht nur „schlecht", sondern unterstützen das Immunsystem, zerstören Viren und gefährliche Bakterien. Jetzt kommt aber wieder unsere heutige Lebensweise dazu:

- UV-Strahlen
- Rauchen
- Alkohol
- Medikamente
- Schwermetalle
- Pestizide
- chronische Entzündungen
- Dauerstress

Durch diese Faktoren entstehen im Stoffwechsel vermehrt freie Radikale. Es handelt sich hierbei um instabile Sauerstoffverbindungen, denen ein Elektron fehlt. Damit sie nicht zugrunde gehen, entreißen sie anderen Zellstrukturen (z. B. der Zellmembran oder einem Protein) einfach ein Elektron. Ist der Anteil an Sauerstoffradikalen zu hoch, entsteht oxidativer Stress: Das bestohlene Molekül sucht sich selbst ein Elektron und nun, wenn nicht gegengesteuert wird, setzt ein „Dominoeffekt" an Zellschädigung ein:

- Die Zelle altert vorzeitig und stirbt früher
- DNA-Schäden mit unkontrollierter Zellteilung (Entstehung von Krebszellen)

Freie Radikale begünstigen auch die Entstehung von Krankheiten:

- Arteriosklerose, Venenschwäche, Krampfadern
- Bluthochdruck
- Augenleiden mit reduzierter Sehkraft
- Konzentrationsstörungen, Demenz, Schlaganfall
- Wundheilungsstörungen
- Gelenkbeschwerden
- Arthritis
- Infektanfälligkeit
- Müdigkeit

Der Körper versucht, dies mithilfe von Radikalfängern (Antioxidantien) zu bekämpfen, indem sie ein Elektron opfern, aber nicht selbst zu einem Radikalen werden und somit die Zellen schützen.

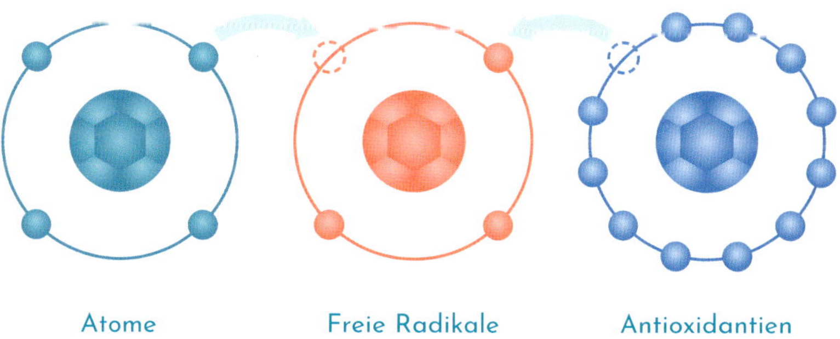

Nahrungsmittel sind Heilmittel

Genießen Sie „antioxidativ" mit vielen Vitaminen und sekundären Pflanzenstoffen, die Sie in Obst und Gemüse finden. Sie kennen sicher Begriffe wie Flavonoide (z. B. enthalten in Zitrusfrüchten, Leinsamen, Soja, Paprika, Grüntee, Kakao, roten Trauben), Ca-

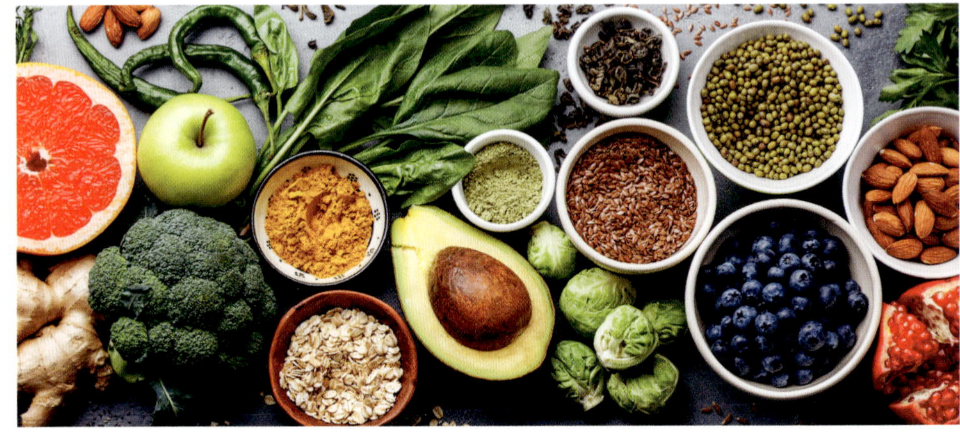

rotinoide (z. B. Karotten, Grünkohl, Wirsing, Tomaten, Paprika, Orangen) und Polyphenole (z. B. in Granatapfel, Zistrosentee, Beeren, Ananas, Linsen, Nüssen, Rotwein).

Essen Sie bunt!!!

Lassen Sie Ihren Blick in den Gemüseregalen oder Marktständen schweifen und greifen Sie zu. Ob rot, blau, gelb, violett – die natürlichen Farbstoffe sind Schutzstoffe und sollen antikanzerogene Wirkung haben. Lassen Sie es nicht zu, dass freie Radikale Ihren Körper schädigen – achten Sie aber auch hier bitte auf Bioqualität.

GLÜCKSHORMONE

Steigern Sie Ihre Lebensfreude, essen Sie sich glücklich, werden Sie konzentrierter und zeigen Sie dem Stress die kalte Schulter. Bewegung, Belohnung und schönes Wetter regen die Bildung der Glückshormone an.

Vitamin D unterstützt die gute Laune. Es wird über die Sonneneinstrahlung (UV-B) und unsere Haut produziert. Also auch in den dunklen Monaten raus an die frische Luft und Sonne an die Haut lassen! Das erhöht die Produktion der Endorphine, hellt die Stimmung auf und wir fühlen uns deutlich erfrischter.

Für die Bildung der Stimmungshormone braucht der Körper aber auch noch weitere Rohstoffe. Aminosäuren, die Bausteine von Proteinen (Eiweiß) sind oft essenziell, d. h., sie müssen über die Nahrung zugeführt werden. Das gilt auch für L-Tyrosin und Tryptophan – nicht nur für eine gesunde Schilddrüse, Stresstoleranz und mehr Motivation, sondern auch für die Herstellung der Glückshormone Dopamin und Serotonin.

Dopamin ist für unsere positive Stimmung wichtig und die vorher genannten Maßnahmen unterstützen eine ausreichende Bildung. Ein Mangel regt den Appetit an, fördert depressive Stimmung, Mutlosigkeit und kann sogar aggressiv machen. Tatsächlich haben die meisten Menschen in den kalten, dunklen Wintermonaten größeres Verlangen auf Belohnung durch Essen, was dann mit einer Dopaminausschüttung im Gehirn einhergeht.

Tryptophan brauchen wir auch, um unser Schlafhormon Melatonin zu bilden. Dieses unterstützt ebenso die positive Stimmung, fängt freie Radikale und wirkt somit antioxidativ. Es gilt als Anti-Aging-Hormon, schützt die Zellen und das Immunsystem.

Jenseits von Süßigkeiten gibt es andere Lebensmittel, die ganzjährig für gute Laune, bessere Konzentration und erholsameren Schlaf sorgen und sogar Einfluss auf den Blutdruck haben. Sie sollten Ihren Melatonin-, Dopamin- und Serotinspiegel unterstützen und folgende Lebensmittel auf Ihrem Speisezettel haben:

- Bananen
- Feigen
- Datteln
- Hafer
- Spinat
- Rote Bete
- Süßkartoffeln
- Kichererbsen
- fettreichen Fisch (Lachs, Makrele)
- Schokolade (aber erst ab 70 % Kakaoanteil)
- Geflügel in Bioqualität
- Cashewnüsse
- Eier in Bioqualität
- Mandeln

WIR MÜSSEN BESSER TRINKEN

Damit sind nicht Alkohol, Fruchtsaft oder Kaffee gemeint, sondern natürlich Wasser! Unsere Zellen, Muskeln, Organe, Gelenke, Sehnen, Bänder, Bandscheiben und sogar Knochen, alles besteht zu großen Teilen aus Wasser. Es ist lebensnotwendig, im Laufe des Tages ausreichend Wasser zu trinken, damit unser Organismus richtig arbeiten kann. Unsere Lymphe und die Blutbahnen bezeichnet man auch als fließendes Gewebe! Um zu funktionieren, d. h., um z. B. wichtige aufgenommene Vitalstoffe im Körper zu verteilen und u. a. Gifte, die wir nicht mehr benötigen, auszuscheiden, müssen diese Transportmittel in ausreichender Menge zur Verfügung stehen.

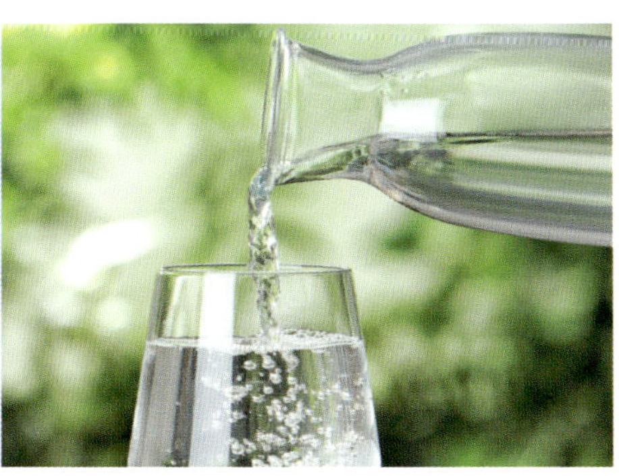

Haut und Bindegewebe werden straffer, feiner und glatter, wenn alles rund läuft. Das Fasziengewebe wird elastischer und es steigert sich das Wohlbefinden, wenn alles schmerzfrei funktioniert. Man sollte sich ganz einfach angewöhnen, täglich ca. 1,5–2 Liter Wasser zu trinken. Viele merken dann, dass sie sich vitaler fühlen, konzentrierter arbeiten können und seltener mit Kopf- oder Rückenschmerzen zu tun haben. Wer Sport treibt, erhöht natürlich die Menge. Als Richtwert gilt hier, pro ¼ Stunde Sport ¼ Liter zusätzlich zu trinken.

Im Sommer fällt das Trinken meist leichter, aber in den kalten Monaten senkt sich häufig der Konsum. Bitte bleiben Sie konsequent dabei, denn durch die Atemluft verlieren wir auch in der kalten Jahreszeit sehr viel Flüssigkeit.

Beachten Sie einfach im Laufe des Tages die Farbe Ihres Urins. Etwas dunklerer Morgenurin ist normal, aber im Tagesverlauf sollte er immer heller werden. Hierdurch können Sie feststellen, ob die Trinkmenge ausreicht und ob Ihre zugeführten Lebensmittel eventuell zu „sauer“ sind.

Ihre Nieren sind wahre Wunderwerke. Sie filtern Ihr Blut und erstellen damit pro Tag ca. 170 Liter Primärharn. Dieser wird dann in weiteren Schritten konzentriert, wertvolle Mineralien werden resorbiert und so scheiden Sie täglich ca. 1–2 Liter Urin aus. Enthalten sind darin auch Abbauprodukte von dem, was verzehrt und verstoffwechselt wurde. Bei einem Konsum von vielen tierischen und säurebildenden Produkten (v. a. Fleisch und Fisch), überwürzten Fertiggerichten und Alkohol erhöhen sich Harnsäure und Harnstoffwerte stärker, als wenn sie überwiegend basische Pflanzenkost verzehren. Nebenprodukte der sauren Ernährungsweise können sich mit der Zeit sehr schmerzhaft als Nierensteine, Gicht, Gelenk-, Muskel- und Kopfschmerzen bemerkbar machen. Aber die Nieren können noch mehr! Sie kontrollieren Ihren Blutdruck, wollen diesen stets für Sie im Top-Bereich halten und sie helfen bei der Blutbildung. Gönnen Sie Ihren Nieren deshalb genügend Flüssigkeit, aber auch Auszeiten, d. h., trinken Sie nicht schlagartig Getränke auf „ex“, sondern verteilen Sie die Trinkmenge gut. Zwei Stunden vor dem Zubettgehen am besten nichts mehr trinken, dann schlafen Sie besser und müssen nachts nicht „raus“.

Trainieren Sie Ihre Blasen- und Beckenbodenmuskulatur! Das ist nicht schwer und in Ihren Alltag leicht einzubauen: im Sitzen, Stehen oder Liegen oft die Schließ- und Gesäßmuskulatur fest anspannen – halten – entspannen. Im Sitzen zusätzlich beim Ausatmen die Beine anheben, beim Einatmen absetzen. Yoga und Pilates sind ebenfalls ein perfektes Training. Hier lernen Sie „nebenbei“, Ihre Mitte zu beachten und gezielt zu trainieren.

Die Blasenmuskulatur muss sich vielleicht an eine erhöhte Trinkmenge gewöhnen. Versuchen Sie, nicht immer „vorsorglich“ auf die Toilette zu gehen oder nachts nicht bei jedem kleinen Drang den Schlaf zu unterbrechen, um sie so zu stärken. Außerdem lieben Ihre Nieren es warm. „Kind, zieh Dir was drunter! Die Nieren wollen es kuschelig“, sagte meine Mutter, wenn mein Outfit etwas luftiger war, und sie hatte recht! Nicht umsonst sind die Nieren in ein Fettpolster eingebaut, das nicht schwinden darf.

In der Naturheilkunde gelten die Füße auch als die dritten Nieren. Somit sind auch diese trocken und warm zu halten. Fußbäder, am besten mit Basensalz wie Natron, sind nicht nur entspannend für die Fußmuskulatur – auch der untere Rücken wird Sie dafür lieben. Der Fuß- und Nagelpilz hingegen mag so eine Behandlung gar nicht. Gerade in den Phasen, in denen die Füße fast permanent in Schuhwerk feststecken, es feucht und warm ist, breitet sich dieser Miesepeter gerne aus. Somit können Sie mit den Fußbädern die Behandlung gegen den Störenfried wunderbar unterstützen sowie präventiv davor schützen.

Sie kennen Ihren Tagesablauf am besten. Beobachten Sie sich, wann Sie z. B. zu wenig trinken und deshalb vielleicht Snacks oder Ihr Käffchen brauchen. Stattdessen stellen Sie Ihre Trinkflaschen rechtzeitig bereit. Warme Getränke sättigen viel mehr als gekühlte. Nutzen Sie hübsche Gläser, Becher oder Tassen, das steigert den Genuss!

Ein **großes Glas warmes (am besten abgekochtes) Wasser** ist für Ihren Start in den Tag am besten. Dies regt den Stoffwechsel ungemein an und damit tun Sie nicht nur Ihrer Verdauung einen ganz großen Gefallen. Im Netz finden sich so manche Tipps, um die morgendliche Entgiftungsbereitschaft zusätzlich anzukurbeln: Kurkuma, Apfelessig, Sole oder gar „Detox-Cocktails“. Ich werde auf verschiedene Helferlein in der Naturheilkunde noch eingehen. Probieren Sie diese bitte aber erst aus, wenn Sie sich schon länger mit der Thematik beschäftigt haben.

Ungesüßte **Kräuter-, Gewürz- oder Früchtetees** bringen Abwechslung in den Trinkgenuss. Das Angebot ist riesig. Achten Sie aber bitte immer auf Bioqualität, denn damit mindern Sie das Risiko, Schadstoffe aufzunehmen.

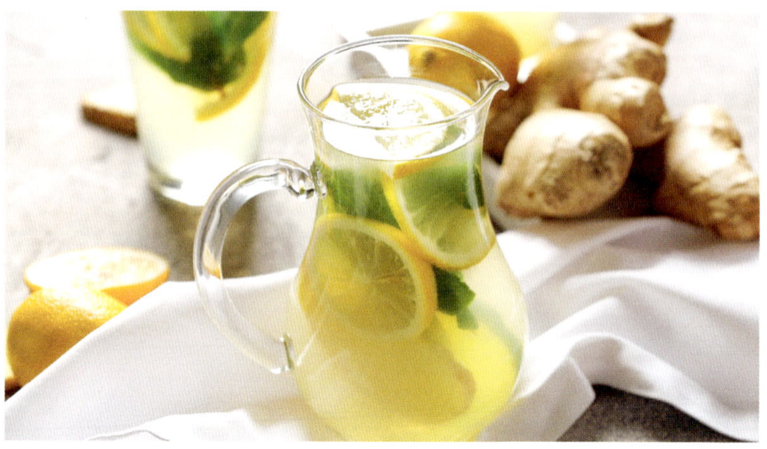

Sogenanntes **Infused Water** ist eine nicht nur optisch hübsche, sondern auch sehr kalorienarme Erfrischung: Wer es spritzig mag, nimmt 1–2 Scheiben Zitrone mit Minze/Brennessel, oder lieber wärmend, dann 1–2 Scheiben Orangen und Zimt, oder eher magenfreundlich, dann eine halbe Fenchelknolle und Sternanis – einfach mit abgekochtem Wasser aufgießen, fertig! Wer es feuriger mag, nimmt noch zusätzlich Ingwerscheiben und/oder Chilischoten. Das heizt den Stoffwechsel so richtig an. Spüren Sie in sich hinein! In den warmen Monaten brühe ich persönlich nur eine kleinere Menge auf und ergänze dann mit kaltem Wasser und Eis.

Sollten Sie Sodbrennen entwickeln, wechseln Sie wieder zurück auf Wasser „pur“. In der aryuvedischen Medizin wird zudem empfohlen, nur abgekochtes Wasser zu trinken.

Alternativ können Sie sich auch eine **Gemüsebrühe** oder einen **Tomaten-/Gemüsesaft** gönnen – gerade am Arbeitsplatz, wenn der „kleine Hunger“ in der Esspause vorbeischaut. Beides ist mineralstoffreich und hat weitaus weniger Kalorien als ein Obstsaft.

Natürlich können Sie auch gerne einmal **Mineralwasser** trinken. Bitte beachten Sie hierbei die jeweilige Mineralienmenge. Sportler, aber auch Menschen mit Herz-Kreislauf-Erkrankungen lieben es magnesiumreich. Frauen in den Wechseljahren wird gerne kalziumreiches Wasser präventiv gegen Osteoporose empfohlen. Bei

Sodbrennen kommt häufig Wasser mit Hydrogencarbonat zum Einsatz. Getränke mit Kohlensäure sind aber bitte nur in Maßen zu konsumieren. Trotzdem ist Mineralwasser mal eine angenehme Erfrischung, zu den Mahlzeiten lecker und es gibt ja auch die Mediumvariante.

Viele Menschen besitzen mittlerweile einen Soda-Streamer. Auch hier scheiden sich die Geister. Die einen sagen super. Das Leitungswasser ist in der Regel gut kontrolliert und oft rückstandsfreier als gekauftes Wasser in Plastikflaschen. Außerdem ist es meist preiswerter, definitiv umweltfreundlicher und das Kistenschleppen entfällt. Andere wiederum bemängeln die Bakterienansammlung in den Flaschen und dem Sprudler, wenn man als Verbraucher nicht sauber arbeitet. Aber darauf kann man leicht achten. Einfach Ersatzflaschen haben und das Wasser direkt nach der Zubereitung konsumieren. Bitte nicht noch mit den süßen Zusätzen, die im Handel angeboten werden, „verfeinern". Das ist dann wieder eine viel zu süße und zudem teure Variante. Gerne eine Scheibe Zitrone und Minzblätter oder Beeren mit Basilikum dazugeben. Der Kreativität sind hier keine Grenzen gesetzt und die Drinks erfrischend. Zubereitetes Wasser nicht im Kühlschrank aufbewahren, sondern immer frisch genießen sowie die Flaschen und den Sprudler nach Gebrauch, wie in der Gebrauchsanleitung beschrieben, reinigen.

Bleiben Sie grundsätzlich während der Esspausen so kalorienfrei wie möglich und verzichten Sie unbedingt auf die sogenannten Light-Getränke. Diese sind voll mit Süß- und Farbstoffen – das brauchen Sie nicht! Ihre Bauchspeicheldrüse, Leber, Nieren, Magen, Darm, Knochen und Gelenke werden es Ihnen danken und damit sparen Sie außerdem eine Menge Geld.

Natürlich wird immer wieder gefragt: „Was ist denn mit Kaffee beim Intervallfasten?

Wie verhält es sich mit einem Gläschen Wein oder Bier am Abend zur Entspannung … und Smoothies – geht das auch? Soll ich eher warme oder kalte Getränke konsumieren? Verdünne ich meine Magensäfte, wenn ich beim Essen trinke?"

Zunächst zum Kaffee. Die einen behaupten, er ist gesund, unterstützt den Leber- und Fettstoffwechsel, und die anderen sagen, er macht süchtig. Beides stimmt. Sie können für sich selbst entscheiden, wie viel Sie davon konsumieren und warum. Brauchen Sie einmal täglich einen „Extra-Latte mit Sahne-Karamell und Schokosoße“ und ist dies Ihre süße Seite und die wollen Sie sich nicht nehmen lassen? Ok, dann aber bitte während der Essphase und beachten Sie dabei den hohen Kalorienanteil von bis zu 300 kcal. Eine Portion Rührei mit Bacon hat genau so viel!

Brauche ich den Kaffee, um wacher zu werden und den Kreislauf anzukurbeln, dann reicht er definitiv schwarz. Die meisten vertragen Espresso (gerne auch als „verlängerter“) besser als Filterkaffee, aber bitte nicht aus einer Kapsel- oder Padmaschine. Erstens ist diese Variante teuer und umweltschädigend und zweitens können sich an den Kapseln Schwermetalle, Lösungsmittel und Mikroplastik lösen, die Sie dann mittrinken. Wenn Sie einen schwarzen Kaffee/Espresso während der Esspause trinken, warum also nicht. Hier wird auch gerne wieder gefragt: „Darf ich Milch reintun? Oder Sahne? Was ist mit Zucker oder Süßstoff?“ Kuhmilch nein. Ich werde in einem weiteren Kapitel auf dieses Thema eingehen. Etwas Butter oder Kokosöl soll aber die Ketose nicht hemmen – so die Wissenschaft. Auch die Zugabe von – die Betonung liegt auch hier auf ETWAS – Soja- oder Nussmilch soll in der Toleranz während der Esspause sein.

Kennen Sie schon den Bullettproof- oder Keto-Kaffee? Das ist eine Variante, die sich zunehmend in den Food-Blogs und Coffee-Shops wiederfindet, und lange satt und wach hält. Hier wird der Kaffee mit MCT-Öl und Butter kombiniert. Trotz der hohen Kalorienmenge soll der Körper dabei im Fettstoffwechsel, also der Ketose, bleiben. Probieren Sie es bei Bedarf aus, ich persönlich empfehle nach wie vor die schwarze Variante.

Alternativ geht natürlich auch weißer, grüner oder schwarzer Tee, gerne mit etwas Zitrone. Damit lösen sich die positiven Inhaltsstoffe besser. Achten Sie auf die jeweiligen Ziehzeiten, damit alle gesundheitsförderlichen Wirkstoffe aufgenommen werden. Sehr stimulierend sind z. B. der griechische Bergtee oder frisch aufgebrühte Rosmarinzweige, natürlich in Bioqualität.

Heilpflanzen, die die Entgiftung unterstützen und ankurbeln, als **Teemischung zum Entwässern** (Naturheilkunde & Gesundheit April 2020):

- 2 TL Birkenblätter
- 2 TL Brennnesselkraut
- 2 TL Löwenzahnkraut
- 1 TL Pfefferminzblätter

Von dieser Mischung 1 EL mit 200 ml heißem Wasser überbrühen, 10 Minuten ziehen lassen und abseihen. Ich trinke davon an den Fastenvormittagen 2–3 Tassen.

Gerade für Vegetarier und Veganer hat es sich bewährt, während der Mahlzeiten Vitamin-C-haltige Getränke (z. B. frischen Orangen-, Grapefruit- oder Apfelsaft) zu trinken. Dadurch wird die Eisenaufnahme erhöht, die von Kaffee, weißem, grünem und schwarzem Tee eher gebremst wird.

Was ist mit **Matcha?** Er hat zahlreiche positive Eigenschaften, nur geht es auch günstiger und regionaler mit Lindenblüten, Kamille, Löwenzahn und Lavendel!

… und **Smoothies?** Wenn, dann am besten selbstgemacht und in den Essphasen! Die Smoothie-Maker sind recht günstig, inkl. BPA-freier Flaschen, und lassen sich schnell einsetzen. Smoothies sind eine kluge Variante, wenn wirklich keine Zeit für eine Mahlzeit besteht. Sie kennen Ihren Tagesablauf besser! Der Smoothie kann zu Hause vorbereitet und als leckere, sättigende Mahlzeit in Ihrem Zeitfenster genossen werden. Vielleicht verliert er dabei ein paar Vitamine, aber die Flaschen sind in der Regel dunkel und das sollte den Verlust mindern. Dies ist mein Smoothie-Favorit:

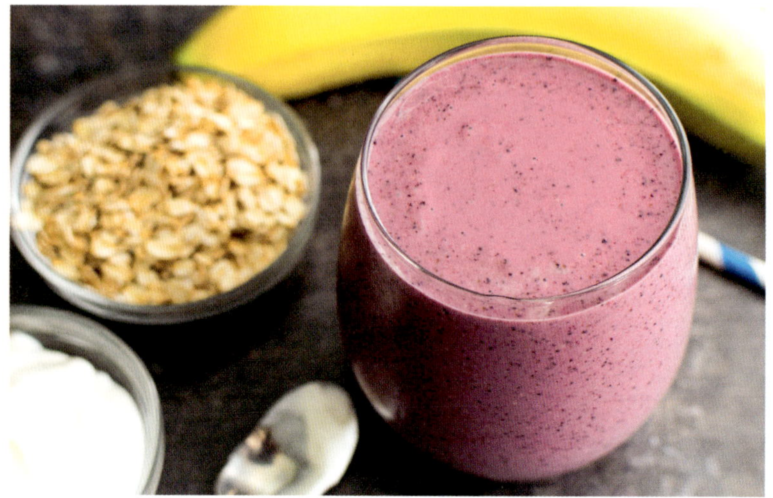

- 1 Handvoll Beeren
- ½ Banane
- 3 Walnüsse (6 Hälften)
- 1 TL Leinsamen
- 1 TL Gerstengraspulver
- 2 TL Haferflocken
- 100 ml Hafermilch
- Wasser oder Skyr nach Bedarf

Der Smoothie ist ein wahres Nährstoffwunder, voller Antioxidantien, Eiweiß, guten Fetten, hält lange satt und gibt Power, ohne zu belasten. Ansonsten – lieber die Zähne nutzen und Obst, Gemüse usw. in Ruhe essen. Gekaufte Fertig-Smoothies enthalten oft viel Zucker, Konservierungsstoffe, wenig Vitamine und produzieren mehr Müll als erforderlich.

Soll ich bei den Mahlzeiten etwas trinken? Das lässt sich pauschal nicht beantworten und liegt auch daran, was gegessen wird. Bei einer leckeren Stulle verhält es sich anders als bei einer vollmundigen Suppe. Vertrauen Sie einfach Ihrem Körpergefühl. Viele Menschen trinken ½ Stunde vor einer Mahlzeit ein großes Glas Wasser, um weniger hungrig zu sein, denn am Ende des Tages zählt ja immer die Kalorienbilanz, d. h., haben Sie tatsächlich in der Summe dadurch weniger gegessen? Tatsächlich sollten die Magensäfte während der Mahlzeiten nicht zu sehr verdünnt werden.

Damit kommen wir zum Thema … und was ist mit **Alkohol?** Schwups, bevor das Essen überhaupt auf dem Tisch steht, ist das Glas Weizenbier gezischt oder beim Kochen schon ein Glas Wein genossen … Was passiert dabei im Körper?

Der Blutzuckerspiegel steigt, Insulin steuert dagegen, der Fettstoffwechsel wird gebremst, die Fetteinlagerung aktiviert, der Blutdruck sinkt zunächst, das Herz schlägt schneller, die Körperwärme steigt, die Muskulatur entspannt sich – auch die des Magens, Darms und der Blase. Hunger- und Sättigungsgefühl verändern sich leider so, dass sich das Sättigungsgefühl später einstellt, man es kaum bemerkt und mehr als nötig isst. Der Schnaps zwischen den Gängen räumt nicht auf, sondern betäubt nur. Bei alkoholischen Getränken gilt es ebenfalls, einen Blick auf die hohen Kalorienanteile zu werfen. Ein Glas Bier (0,3 l) hat 130 kcal (alkoholfrei ca. 75 kcal), ein Glas Wein (0,2 l) 160 kcal, ein Cocktail ca. 300 kcal und der Whisky-Sahne-Likör toppt mit fast 350 kcal. Das ist schon eine Mahlzeit! Zum Vergleich: 1 Portion Puten-Curry mit Gemuse hat ca. 400 kcal.

Wenn Sie z. B. Ihre Essphase um 20 Uhr abschließen, dann gilt dies natürlich auch für alkoholische Getränke. Bedenken Sie auch, dass Alkohol für Ihren Körper ein Gift ist und er zunächst versucht, dies loszuwerden. Damit werden andere wichtige Stoffwechselvorgänge ausgebremst. Ihr Zuckerspiegel schwankt zudem und das kann nachts oder morgens zu echten Heißhungerattacken führen. Viele nutzen das Gläschen zum Abschalten und Entspannen. Anfangs gelingt Ihnen dies vielleicht auch und Sie schlafen eventuell schneller ein, aber dafür verbringen Sie die Nacht oft unruhiger. Morgens sind Sie dann nicht ausgeruht, fühlen sich matt und leicht überfordert. Leider wird dann auch ein Hormon namens HGH, welches sehr wichtig für die Regeneration ist, weniger gebildet und gerade dies ist für die Vorteile des Intervallfastens so wichtig.

Natürlich wissen wir, dass Alkohol eine der populärsten Drogen geworden ist und gesellschaftlich akzeptiert wird. Bestellt man bei einer Essens- oder Partyeinladung z. B. nur ein Glas Wasser oder andere alkoholfreie Softdrinks, erntet man oft irritierte Blicke und die Fragen folgen dann auch: „Bist Du krank? Schwanger? Musst Du noch fahren?" Die Dunkelziffer der Alkoholkranken ist sehr hoch. Die Betroffenen merken oft nicht, wie tief sie schon in ihrer Sucht stecken. Muss erst Ihr Chef, Partner, die Kinder oder der Hausarzt Ihnen die rote Karte zeigen, um etwas zu verändern? Sagen Sie auch hier viel eher NEIN! Suchen Sie sich unbedingt professionelle Hilfe, wenn Sie es nicht schaffen, darauf zu verzichten.

Die Deutsche Gesellschaft für Ernährung (DGE) nennt für den Alkoholkonsum eine „tolerierbare" tägliche Menge von 10 g für Frauen und 20 g bei Männern. Das bedeutet 1 Glas Wein (0,1 l) oder Bier (0,25 l) für die Frau und für den Mann maximal je 2 davon. Aber enthalten sind in der Empfehlung auch mindestens zwei komplett alkoholfreie Tage. UND: Die Aussage stellt keine Aufforderung zum Konsum dar!

Manchmal reichen auch kleine Tricks. Nehmen Sie Ihr Weinglas, füllen Sie Eiswürfel, Tonic Water, ein Stück Zitrone und ein paar Pfefferminzblätter hinein. Das ist zwar nicht der gesundeste Softdrink, aber ein Anfang!

In den Abschnitten über Sirtuine, Autophagie, HGH, AGEs finden Sie vielleicht den nötigen Ansporn, den Sie brauchen, um die Umstellung bewusster anzugehen. Schließlich geht es um Sie, Ihre Gesundheit und auf viele schöne Jahre mit Ihren Lieben zusammen!

STOFFWECHSELKUREN

Die Palette ist groß. Ziel jeder Kur ist es, den Organismus zu entlasten, zu entschlacken. Ich möchte mich auf die zwei wichtigen Möglichkeiten, nämlich das Heil- und Basenfasten, beschränken. Darüber hinaus gibt es auch Saftkuren, die über die kalorische Grenze von 300 kcal gehen. Dabei werden unterschiedliche Mischungen von frischen Obst- und Gemüsesäften oder Smoothies getrunken. Diese können noch mit Heilkräutern wie Löwenzahn oder Brennnesselfrischsaft sowie Nüssen und Saaten ergänzt werden. Die Vielfalt ist riesig, die Saftkuren zählen aber streng genommen nicht als Heilfasten, was den Erfolg aber keinesfalls schmälern muss.

HEILFASTEN NACH DR. OTTO BUCHINGER

Der Arzt Dr. Otto Buchinger (1878–1966) war ein Pionier, der sich mit Fasten selbst heilte und es anderen Menschen als Therapie ans Herz legte. In den Anfängen wurde dies nur stationär am Bodensee angeboten, nun kann es jeder, der sich gesund und fit dafür fühlt, zu Hause erleben. Der Effekt ist allerdings größer, wenn Sie sich dafür Urlaub nehmen und die Kur vielleicht sogar bei einem Fastenanbieter buchen. Damit haben Sie professionelle Anleitungen und Ansprechpartner, die Ihnen mit Rat und Tat zur Seite stehen können.

Galt es früher, sich während der Fastenzeit zu schonen und möglichst kaum zu bewegen, gilt heute oft das Gegenteil. Die positive Wirkung im Fastenstoffwechsel verstärkt sich durch die Kombination von Bewegung und Entspannung. Yoga und Meditationen sollen Körper und Geist flexibler und freier werden lassen. Massagen- und Saunaanwendungen krönen den Erfolg. Der Gewichtsverlust ist in einer solchen Woche recht hoch. Aber nur in Verbindung mit einer dauerhaften Umstellung zu einer gesunderen sowie genussvollen Ernährungs- und Lebensweise garantiert der „Einstieg zum Umstieg“ den langfristigen Erfolg.

Der Fastende beginnt zunächst mit ein paar Entlastungstagen, die basisch und pflanzlich sein müssen. Dazu kommt der Verzicht auf alle Genussmittel! Im Anschluss wird für mindestens 5 Tage nur getrunken: Frische Säfte, Brühen, Tees und viel Wasser sind wichtig und die Trinkmenge geht deutlich über das normale Maß hinaus.

GLUCONEOGENESE

„Zucker-Neu-Erschaffung“ – so ungefähr lautet die Übersetzung für einen weiteren genialen Stoffwechselprozess, um beim Fasten nicht zu verhungern bzw. in den Unterzucker zu gelangen. Während unsere Muskelzellen recht einfach mit den Ketonen aus den Fettsäuren arbeiten, wollen unsere Hirn- und Nervenzellen lieber den Zucker. Zunächst wird dieser aus dem Glykogenspeicher in der Muskulatur und der Leber bezogen. Doch dann muss neben der Ketose noch die „Gluconeogenese“ ran. Diese beginnt nach ca. 15-stündigem Fasten. Unser Stoffwechsel stellt um auf die Ernährung aus Fettsäuren (Ketonen) und bildet aus zumeist Aminosäuren (Eiweißen) und Glyzerin (ebenfalls aus Fetten) neuen Zucker – und das ohne Zufuhr von außen! Dafür verbraucht er zu Beginn des Fastens ca. 80 g Eiweiß, bis ein Proteinsparprogramm beginnt und die zuckerliebenden Zellen auch mit den Ketonen gut arbeiten können. Das ist auch der Grund, warum beim Heilfasten ruhig mit ausreichender Bewegung, Buttermilch und Säften gearbeitet werden darf, um keinen weiteren Eiweißabbau zu provozieren.

ANWENDUNG VON DARMREINIGUNGSSALZEN

Eine Darmpflege ist wichtig, nicht nur, um keinen Hunger zu haben, sondern auch, um die Entgiftungserscheinungen zu minimieren. Und der Darm freut sich über die „innere Dusche“!

Die Salze unterstützen eine rasche und gründliche Darmentleerung. Da sie aber auch in den Elektrolythaushalt eingreifen, sollten Patienten mit Magen-, Darm-, Nieren- oder Herz-Kreislauf-Problemen lieber zu Alternativen (s. u.) greifen. Die Einnahme sollte auch nur zur Einleitung einer längeren Fastenkur erfolgen. Beim Intervallfasten ist dies nicht notwendig.

Rezeptur zur Darmreinigung

- Glaubersalz: 30–40 g in 500–750 ml warmes Wasser
- Bittersalz: 20–30 g in 500 ml warmes Wasser
- F. X. Passage-Salz: 15 g auf 250 ml warmes Wasser

Die Salze werden verrührt und auf nüchternen Magen innerhalb von ca. 20 Minuten getrunken. Gegen den Geschmack hilft das Auslutschen eines Stücks Zitrone. Die Salze wirken auf die Osmoseverhältnisse im Körper. Wasser wird vermehrt in den Darm gezogen und es kommt zu mehreren durchfallähnlichen Entleerungen. Trinken Sie also davor und danach noch immer viel Wasser, damit Sie nicht dehydrieren, Kopfschmerzen oder Kreislaufprobleme bekommen. Wenn es nicht wirken sollte, bitte nicht wiederholen. Weniger kreislaufbelastend und bei Magen-Darm-Problemen milder ist es, wenn Sie den Darm mit Einläufen, grüner fermentierter Pflaume und/oder Sauerkrautsaft reinigen.

EINLAUF

Beim Thema „Einlauf“ rümpfen viele direkt die Nase und wollen partout nichts davon hören. Das ist schade. Bewegen Sie doch einmal Ihre Zunge im Mundraum hin und her. Was spüren Sie? Ist es warm, glatt, feucht? Unsere komplette Magen- und Darmschleimhaut ist ebenso schön aufgebaut und geschmeidig, an manchen Stellen immens aufgefältet, um mehr Oberfläche zu bilden, oder mit noch mehr schleimhautbildenden Zellen versehen. Auch unsere innere Haut möchte gerne überall ein angemessenes Milieu haben, sauber und intakt sein. Hinzu kommt, dass sich der größte

Teil des Immunsystems im Magen-Darm-Trakt befindet. Das Mikrobiom im Dickdarm unterstützt u. a. die gute Verdauung mit der Nährstoffaufnahme. Man sagt leider auch: „Der Tod sitzt im Darm“, denken wir lieber positiv: „Gesundheit sitzt im Darm.“

Unsere Ernährung soll ballaststoffreich sein. Ballaststoffe können Sie sich wie kleine Putztücher vorstellen, die die Darmwände reinigen und die guten Bakterien füttern. Sie können diese Entgiftungsleistung positiv unterstützen und das gute Mikrobiom stärken. Der Einlauf ist nicht „igitt-pfui-bäh“, bei einer Entgiftungs-, Reinigungs-, Entschlackungskur gehört er definitiv dazu. Beim Intervallfasten sollten Sie ihn nur bei Bedarf, sprich: wenn Sie sich z. B. durch langes Sitzen „wie vollgestopft“ fühlen oder unter Migräne leiden, anwenden. Wenn Sie an einem Tag in der Woche fasten, unterstützt diese Methode den Erfolg.

Bei den Langzeit-Fastenmethoden (inkl. Heilfasten) eignet sich der Einlauf in den ersten Tagen, um Nebenwirkungen des Entgiftungsprozesses zu mildern. Gerade wenn die Umstellung mit Kopfschmerzen, Blähungen, Übelkeit begleitet wird, hilft der Einlauf dem Darm und auch der Leber sehr. Wenn Sie ihn ein paar Mal praktiziert haben, werden Sie merken, wann er wieder „fällig“ wird. Ich bin kein Freund davon, Einläufe täglich zu praktizieren, bei den erwähnten Kuren ist eine Anwendung an jedem zweiten Tag ausreichend.

Es lohnt sich definitiv, in der Apotheke einen Irrigator zu kaufen. Bestellen Sie zusätzlich ein längeres Darmrohr, das erleichtert die Praxis ungemein! Lassen Sie sich die Anwendung erklären. Auf YouTube finden Sie sogar Videos darüber. Glauben Sie aber bitte nicht alles! Natürlich können Sie auch mit Klistieren arbeiten, allerdings ist die Reinigungsqualität nicht so intensiv.

Als Reinigungsmedium sollten Sie in erster Linie warmes Wasser nehmen. Es gibt Ratschläge, Apfelessig, Kräutertee oder sogar grüne Seife zu nehmen – bitte nicht! Die einzige sinnvolle Zugabe, vornehmlich bei Migränepatienten, ist die von Kaffee. Seien Sie vorsichtig und kritisch gegenüber den zahlreichen Informationen, die das Internet bietet, und tasten Sie sich langsam an die Vorgehensweise heran. Natürlich sollten Sie keine Einläufe machen, wenn Sie akute oder chronische Darmerkrankungen, Blutungen, Erbrechen, Perforationen und/oder Hämorrhoiden haben.

BAUCHGEFÜHL

Wenn Sie schon länger Probleme mit Ihrem Darm haben, oft mit Verstopfung, Blähungen oder Durchfällen sowie wechselnden Stühlen reagieren, lassen Sie dies bitte abklären, um schwere Erkrankungen auszuschließen.

Durch das Intervallfasten zusammen mit gesunder, ballaststoffreicher Ernährung und Bewegung kann sich auch Ihre Darmgesundheit verbessern. Und wenn es Ihrem Darm gut geht, geht es auch Ihnen gut. Darm und Psyche sind enger miteinander verknüpft, als viele wahrhaben wollen. Was schlägt Ihnen auf den Magen, wann werden Sie sauer, was stößt Ihnen auf, wann sind Sie kurz vorm Platzen, …? Vertrauen Sie auf Ihr Bauchgefühl, Ihre Intuition und sagen Sie NEIN zu allem, was bei Ihnen Bauchgrummeln verursacht!

BASENFASTEN

Im Anschluss an eine solche Heilfastenkur empfiehlt es sich immer, eine oder zwei basische Wochen folgen zu lassen. Aber natürlich können Sie diese auch unabhängig davon machen. Ernähren Sie sich dann zu 100 % mit basischen Lebensmitteln, die im nachfolgenden Abschnitt aufgeführt sind. Trinken Sie außerdem ca. 1 Liter mehr als sonst. Machen Sie aber auch eine Darmreinigung, wie bereits beim Heilfasten beschrieben. Diese ist besonders wichtig, um den Hunger zu vermeiden und den Körper in der Umstellungsphase positiv zu beeinflussen. Damit geben Sie dem Körper das Startsignal, in eine Fastenphase zu gehen. Ideal ist es, zusätzlich am 2. Tag sowie im Anschluss alle 2–3 Tage morgens vor dem Frühstück mit einem Einlauf zu arbeiten. Denn gerade in den ersten Tagen kann sich ein unangenehmer „Entzugskopfschmerz“ bemerkbar machen.

Auch hier gilt, dass die Bewegung einen hohen Stellenwert für die Ausleitung von Giften und zum Stressabbau hat.

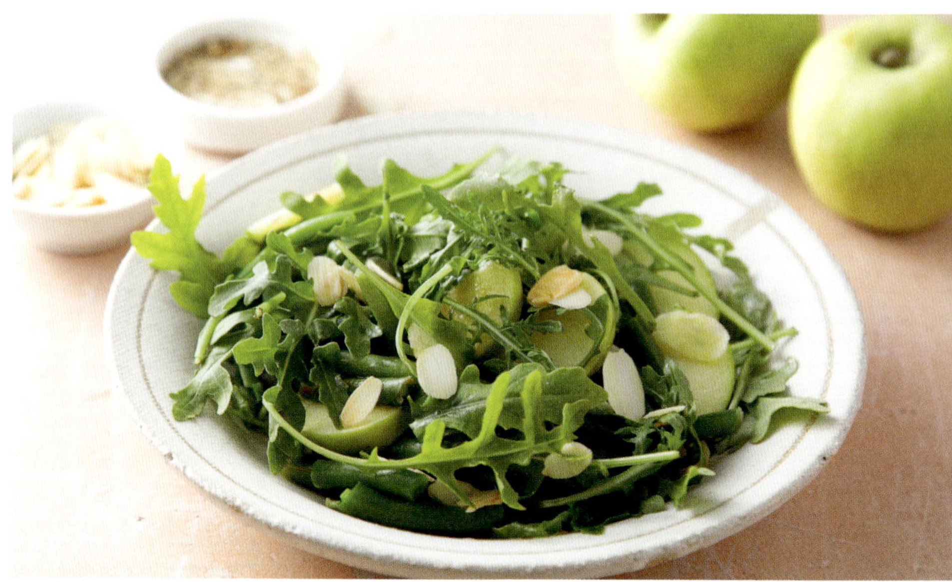

Was bewirkt Basenfasten? Primär ist es eine sehr sanfte Fastenart, die einzeln, aber auch wunderbar mit dem Intervallfasten kombiniert werden kann. Dadurch kann sich das Verdauungssystem entlasten, reinigen und es stellt sich rundum ein Wohlgefühl ein. Das Essen ist rein basisch, ballaststoffreich und pflanzlich. Zwei bis drei basische Mahlzeiten sind möglich. Wenn Sie zwischendurch etwas zum Knabbern brauchen, dann essen Sie ein paar Mandeln oder Walnüsse. Auch eine Gemüsebrühe kann Wunder wirken und das Hungergefühl vertreiben. Sie werden merken, dass auch „nur" Gemüse/Obst und Nüsse satt machen und nicht einfach eine langweilige Beilage sind. Wenn Sie im Anschluss Ihre Küche so umstellen, dass primär frisches Gemüse, Kräuter, Salate und Nüsse auf dem Speiseplan stehen, wird Ihr innerer Doc jubeln! Parallel werden Sie feststellen, wie lecker und vielfältig die basische Küche ist.

WARUM BASISCHER LEBEN?

Durch ungesunde Verhaltensweisen, d. h.

zu viel

- Fast Food
- Getreideprodukte (wie Brot, Müsli, Nudeln, Pizza, Pasta & Co.)
- Genussmittel (Süßigkeiten, Kaffee, Alkohol und Nikotin)
- Fleisch/Fisch/Käse
- Medikamente
- Stress

und zu wenig

- Bewegung
- Regeneration
- Zufuhr von Vitalstoffen (Vitaminen, Mineralien, Ballaststoffen, Spurenelementen, Enzymen usw.)

entsteht im Körper ein Missverhältnis, d. h., er verbraucht wichtige Nährstoffe für einen reibungslosen Ablauf, erhält aber zu viele ihn schwächende Faktoren. Dies kann zu Beschwerden wie z. B. Erschöpfung (bis zur Depression und Burn-out) sowie der großen Vielzahl chronischer Erkrankungen führen. Sei es banal das Gewicht, das sich immer schwerer regulieren lässt, über die Cellulite, den „Bierbauch", Gelenks- und rheumatoide Beschwerden, Migräne bis hin zu Stoffwechselerkrankungen wie Bluthochdruck, Diabetes und Gicht. Hinzu kommen typische Aussagen wie „Ich bin sauer", „Das schlägt mir auf den Magen", „die Last auf meinen Schultern", „Mir zieht's im Kreuz" oder „Ich kann es nicht mehr hören" – alles Hilferufe des Körpers: Nähre mich – aber stopfe mich nicht voll! Denken Sie daran, dass eine Kette immer nur so stark ist wie ihr schwächstes Glied. Basischer zu leben heißt, diese negativen Einflussfaktoren zu minimieren:

- negativer Stress
- Genussmittel
- Getreide

- Fleisch
- Käse
- Fisch
- Milchprodukte
- Alkohol
- Süßigkeiten

Stattdessen wird der Organismus mit hochwertigen pflanzlichen Nahrungsmitteln sowie wertvollen Ölen, Gewürzen und Kräutern genährt. Natürlich sollte alles schonend zubereitet, d. h. gedämpft, gebraten, aber auch roh, und sehr achtsam genossen werden. Denn gerade die bewusste Art der Nahrungsaufnahme ist wichtig. Wie sagte Pfarrer Kneipp schon vor vielen Jahrzehnten: „Wenn Du merkst, dass Du etwas gegessen hast, hast Du schon zu viel gegessen."

Lassen Sie sich Zeit, kauen Sie jeden Bissen lange und sorgfältig – „Schmauen statt Kauen". Es gibt auch keinen Aufesszwang. Trainieren Sie Ihr natürliches Sättigungsgefühl.

Es gibt ein Basen-Säure-Gleichgewicht im Körper. Der Körper ist in der Lage, Säure- oder Basenschübe auszugleichen, wenn das Verhältnis im Körper von Aufnahme und Verbrauch stimmt. Ein optimaler Stoffwechselprozess im Körper ist nur in einem ausgeglichenen Säure-Basen-Verhältnis möglich.

Eine gesunde Ernährung sollte zu 80 % aus basenbildenden Lebensmitteln bestehen.

Die folgende Übersicht der basen- und säurebildenden Lebensmittel (regional, saisonal, möglichst biologisch angebaut) soll Sie bei der optimalen Zusammenstellung Ihrer Mahlzeiten unterstützen.

Basenbildendes Obst: Äpfel, Ananas, Aprikosen, Avocado, Bananen, alle Beeren (z. B. Erd-, Heidel-, Johannis-, Stachel, Spreisel-, Gojibeeren), Birnen, Clementinen, frische Datteln, Feigen, Grapefruit, Kirschen, Kiwis, Limetten, Mandarinen, Mangos, Mirabellen, Melonen, Nektarinen, Oliven (grün, schwarz), Orangen, Pam-

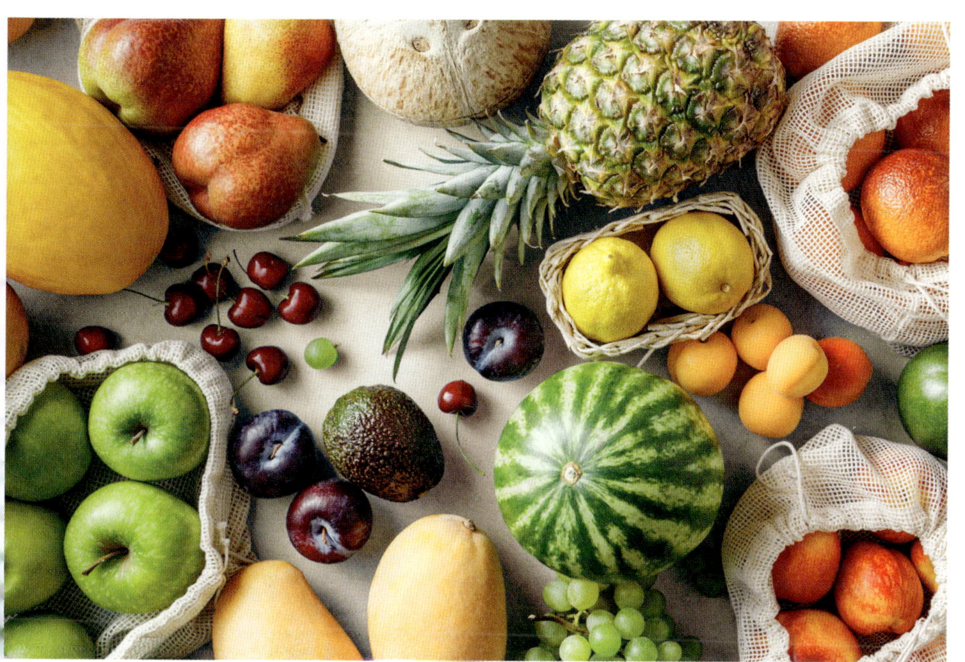

pelmusen, Papayas, Pfirsiche, Pflaumen, Quitten, Reineclauden, Sternfrüchte, Weintrauben, Zitronen, Zwetschgen, Trockenfrüchte (z. B. Rosinen, Aprikosen, Feigen)

Basenbildendes Gemüse und Pilze: Algen (Nori, Wakame, Hijiki, Chlorella, Spirulina), Auberginen, grüne Bohnen, Brokkoli, Chicorée, Erbsen, Fenchel, Gurken, Karotten, Kartoffeln, alle Kohlsorten (z. B. Blumen-, China-, Grün-, Spitz- und Weißkohl, Wirsing, Romanesco), Kürbisarten, Lauch, Mangold, Navetten (Mairübchen), Okraschoten, Paprika, Pastinaken, Petersilienwurzel, Pilze (Austern, Champignons (Egerlinge), Morcheln, Mu-Err-Pilze, Pfifferlinge, Shiitake, Trüffel, Steinpilze), Radicchio, Radieschen, Rettich (weiß, schwarz), Rote Bete, Schalotten, Schwarzwurzeln, Spinat, Süßkartoffeln, Zucchini, Zwiebeln

Basische Kräuter und Salate: Batavia-, Lollo-Rosso-, Eichberg-, Eisberg-, Endivien-, Feld-, Frisée-, Kopf-, Löwenzahn-, Rucola-, Roma-

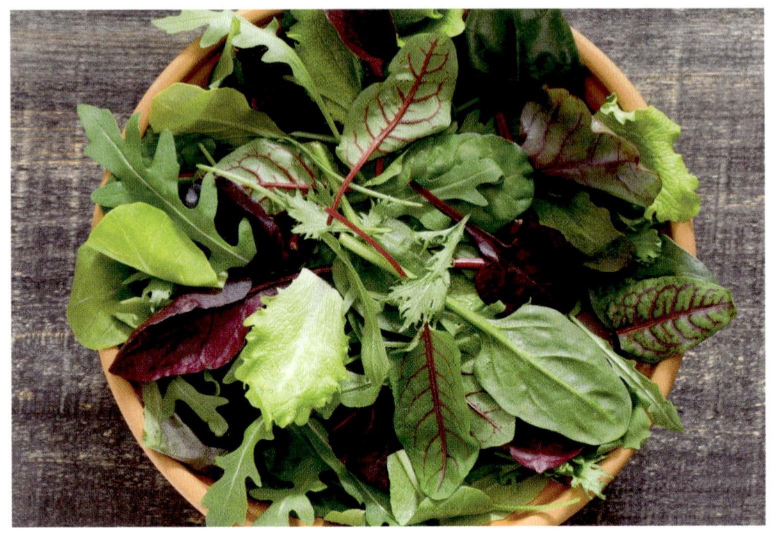

nasalat, Basilikum, Bohnenkraut, Brennnessel, Kresse, Chilischoten, Fenchel, Ingwer, Kardamom, Koriander, Kurkuma, Kümmel, Majoran, Melisse, Meerrettich, Muskatnuss, Nelken, Oregano, Liebstöckel, Petersilie, Pfeffer, Pfefferminze, Rosmarin, Dill, Schnittlauch, Safran, Sauerampfer, Salbei, Kapern, Vanille, Zimt, Ysop

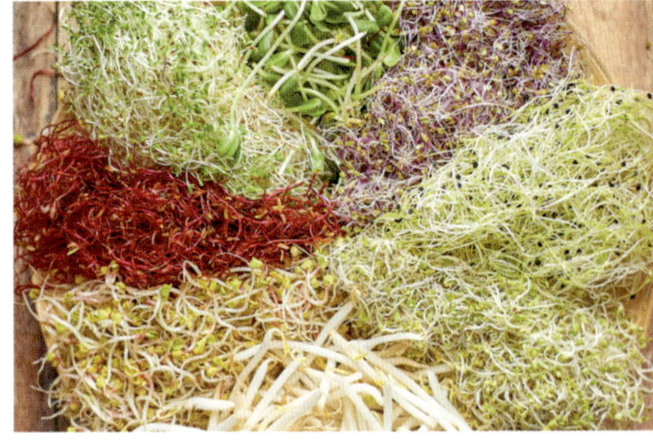

Basische Sprossen, Keime und Nüsse: Alfalfa, Amaranth, Buchweizen, Erdmandel, Fenchel, Kürbiskerne, Rucola, Hirse, Kresse, Leinsamen, Mandeln (auch Mandelmus), Mohn, Sesam, Sesamsalz, Senf, Sonnenblumenkerne, Walnüsse, auch Weizen- oder Gerstengras (z. B. als Pulver für Smoothies)

Saure Lebensmittel (bitte immer mit Basenspender kombinieren!): Fleisch, Fleischbrühe, Wurstwaren, Schinken, Eier, Fische und Schalentiere, Milch und Milchprodukte (auch fettarme) wie Quark, Joghurt, Kefir, alle Käsesorten, auch von Schaf und Ziege (häufig aber verträglicher), Senf, Essig, Ketchup, Sauerkonserven, Hülsenfrüchte (Erbsen, Bohnen, Linsen, Soja), Spargel, Rosenkohl,

Artischocken, alle Nüsse (außer Walnüsse und Mandeln), alle Arten von Getreide und Getreideprodukten, wie Pizza, Nudeln, Reis, Schwarzbrot, Brötchen, Brot und anderes Gebäck sowie Vollkornprodukte, Dinkel, Soja (auch Tofu), Quinoa, Zucker, Eis, auch Wasser-, Soja- und Joghurteis, Honig, gehärtete, raffinierte Fette und Öle, Margarine, billige Salatöle, kohlensäurehaltige Getränke wie Mineralwasser, Limonade, gepresste Säfte im Tetra-Pack, Kaffee, Getreide-, Instant-, koffeinfreier Kaffee, Kakao, schwarzer Tee, Früchtetee, Eistee, Alkohol

Sehr starke Säureproduzenten: Arzneimittel (individuell überprüfen), Coca-Cola (Phosphorsäure), Mineralwasser mit Kohlensäure, Zigaretten (Nikotin, Teer), Schmerzmittel (Acetylsalicylsäure), Schnaps, Schokolade, Süßigkeiten, Stress, Angst, Ärger (Salzsäure), Überanstrengung (Milchsäure), Umweltgifte (individuell überprüfen), Weißmehlprodukte, Zahngifte wie Amalgam.

Tipps für eine basische Lebens- und Ernährungsweise

Achten Sie im Alltag auf Säurebildner und unterstützen Ihren Organismus, ein gesundes Säure-Basen-Verhältnis aufzubauen. Folgende Verhaltensweisen sind dabei nützlich:

- ▶ Ausreichende Trinkmengen: Genießen Sie jeden Schluck. Die Empfehlung liegt beim Basenfasten bei einer täglichen Trinkmenge von ca. 1,5–2,5 Liter Wasser und ausschließlich Kräutertee. Verteilen Sie die Trinkmenge gut über den Tag und reduzieren Sie sie am besten nach 16 Uhr. Dann schläft es sich meist besser. Kaffee, Alkohol und schwarzer Tee sind harntreibend und müssen durch die gleiche Menge Flüssigkeit ersetzt werden.
- ▶ Trinken Sie eher „über den Durst hinaus" als zu wenig. Wasser ist ein wichtiges Lösungs- und Spülmittel für den entgiftenden Körper. Deshalb gilt auch: Je dünner der Tee ist, desto besser spült er durch.
- ▶ Wichtig ist das Essen ohne Reue und dafür ganz bewusst mit Freude. Nehmen Sie sich Zeit und kauen Sie gründlich. In Stresssituation ist es besser, die Mahlzeit aufzuschieben, bis etwas Ruhe und Zeit dafür gefunden wird! Und ganz wichtig – bitte nicht vor dem Fernseher, PC/Handy „nebenbei" essen, denn dann „stopft" man meistens mehr in sich hinein, als man eigentlich möchte.
- ▶ Aufrechte Körperhaltung, sodass die inneren Organe nicht gequetscht werden, und bei entspannten Schultern: Dadurch fällt gleich Stress ab und gleichzeitig entspannt sich die Schulter-Nacken-Partie und wird nicht wieder sauer bzw. verspannt.
- ▶ Viel Bewegung an der frischen Luft: Laufen, Radeln, Walken oder Spazierengehen.
- ▶ Stressfreier Lebensstil: Atmen Sie zwischendurch immer mal tief durch und überlegen Sie sich, ob es sich lohnt, sich über Dinge zu ärgern, die man nicht ändern kann.
- ▶ Freiräume zur Erholung schaffen und darauf achten, dass Sie Ihre „Batterien" immer wieder aufladen können. Dazu gehört auch ausreichender Schlaf (6 Stunden und weniger sind zu wenig für eine optimale Regeneration).

- Entschlackungs- bzw. Entgiftungstage entweder monatlich oder besser wöchentlich einführen.
- Natürlich ist das Intervallfasten hier mit täglich mind. 12 Stunden Esspause für Ihre Gesundheit zu integrieren. ☺
- Leberwickel, basische Fuß- oder Ganzkörperbäder und regelmäßige Saunagänge liebt der Körper.
- Achten Sie in stressigen Zeiten auf erhöhte Basenzufuhr, z. B. durch die Zufuhr von hochwertigen Basenprodukten.
- Vermeiden Sie stark verarbeitete Lebensmittel. Lassen Sie es zu, dass sich Ihr Geschmack verfeinert. Versuchen Sie, dies immer weiter zu trainieren.
- Die Hälfte der Nahrung sollte aus unerhitzter Kost, also Rohkost, bestehen: Obst, Gemüse, Samen, Nüsse, Frischkorn, Kräuter. Die andere Hälfte sollte aus erhitztem Gemüse (je geringer die Temperatur, desto kleiner der Verlust von Vitaminen) und Produkten wie Getreide, Hülsenfrüchten, Kartoffeln, Milchprodukten und bei Bedarf auch aus geringen Mengen an Fleisch, Fisch oder Eiern bestehen.
- Schränken Sie den Verzehr von tierischen Lebensmitteln ein und bevorzugen Sie lieber pflanzliche Kost in allen Farben!
- Die Nahrung sollte möglichst gering verarbeitet sein, eine schonende Zubereitung mit wenig Fett wird empfohlen.
- Meiden Sie gehärtete Fette und verwenden am besten native kaltgepresste Öle wie Oliven-, Lein-, Walnuss- oder Hanföl.
- Achten Sie beim Braten auf den jeweiligen Brennpunkt, damit sich keine giftigen Substanzen bilden. Zum Braten haben sich diese Fette bewährt: Rapsöl, Butterschmalz, Ghee.
- Schränken Sie Genussmittel wie Süßigkeiten, Alkohol & Co. auf das „Nötigste" ein. Machen Sie sich immer bewusst: Essen besteht nicht nur aus den körperlichen, sondern aus vielen zusätzlichen Komponenten. Die Nahrungsaufnahme hat ebenso geistige, seelische, soziale und kulturelle Facetten.
- Kaufen Sie möglichst Produkte aus biologischem Anbau sowie saisonale und regionale Produkte.

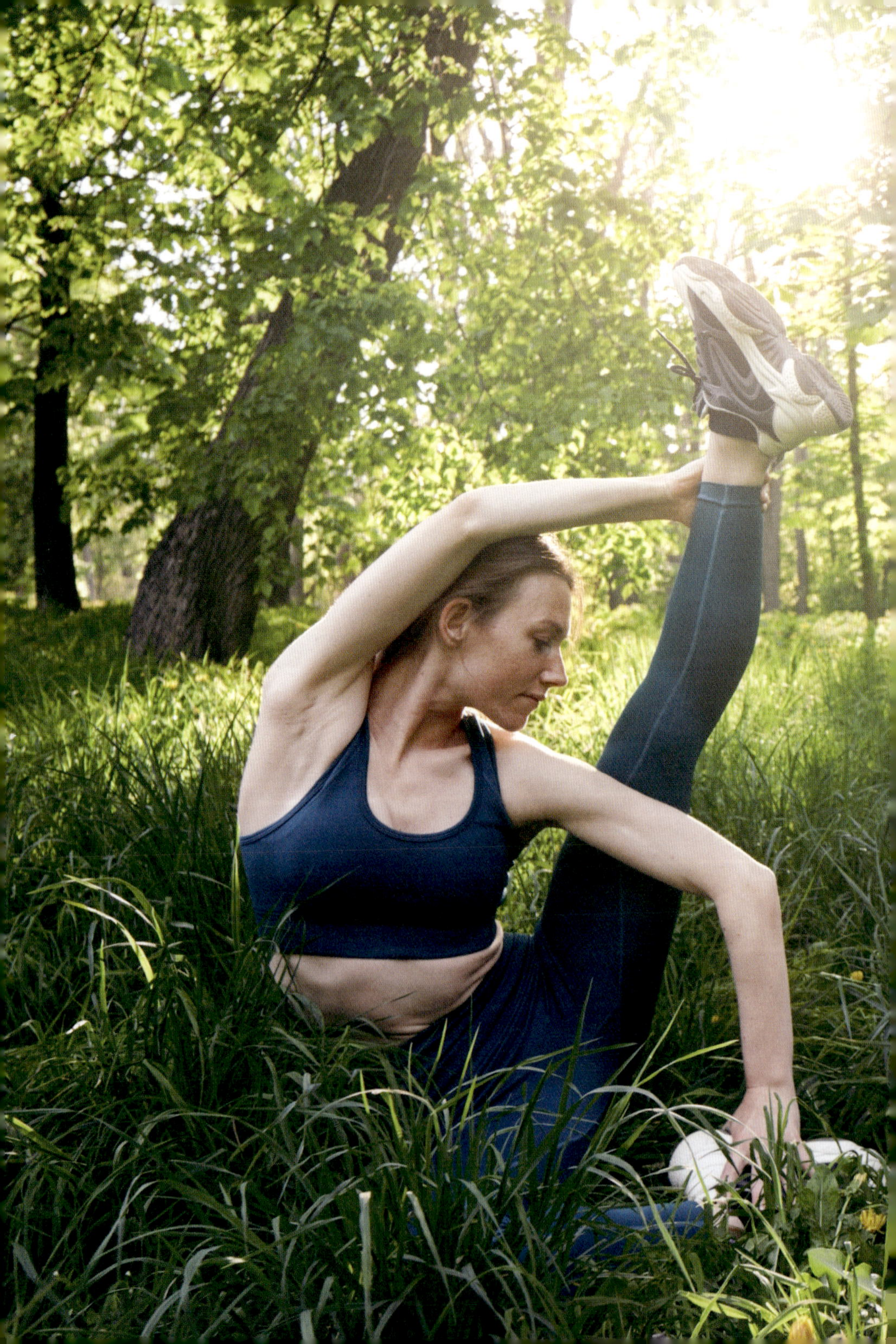

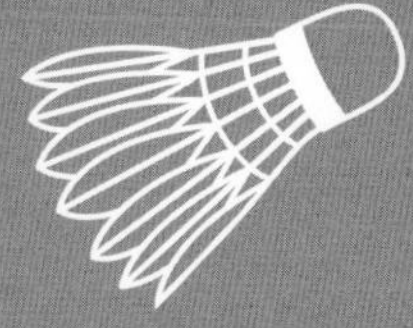

BEWEGUNG & ENT-SPANNUNG

BEWEGT LEBEN

MEHR BEWEGUNG ODER GAR SPORT?

Ha! Das würde ich gerne machen, aber ich habe einfach keine Zeit!“ Diese Ausrede oder besser gesagt – Überzeugung – braucht ein paar Denkanstöße:

Ein Tag hat 24 Stunden, oder?

8 Stunden sollen wir gerne schlafen – also bleiben immer noch 16 Stunden übrig! Wenn Sie jetzt tatsächlich einen ca. 8-stündigen Arbeitstag inkl. Pause haben, dann haben Sie immer noch ein paar Stunden übrig. Dann gibt es vielleicht die Tage mit Überstunden, den langen Arbeitsweg usw., aber ist das wirklich immer so? Wie ist es denn am Wochenende?

Charlie – den inneren Schweinehund – bezwingen Sie ihn!

Kennen Sie ihn schon? Der innere Schweinehund – er wird gerne „Charlie“ genannt – ist keine moderne Erfindung, sondern schon seit über 100 Jahren bekannt. Charlie mag es bequem und gemütlich, „kein Stress“ ist sein Credo! Eigentlich ganz nett – er zwingt uns somit auch, mehr Ruhe in den hektischen Alltag einkehren zu lassen. Setzen Sie sich doch mal in Ruhe hin und schreiben Sie, wie bei einem Stundenplan, die täglichen Tätigkeiten auf. Es geht darum herauszufinden, welche Zeitfenster Sie an den jeweiligen Tagen der Woche haben. Dann schauen Sie, wofür Sie die Zeit bisher verwenden.

»

Wer etwas will – sucht Wege!

Wer etwas nicht will – sucht Gründe!

HARALD KOSTIAL

Oft höre ich während der Beratung von meinen Patienten Sätze wie „Ich würde ja so gerne mehr Sport machen, weiß aber gar nicht, wann ich das auch noch schaffen soll“. Kurze Zeit später bekomme ich aber mit, welche Serien und Kochsendungen geschaut werden … Das lässt sich doch prima mit Bewegung kombinieren: Matte, Laufrad, Trampolin oder Crosstrainer dazu und los geht's!

Den Müttern, die gleichzeitig als Taxi für ihre Kinder fungieren, empfehle ich immer: „Anstatt im angrenzenden Café zu warten, bis der Liebling fertig ist, gehen Sie lieber spazieren oder sporteln Sie im gleichen Verein, angrenzenden Gym oder Park.“ Auch ein Arbeitsweg lässt sich oft sportlicher gestalten: am besten per Rad hinfahren. Wenn dies nicht geht, könnten Sie schon eine oder zwei Haltestellen früher aussteigen bzw. auf dem Rückweg später ein. Natürlich könnten Sie Rolltreppen oder den Lift verschmähen und stattdessen erhobenen Hauptes die Treppen hochlaufen und damit auch noch die Umwelt schonen! Wenn Sie mit dem Auto fahren müssen, könnten Sie immer etwas entfernt vom Arbeitsplatz parken – dort, wo leicht ein Parkplatz zu finden ist.

Alles das könnten Sie so tun und noch viel mehr – am besten sofort ab heute! Aber wer oder was hält Sie davon ab?

Charlie – dieser Schweinehund!

Scheinbar hat er die Größe einer Dogge! Er sitzt so gerne mit uns auf der Couch, zappt im TV, streamt Filme oder lässt uns in Bücher versinken. Ohne Snacks noch tolerierbar. Aber er möchte dazu gerne Chips, Weinchen & Co. – jedenfalls heute, aber ab morgen fange ich mit meinen guten Vorsätzen an! Doch oft wiederholt sich dieser Vorgang Tag für Tag. Wenn dann auch noch das Wetter trüb und grau, die Stimmung im eigenen Umfeld gedrückt ist, hat Charlie meist ein leichtes Spiel! Nur, was passiert dann mit ihm bzw. dem Menschen? Klar – er wird immer runder und bequemer. Wenn er immer mehr Gewicht mit sich herumschleppt, dann fällt die Bewegung schwerer und die Gelenke beginnen zu schmerzen! Wenn ihm die Gelenke wehtun, bewegt er sich noch weniger und findet Ausreden. Wenn er sich gar nicht mehr sich bewegt und kaum mehr rausgeht, weil er sich auch schämt, werden auch gar keine Glückshormone mehr ausgeschüttet. Wenn keine Glückshormone mehr da sind, wird er trauriger, mutloser, resigniert mehr und mehr und fühlt sich allein und wertlos, bis er depressiv wird. Er schläft schlecht, dadurch wird er mauliger und frustrierter. Freunde und Familienmitglieder ziehen sich zurück, die Perspektive verdüstert sich zunehmend … Also raus aus der Spirale, rein in die Sportschuhe und mithilfe von Bewegung und gesunder Ernährung wieder in Schwung kommen! Die Glückshormone ausschütten und sprühen lassen! Und wenn nach und nach die Kilos purzeln, macht auch die Bewegung wieder mehr Spaß, weil sie leichter fällt. Folglich werden Sie sie auch viel lieber machen und vermissen, wenn Sie es mal nicht schaffen.

Gerade beim Intervallfasten wird Wert darauf gelegt, nicht in den Jo-Jo-Effekt zu rutschen, um dann enttäuscht zu resignieren. Erhöhen Sie Ihren Energie- und Grundumsatz! Außerdem ist es immer schön, wenn die Muskeln und das Hautgewebe gestrafft werden. Sie brauchen Ihre Muskulatur, um sich kräftig, vital und fit zu fühlen. Stärken Sie durch Bewegung gleichzeitig Ihre Abwehrkräfte und somit Ihr Immunsystem.

» An jedem Wort hängt ein Bild und an jedem Bild ein Gefühl.

WILMA BUCCI, PSYCHOANALYTIKERIN

Ihr Körper genießt und braucht Bewegung, sie gehört zu unserem Dasein dazu. Wenn Sie sich also vornehmen, Ihre Ernährung umzustellen und aktiver zu werden, dann sollten Sie nicht nur den Verstand, sondern auch das Bauch- und Körpergefühl einbeziehen. Körper, Geist und Seele sind untrennbar miteinander verknüpft!

Oft verknüpfen wir Sport mit Anstrengung und nicht mit dem wunderbaren, im Anschluss oder währenddessen befreienden Gefühl! Gesunde Ernährung verbinden viele mit Verzicht statt mit dem Gefühl, dass wir dadurch besser schlafen, keine Verdauungsprobleme haben, uns körperlich besser und fitter fühlen! Wenn Sie daher Ihre Ziele definieren und sich das Ziel unangenehm anfühlt, dann beschreiben Sie es so, dass Ihnen die Umsetzung gefällt und sich angenehm anfühlt. Wenn Sie sich schon als Kind beim Turnen ungelenk gefühlt haben, dann ist Ballett sicher nicht die richtige Sportart, sondern eher Fahrradfahren oder Trampolinspringen. Unser innerer Schweinehund hat viel mit unserem Wohl- bzw. Bauchgefühl zu tun. Wenn Sie immer dagegen ankämpfen, werden Sie verlieren. Nehmen Sie also Ihr Gespür an, suchen und überlegen Sie, welche Alternativen sich anbieten, und dann geht's in die weitere Planung.

SITZEN IST DAS NEUE RAUCHEN

Der saloppe Spruch „Sitzen ist das neue Rauchen" wurde durch eine große US-Studie aus Texas belegt. Aktuell haben Homeoffice und Homeschooling die Situation noch verschärft. Teilweise sitzen Menschen sieben bis acht Stunden im Job, dann kommen noch die Fahrzeit und die Couch am Abend hinzu. Das summiert sich auf bis zu 15 Stunden! Das Risiko steigt dadurch stark, an folgenden Beschwerden zu leiden:

- Schmerzen des gesamten Bewegungsapparats (Kopf-, Nacken-, Schulter-, Rücken-, Hüft-, Knie- und Fußschmerzen)
- Herz-Kreislauf-Erkrankungen (Bluthochdruck, Herzrhythmusstörungen, Arteriosklerose)
- Verdauungsprobleme (Sodbrennen, Blähungen, Verstopfungen, Durchfälle)
- Fettleber, Diabetes, Thrombosen u. v. m.
- Erhöhung des Krebsrisikos (Darm-, Gebärmutter und sogar Lungenkrebs)
- Durch eine einseitige Körperhaltung verkürzen Muskeln auf der einen Seite und leiern regelrecht auf der gegenüberliegenden Seite aus. Dies fördert Entzündungen und Verklebungen durch verspannte, aber auch kraftlose Muskulatur. Der Stress lässt gerade den Schulter-Nacken-Gürtel und unteren Rücken regelrecht verkrampfen und das Bindegewebe versauern.

Unser Körper ist auf Bewegung ausgelegt! Nicht umsonst haben wir einen Bewegungs- und nicht einen Sitz- oder Liegeapparat.

Die Körpersäfte bewegen sich durch das Sitzen wie in einem zähfließenden Verkehr. Nutzen Sie die Bewegung, damit Ihre Säfte wieder ins Fließen kommen, Stauungen in den Blut- und Lymphgefäßen sich lösen, verklebtes Fasziengewebe gelockert wird, die Gelenke wieder ausreichend geschmiert und schmerzfrei werden dürfen.

Scannen Sie den QR-Code

Hier finden Sie ein kleines Video zu dem Thema.

Ein Gedankenspiel zum Umgang mit Charlie, dem inneren Schweinehund

Sie hatten einen stressigen Tag! Kinder, Partner, Eltern, Kollegen und auch das Wetter waren schlecht drauf. Stau im Berufsverkehr, viele Termine und Aufgaben, denen Sie hinterher gehetzt sind. Sie waren zum Sport verabredet, haben aber gegen 17 Uhr beschlossen: „Geht nicht, ich will nur noch nach Hause, was essen, Glotze an und ein Glas Wein trinken – einfach meine Ruhe haben!“ Wie fühlen Sie sich bei dem Gedanken? „Super!!! Endlich ein Lichtblick an diesem Tag!“

Wie fühlen Sie sich aber nach dem Nickerchen auf der Couch und wenn Sie grübelnd im Bett liegen und die Erlebnisse Sie wieder einholen? Da kommt dann oft das schlechte Gewissen in Form von „Engelchen & Teufelchen“: „Du wolltest doch zum Sport!“, „Morgen bist Du wieder zickig, wenn Du auf der Waage stehst.“, … und das stresst dann auch schon wieder!

Gegenbeispiel: Sie waren schon vor Ihrem Job, in der Mittagspause oder nach Feierabend bei „Ihrem“ Sport – bei dem, der Ihnen Freude macht. Egal ob es Joggen, Radeln, Yoga, flotter Spaziergang, Nordic Walking, Tanzen, Trampolin, Boxen, Schwimmen, Ballsport oder per App war – Sie waren aktiv! Wie fühlen Sie sich dann? In der Regel wesentlich besser. Sport entspannt nachweislich und unterstützt den Körper ungemein bei den angefallenen Stresshormonen des Tages. Stress ist bereitgestellte Energie. Nutzen Sie diese und führen Sie täglich zu Ihren Zeiten Ihren Sport durch.

VORTEILE EINER AKTIVEN LEBENSWEISE

Was macht Bewegung mit mir? Welche Ziele habe ich? Möchte ich

- fitter und ausdauernder sein?
- schlanker und gelenkiger werden?
- entspannter und stressresistenter sein?
- besser schlafen?
- mein Immunsystem unterstützen?
- jünger und frischer wirken?

Wenn Sie nur eines dieser Ziele mit „Ja!“ beantwortet haben, dann gibt es keinen Grund für Aufschub und Ausreden. Sport und mehr Bewegung im Alltag machen einfach „happy“. Gönnen Sie sich also jeden Tag diese Pille des Glücks!

- Bewegung sorgt dafür, dass die Herzmuskulatur u. a. Sauerstoff und Nährstoffe flotter und reibungsloser an die entsprechenden Stellen transportiert.
- Die Muskulatur wird aufgebaut und definierter.
- Lymphstauungen werden vermieden und die Venen entlastet.
- Parallel werden Giftstoffe rascher verarbeitet und ausgeleitet.
- Die Gelenke werden besser geschmiert, die Haut durchblutet, sie wirkt dadurch jünger und frischer.
- Der gesamte Stoffwechsel funktioniert besser und die Darmflora produziert mehr gesunde Darmbakterien.
- Die Gedanken sortieren sich besser, Stresshormone werden abgebaut und dafür Glückshormone ausgeschüttet.
- Sie reagieren souveräner, weil der Sport stressresistenter macht. Sie erhalten ein besseres Körpergefühl, das steigert das Selbstbewusstsein und dies strahlen Sie dann auch aus.
- Sportliche Menschen ernähren sich statistisch gesehen viel gesunder, denn sie spüren mehr in sich rein und fühlen besser, was ihnen guttut und was nicht.
- Das Immunsystem wird stabiler und die Psyche ausgeglichener.
- Sport ist Meditation in Bewegung! Der Schlaf wird tiefer und erholsamer.

Finden Sie Ihre Lieblingsaktivitäten für mehr Energie

- Wann habe ich welche Zeitfenster (Sa–Sa)?
- Was möchte ich gerne machen?
- Bin ich ein Morgen- oder Abendtyp?
- Ballsport? Kampfsport? Tanzen?
- Yoga? Schwimmen? Walken?
- Allein oder in einer Gruppe?
- Mit oder ohne Musik?
- Drinnen oder draußen?
- Was brauche ich dafür?
- Wer oder was hält mich ab?

Außerdem könnten Sie überlegen, was Sie auf der psychosozialen Ebene erleben wollen:

- Radfahren, Laufen, Nordic Walking für die Entladung von Stress
- Yoga, Tai-Chi, Qi Gong – um wieder „runterzukommen“ und sich zu entspannen
- Tanzen, Aerobic usw. für die „Tausendsassa“, die so viele Dinge am Tag zu erledigen haben, stärken das Körper- und Selbstwertgefühl
- Kampfsportarten sind vielleicht etwas für den schüchternen Typ, der es im Alltag nicht schafft, „auf den Tisch zu hauen“, und sorgen für mehr Selbstbewusstsein
- Gruppensport gegen die Einsamkeit und für mehr soziale Kompetenz
- Wandern und Klettern bei innerer Unruhe und Zerstreutheit
- Tischtennis, Tennis oder Squash für die impulsiven Typen, um Emotionen besser zu regulieren

GEWICHT – PSYCHE – IMMUNSYSTEM

BEWEGUNG MACHT GLÜCKLICH UND STEIGERT DIE KOGNITIVEN FÄHIGKEITEN

Durch regelmäßige Bewegung steigt der Puls auch in stressigen Situationen nicht so an und entlastet somit das Herz. Nicht umsonst ist das Herz-Kreislauf-Training (Cardio) neben gesunder Ernährung und Schlaf eine der wichtigsten Maßnahmen gegen Gefäßverengungen, Herzinfarkten und Schlaganfällen. Dass dadurch die Kondition steigt und Sie sich deutlich fitter und jünger fühlen werden, ist doch auch nicht so schlecht, oder? Körper und Geist tanzen vor Freude.

Welchen Rat erhalten Patienten bei Depression? Richtig, raus an die frische Luft bei jedem Wetter und die Produktion der Glückshormone ankurbeln. Sport baut Stresshormone ab und dafür Endorphine wie Dopamin und Serotonin auf.

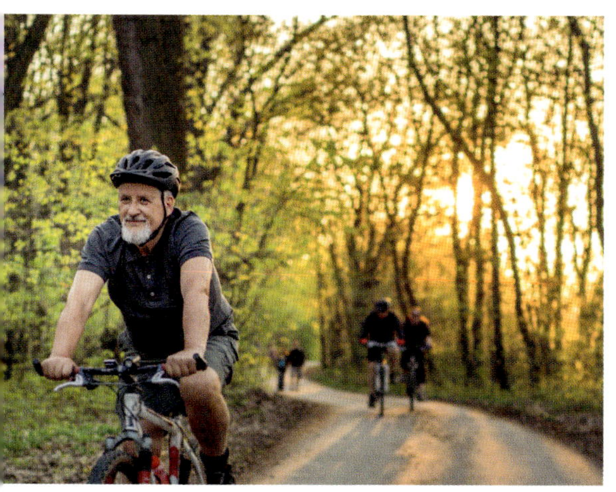

Studien belegen auch, dass Bewegung die Konzentration fördert. Sie motiviert und es fällt viel leichter, Neues zu erlernen. Vermutlich haben Sie es selbst erlebt: Sie walken, wandern, radeln oder joggen und auf einmal fällt Ihnen die Lösung ein. Als wäre ein „Knoten“ im Hirn geplatzt und plötzlich erscheint alles so logisch. Glauben Sie mir, würde in Kindergärten, Schulen und allen Betrieben mit vorwiegend sitzender Tätigkeit viel mehr Bewegung, gepaart mit gesunder Ernährung, gesetzlich vorgeschrieben sein, würde dies unser Gesundheitssystem maßgeblich entlasten!

Wenn Sie sich insgesamt entspannter und stressresistenter fühlen, verändert sich auch sehr häufig Ihre Beziehung in der Familie, im Betrieb und Freundeskreis! Aktive Menschen wirken gelassener und fröhlicher. Das macht attraktiv und in der Partnerschaft lodert auch das Liebesleben wieder auf.

In allen Dingen können Sie viel, viel aktiver werden! Daher raus aus der Passivspirale und rein in die aktive Bewegungsform! Starten Sie in eine aktivere Lebensweise mit gesunder Ernährung!

SPORT STÄRKT DAS IMMUNSYSTEM

Hier ist es wichtig zu wissen, dass Stress das Immunsystem enorm belastet und mit der Zeit schwächt. Somit sollte Sport kein weiterer Stressfaktor sein.

Es geht nicht darum, sich immer „auszupowern"! Sprich: Daher nicht von 0 auf 100 durchstarten, sondern angepasst an das aktuelle Fitnessniveau, das aber definitiv verbessert werden soll. Also nicht zu früh aufgeben! Sport soll u. a. ein Ventil gegen die anflutenden Stresshormone des Alltags sein.

Statistisch betrachtet, sind Sportler seltener krank und leben länger. Die Körperzusammensetzung verändert sich durch regelmäßiges Training. Viszerales Fettgewebe – also das Bauchfett – wird abgebaut und dadurch verbessern sich die Blutwerte enorm. Moderates Training wirkt entzündungshemmend, baut natürliche Killerzellen auf und gehört somit auch zu den besten Präventionsmaßnahmen gegen Krebs. Hinzu kommt, dass sportliche Menschen sich in der Regel viel vitalstoffreicher ernähren als die Couch-Potatoes. „No sports", wie es seinerzeit Winston Churchill hielt, ist ein abgedroschener Spruch und kontraproduktiv!

GEWICHTSREDUKTION DURCH SPORT

Na ja und mal Hand auf's Herz: Ausreden, sich nicht zu bewegen, gibt es nicht wirklich, oder? Unzählige Fitness-Apps oder Videos lassen sich im Internet finden und sind zum größten Teil auch kostenlos! Egal ob zu Hause oder im Büro, Sie gegebenenfalls Bewegungseinschränkungen haben oder sich „zu alt" fühlen! Theoretisch wäre es rund um die Uhr möglich, ein Sportprogramm zu absolvieren – mit oder ohne professionelle Anleitung durch einen Personal Trainer.

Auf die Frage „Wie oft?" antworte ich ganz klar mit „Täglich, wann immer es passt". Es gibt die Zeitfenster dazu, Sie müssen sie nur nutzen! Wie wäre es mit Frühsport statt Frühstück? Wenn Sie z. B. die 16:8- oder die 14:10-Regel nehmen, passt dies doch – Fenster auf und z. B. ein paar Dehnübungen machen. Vielleicht schaffen Sie es sogar zu walken oder zu joggen. Hier stimmt tatsächlich der Spruch „Morgenstund hat Gold im Mund", denn nach einer morgendlichen Bewegungseinheit ist es schwer, Sie im Laufe des Alltags aus dem seelischen Gleichgewicht zu bringen.

Wenn Sie den Fettabbau gezielter unterstützen wollen, sollten Sie neben einem Herz-Kreislauf-Training ein Intervall- bzw. High Intensive Training (HIT) in Ihre Planung einbauen.

Intensives Ganzkörpertraining (HIT) – Übungsablauf

Schneller Wechsel – der Klassiker

(1–5-mal) mit je 30 Sek. Belastung/15 Sek. Entspannung und Übungswechsel:

1. Kniebeugen
2. Schattenboxen
3. Ausfallschritte
    a. 30 Sek. tiefer seitlicher Ausfallschritt nach rechts
    b. 30 Sek. tiefer seitlicher Ausfallschritt nach links

4. Bauchübung, z. B. Crunches
5. In der breitbeinigen, tiefen Hocke bleiben und einen Ball (alternativ mit Wasser gefüllte Flasche oder zusammengedrücktes Kissen) mit gestreckten Armen in kleinen Zickzackbewegungen nach oben und unten führen
6. Kick mit Kniebeuge
    a. 30 Sek. linkes Bein
    b. 30 Sek. rechtes Bein
7. Liegestütze in Ihrer Lieblingsvariante (z. B. an der Wand, am Boden oder mit Füßen oberhalb der Hände)
8. Arm und Bein gleichseitig seitlich anheben und leicht in der Luft wie bei einer Marionette heben und senken
    a. 30 Sek. links
    b. 30 Sek. rechts
9. Lieblingsbauchübung
10. Bergsteiger
11. Superman
12. Brett und Hund

Alle Übungen können Sie erst langsam ausführen und das Tempo und die Intensität steigern. Im Internet finden sich HIT-Übungen für jedes Level.

Der Vorteil ist ein intensives Ganzkörpertraining und Sie brauchen außer einer Matte nichts. Natürlich können Sie auch mit Kurzhanteln, Kettlebells, Springseil, Boxsack, Trampolin jede Menge Variationen einbauen. Wenn Sie beim Trainieren an der frischen Luft sein wollen, dann nutzen Sie die Treppen, um z. B. hoch- und runterzuflitzen, Bänke für Dehnung und Kräftigung. Manche Orte bieten in den Parkanlagen Sportgeräte. Nutzen Sie diese, schließlich zahlen Sie auch dafür über Ihre Steuern.

Scannen Sie die QR-Codes

Entdecken Sie die Übungen als praktische Anleitungen in Videos mit mir und scannen Sie die QR-Codes auf S. 246 f.

SPORT UND INTERVALLFASTEN

Habe ich Energie, wenn ich Sport und Intervallfasten kombiniere? Aber natürlich!

- Sie verhungern nicht bei den Esspausen, sondern werden von Ihren Fettsäuren bzw. Ketonkörpern bestens versorgt!
- Sie heizen Ihren Stoffwechsel dadurch an und die „Pölsterchen“ werden schwinden!
- Sie unterstützen durch vermehrte Atmung und das Schwitzen den Entgiftungsprozess (Trinken nicht vergessen!).
- Dem Alltagsstress können Sie die kalte Schulter zeigen!
- Wenn Sie schon einen „Haken“ hinter Ihr Bewegungsprogramm setzen konnten, sind Sie offen für spontane Planungen am Abend.

Wenn Sie Sport auf nüchternen Magen machen und dies nicht gewöhnt sind, dann starten Sie langsam. Aber der Blutdruck profitiert natürlich sehr durch Bewegung – egal, ob er zu niedrig oder zu hoch ist.

Sportwissenschaftler empfehlen statt intensiver Kardioeinheiten eher Krafttraining, d. h., wenn Sie z. B. der 16:8-Regel folgen und gegen 12 Uhr Ihre erste Mahlzeit einnehmen, können Sie davor ein Kraft-Ausdauer-Programm absolvieren. Das könnte eine Art Zirkeltraining, aber auch die etwas sportlicheren Yoga- und Pilates-Übungen sein. Hier bieten sich der Sonnengruß oder viele Wiederholungen der einzelnen Asanas an: z. B. je 10-mal Krieger nach rechts, dann links, Hund und Katze im Wechsel, Planke und Hund usw. Es gibt zahlreiche Variationsmöglichkeiten.

Ich persönlich kombiniere gerne Kraftübungen mit Laufeinheiten. So jogge ich ca. 20 Minuten, mache dann je 20–40 Ausfallschritte und Kniebeugen, an einer Parkbank anschließend Liegestütze, Trizeps-Dips und Bauchübungen. Je nachdem, wie viel Zeit ich habe, mache ich davon 2–4 Runden. Vor dem Duschen dehne ich mich noch und dann kann der Tag kommen!

Prüfen Sie Ihren Tagesablauf und bauen Sie, wann immer möglich, Bewegung ein. Wenn Sie nicht der Morgentyp für Sport sind, dann

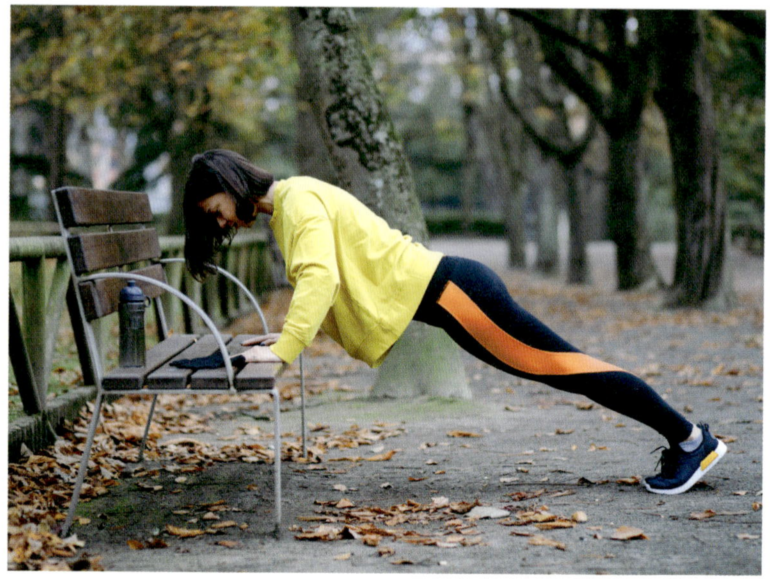

sollten Sie aber darauf achten, nicht mit vollem Magen zu trainieren, sondern Spaziergänge vorziehen.

Anfangen, ins Schwitzen kommen und genießen! Sport beeinflusst alles – Körper, Geist und Seele! Aber bleiben Sie in Ihrer Genusszone, der Sport soll Sie stärken, nicht auslaugen.

HIT-WORKOUT – 12 ÜBUNGEN IN 7 MINUTEN

Für den Übungsablauf können Sie eine App nutzen oder Sie stellen sich einen Timer ein, z. B. 30 Sek. Belastung und 10 Sek. Pause bzw. Zeit, um die Station zu wechseln. Zu allen Übungen beschreibe ich Alternativen für Anfänger (A) und Fortgeschrittene (F). Wenn Sie insgesamt 5 Runden trainieren, haben Sie ein tolles Intervall-Workout von ca. 40 Minuten absolviert und dem Fettstoffwechsel ordentlich eingeheizt!

Achten Sie bei allen Übungen darauf, gelenkschonend zu arbeiten, lieber die Übung langsam und sauber ausführen als schnell und ungenau. Atmen Sie natürlich! Versuchen Sie immer, die Bauch-Beckenboden-Muskulatur anzuspannen, um den Rücken zu entlasten. Tragen Sie geeignetes Schuhwerk. Sie brauchen nur einen Stuhl und einen Kasten. Wenn Sie keinen Kasten oder Treppenstufe zur Verfügung haben, dann können Sie auch eine andere Übung einbauen. Ich stelle bei der Nr. 5 die „Dampflok“ als Option vor. Wenn Sie bei den Übungen einen Stuhl brauchen, fixieren ihn so, dass er nicht wegrutschen kann.

Mein Tipp
Die App für tägliche Übungen: „7 seven“

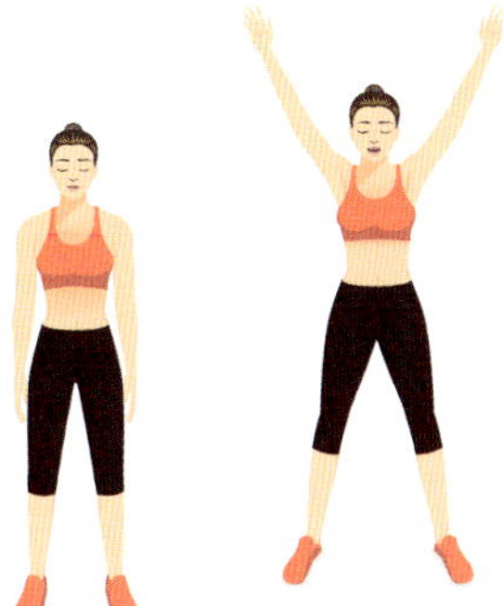

ÜBUNG 1
JUMPING JACKS – HAMPELMÄNNER

Diese Übung kennt sicher jeder aus der Kindheit. Gehen Sie dabei leicht in die Knie, so federn Sie die Sprünge etwas ab. Die Füße zeigen beim Öffnen leicht nach außen.

A Wenn das Springen zu belastend ist, stehen Sie gerade, Füße zusammen. Dann abwechselnd rechts und links die Beine öffnen, seitlich tappen und schließen. Die Arme können Sie dabei natürlich folgend mitnehmen.

F Bei jedem Sprung in der Hocke landen und hier wieder starten. Arme zum Schwung holen einsetzen.

ÜBUNG 2
WALL-SIT – WANDSITZ

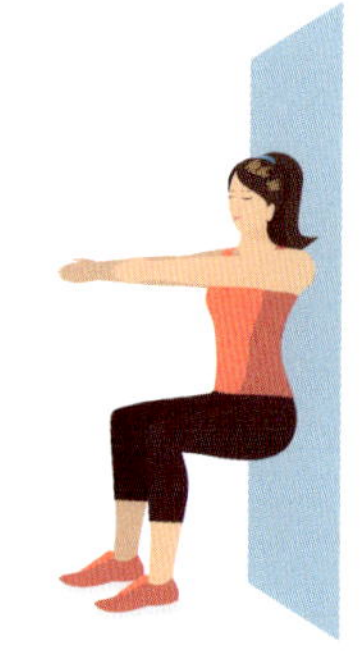

Achten Sie auf einen rechten Winkel der Fuß-, Knie- und Hüftgelenke. Rücken gerade an die Wand lehnen, Hinterkopf berührt diese ebenfalls.

A Setzen Sie sich anfangs nicht ganz auf 90° ab, sondern steigern Sie sich nach und nach.

F Den Oberkörper fest an die Wand drücken und die Fersen heben und senken.

ÜBUNG 3
PUSH-UP – LIEGESTÜTZ

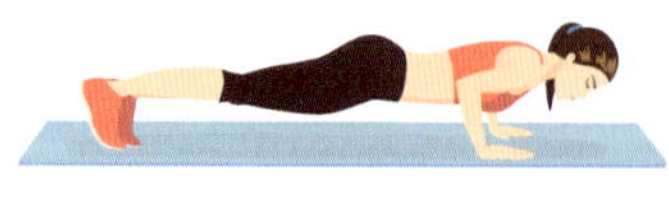

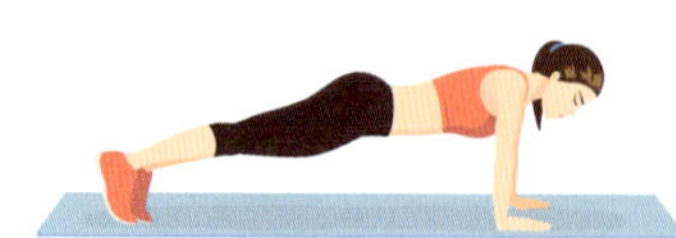

Gerade Körpermitte. Hier können Sie variieren, ob Sie stärker die Brustmuskulatur und Schultern (weite Armhaltung) oder Ihre Trizepsmuskulatur (Hände dicht am Oberkörper) ansprechen wollen.

A Knie aufgesetzt lassen oder die Hände z. B. an einem Stuhl, Tisch oder der Wand aufsetzen.

F Füße hinten übereinanderschlagen oder auf einer Stufe/Stuhl platzieren.

ÜBUNG 4
CRUNCHES – BAUCHPRESSEN

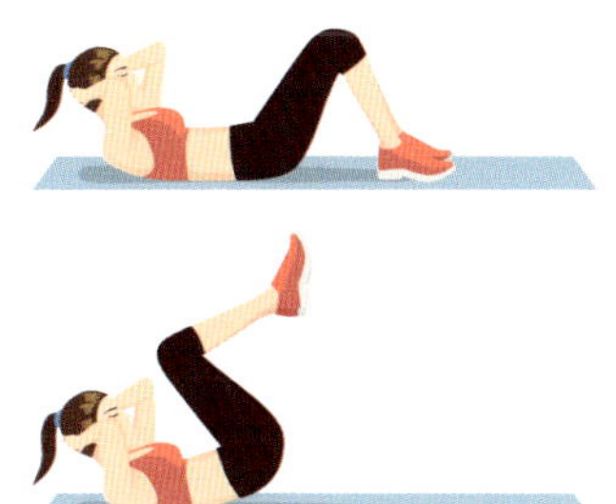

In Rückenlage ab auf die Matte oder eine geeignete Unterlage. Schauen Sie schräg nach oben, halten Sie den Kopf stabil und arbeiten Sie aus der vorderen Körpermitte, entlasten Sie Ihren Rücken, Füße aufgestellt.

A Blick zur Decke. Sie können den Hinterkopf halten, aber nicht am Nacken reißen, wenn Sie hochkommen. Dann lieber eine andere Variante wählen.

F Beginnen Sie liegend, Füße aufgestellt, und rollen Sie sich von dort komplett bis fast zum Sitz auf. Natürlich können Sie auch gerne eine intensivere Variante wählen, bis der Muskel „brennt".

ÜBUNG 5
STEP-UP ONTO CHAIR – STUFENSTEIGEN

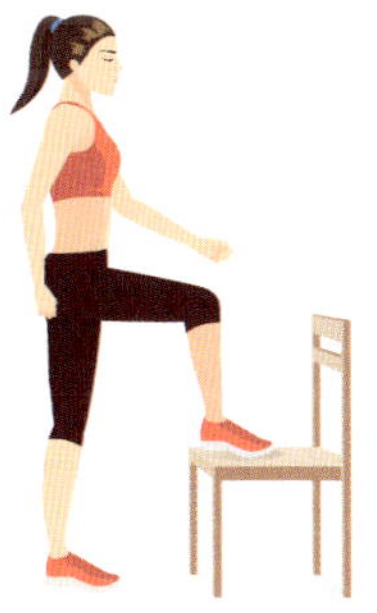

Sicheres Auf- und Absteigen auf eine Treppenstufe oder einen Kasten. Den ganzen Fuß sauber, bewusst leise absetzen und nicht „aufplatschen". Ein Stuhl eignet sich nur für geübte Fortgeschrittene, aber seien Sie vorsichtig, da dieser schnell kippen kann.

A Wenn Sie unsicher sind, dann lehnen Sie den Kasten gegen eine Wand, um ein Wegrutschen zu vermeiden, oder nutzen Sie eine Treppe mit Geländer. Gleichzeitig können Sie sich etwas abstützen.

F Springen Sie auf die Stufe, entweder rechts und links im Wechsel oder mit beiden Füßen gleichzeitig. Absteigen bitte langsam und dort nicht springen.

Alternative: „Dampflok“

Sie stehen gerade, Hände im Nacken verschränkt – Ellenbogen ziehen nach außen. Nun ziehen Sie im Wechsel ein Knie hoch und drehen sich mit dem Oberkörper dem Knie seitwärts entgegen. Wenn Sie z. B. das rechte Knie heben, drehen sie den Oberkörper so, dass Ihr linker Ellenbogen mit dem rechten Knie zusammen kommen könnte ☺, dann wechseln zur anderen Seite.

ÜBUNG 6
SQUAT – KNIEBEUGE

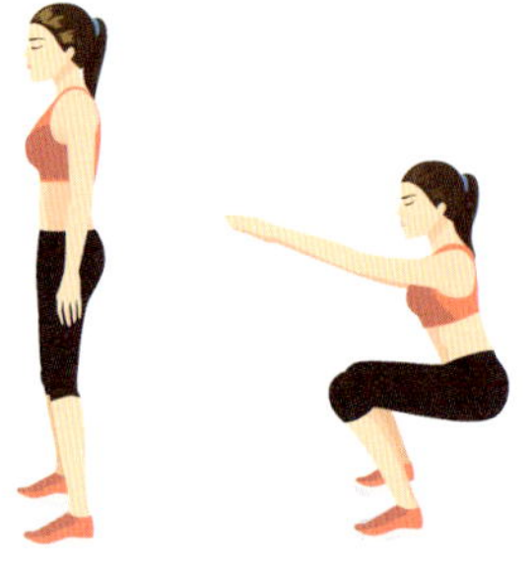

Schulterbreiter Stand. Setzen Sie sich mit dem Po weit nach hinten unten, nicht das Becken nach vorne drücken. Rücken gerade, Blick und Arme nach vorne.

A Saubere und langsame Übungsausführung. Um das Gleichgewicht zu halten, können Sie sich ggf. an einem Stuhl oder einer Wand etwas stützen.

F Fußstellung variieren. Beim Hochkommen Becken vordrücken und auf die Zehenspitzen gehen, ggf. noch Gewichte (Kettlebell oder Hanteln) einbauen.

ÜBUNG 7
TRICEPS DIPS ON A CHAIR – TRIZEPSÜBUNG

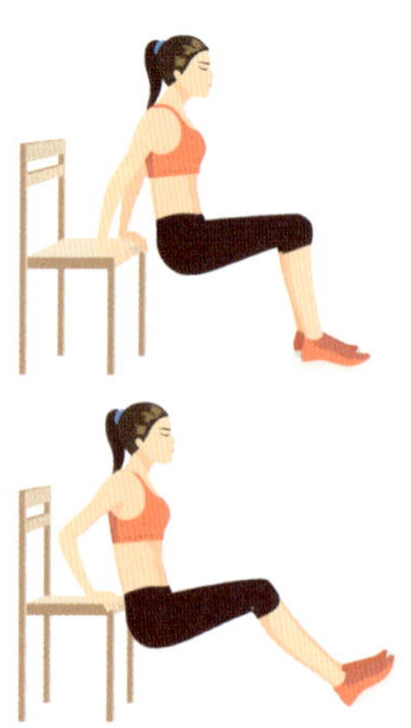

Bitte den Stuhl so aufstellen, dass er nicht wegrutschen kann. Umfassen Sie die Sitzfläche des Stuhls vorne mit den Händen und stellen Sie die Füße in einem 45°-Winkel zum Stuhl auf, sodass die Arme gestreckt sind. Langsam absenken.

A Auch hier ist weniger mehr. Langsam und nur so tief gehen, wie Sie es schaffen, sich wieder hochzudrücken.

F Ein Bein über das andere schlagen.

ÜBUNG 8
PLANK – UNTERARMSTÜTZ

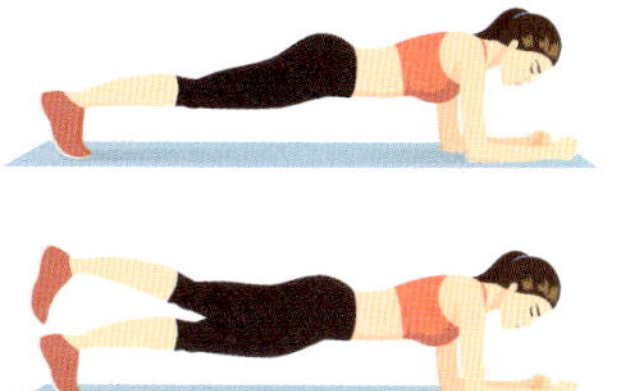

Abstützen auf den Unterarmen und Fußspitzen parallel zum Boden ausrichten.

A Sie können einen Stuhl nutzen (sicherer Stand) und die Unterarme auf den Sitz legen, dadurch ist der Winkel angenehmer. Sollte da ein Bäuchlein sein, stört dies nicht so.

F Im Wechsel die Beine anheben und vielleicht auch diagonal den Arm dazu nach vorne schieben.

ÜBUNG 9
HIGH KNEES RUNNING IN PLACE – LAUFEN AUF DER STELLE

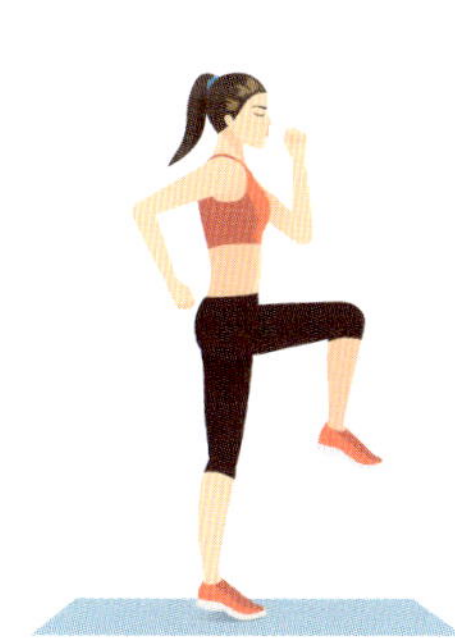

Im aufrechten Stand die Bauchspannung aktivieren und auf der Stelle gehen, joggen, laufen.

A Sie können auch marschieren, aber auch hier: hoch mit den Knien!

F Die Knie so weit nach oben ziehen, wie es geht, oder Hüpfsprünge einbauen.

ÜBUNG 10
LUNGES – AUSFALLSCHRITTE

Aus dem aufrechten Stand nach vorn in den Ausfallschritt gehen, lieber langsam und sauber als schnell und wackelig.

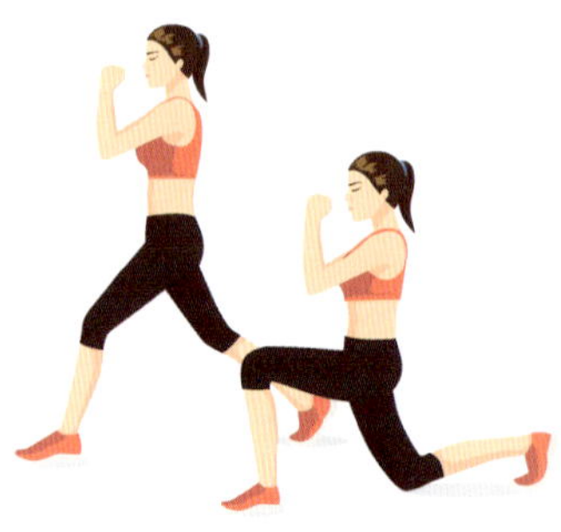

A Gehen Sie nur so tief, wie Sie können, ggf. stützen Sie sich an einem Stuhl oder an der Wand ab.

F Ausfallschritte nach hinten, mit oder ohne Gewichten die Arme nach oben drücken.

ÜBUNG 11 PUSH-UP AND ROTATION – LIEGESTÜTZ MIT ROTATION

Achten Sie auf Ihre Körperspannung. Aus dem Liegestütz strecken Sie die Arme und drehen sich dann zur Seite auf, sodass Sie sich auf nur einer Hand abstützen und den anderen Arm nach oben bewegen.

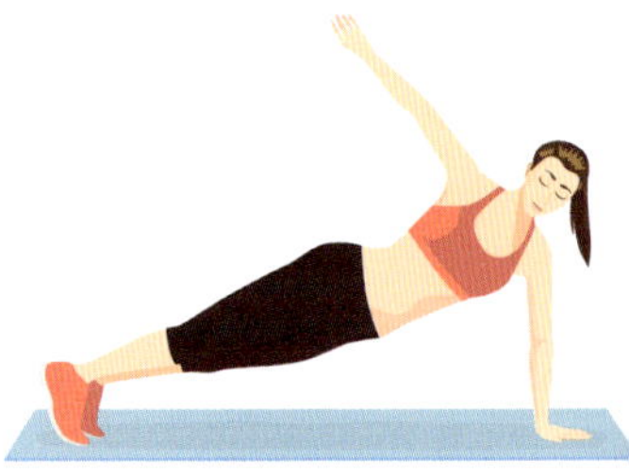

A Im Anschluss an einen Liegestütz, egal ob an der Wand, am Tisch oder Stuhl, lösen Sie einen Arm und drehen sich etwas zur Seite! Aber achten Sie darauf, dass Sie oder der Gegenstand, den Sie zur Hilfe genommen haben, nicht wegrutscht.

F Wie beim Liegestütz (Übung 3) eventuell die Füße übereinanderschlagen.

ÜBUNG 12 SIDE PLANK – SEITLICHER UNTERARMSTÜTZ

Im seitlichen Unterarmstütz das Becken anheben und gerade bleiben! Kopf nicht hängen lassen!

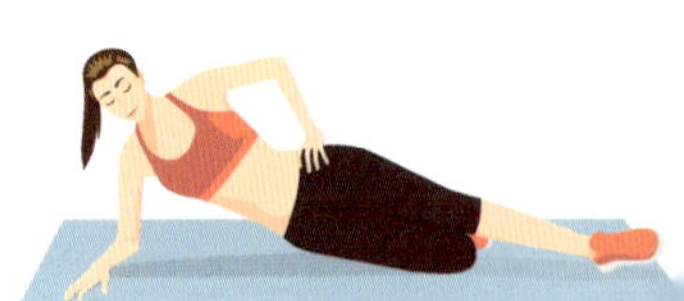

A Das untere Bein angewinkelt als Stütze liegen lassen.

F Daraus noch einen „Side Plank Twist“ machen. Hierzu den freien Arm seitlich hochheben und dann unter sich nach hinten durchführen.

IDEEN FÜR EINEN BEWEGTEN ALLTAG

- Stehen Sie auf, wenn Sie telefonieren.
- Sitzen Sie in Gesprächsrunden aufrecht und denken Sie daran zu lächeln. Das merkt Ihr Gesprächspartner und entspannt bei Stress.
- Nutzen Sie z. B. auch die Essenszubereitung am Herd, um sich zwischendurch zu dehnen, auf- und abzufedern, Kniebeugen, Dips, Ausfallschritte zu machen. Erheitert ungemein!
- Denken Sie im Sitzen und Stehen an Übungen für Ihren Beckenboden und bleiben Sie gerade und aufrecht (Kopf zurück und gerade, um den Schildkrötenhals zu eliminieren). Sacken Sie nicht in sich zusammen. Das wäre orthopädisch und organisch sehr nachteilig, weil Ihre inneren Organe gequetscht werden und ihnen der Raum zum Arbeiten genommen wird.
- Machen Sie stündlich aktive Pausen – auch wenn Sie Nichtraucher sind! Am besten rausgehen und dabei auch Kontakte pflegen.
- Wann immer Sie können, laufen Sie oder fahren Sie per Rad.
- Ein Abendspaziergang mit Kindern und Partner ist sehr entspannend und oft klärend.
- Einen Hund zu haben und mit ihm regelmäßig rausgehen zu müssen, ist natürlich top! Studien belegen, dass Hundebesitzer durchschnittlich leichter, widerstandsfähiger und fröhlicher sind.
- Denken Sie daran, dass das Muskelgewebe Energie benötigt. Fett ist eine träge Maße, die die Energie liefern kann. Wenn Sie z. B. ein üppiges Mahl erwartet, machen Sie doch einfach davor ein intensives Training. Das heizt den Fett- und Muskelstoffwechsel an und das Essen hüpft nicht auf die Hüften.

- Wenn schon die Gelenke zwicken, sollte dies keine Ausrede sein. Verklebtes Fasziengewebe ist häufig die Ursache dafür. Durch regelmäßige Bewegung, die auch Dehnungen enthalten soll, erreichen Sie eine gesteigerte Durchblutung, Ernährung und Entgiftung dieser Strukturen. Sie werden den Unterschied spüren und hoffentlich positiv bewerten.
- Ich bin ein großer Fan der Trampoline und/oder Crosstrainer. Wenn es sogar einen extra Raum dafür in der Wohnung gibt … großartig! Lieblingsserie streamen oder „Mucke“ an und los geht's!
- Wenn Sie lieber Indoor-Sport treiben wollen und ein Fitnessstudio in der Nähe ist – ebenfalls großartig. Mitglied in einem Sportverein zu sein, ist eine prima Alternative oder Ergänzung, denn durch die Vereinszugehörigkeit ergeben sich Kontakte und häufig auch eine gewisse Verbindlichkeit, was die Trainingsbeteiligung angeht.
- Sie sollten die gepackte Sporttasche möglichst schon dabeihaben, wenn Sie nach dem Job aktiv werden wollen. Wenn Sie erst nach Hause fahren müssen, um sie zu holen, fällt der Start schwerer. Da warten dann plötzlich so viele Gründe auf Sie, die Sie von Ihrem sportlichen Vorhaben abhalten!
- Werden Sie aktiv und informieren Sie sich im Freundes- und Bekanntenkreis und/oder online, wo, von wem und wann Ihre Wunschsportart angeboten wird. Sie können auch mit einem Studio oder Verein Ihrer Wahl sprechen, einen Übungsleiterschein machen und dann selbst ein Sportangebot für interessierte Mitstreiter ins Leben rufen.
- Schwimmen und Aqua-Sport sind ebenfalls ein wunderbares Ganzkörpertraining. Da höre ich leider oft: „Ich schäme mich, bei meiner Figur in ein Schwimmbad zu gehen“. Das hat Ihr Körper, der schon lange alles für Sie tut, nicht verdient! Durch Bewegung, gesunde Ernährung und Intervallfasten können Sie etwas für dieses Geschenk zurückgeben und ihm danken, ihn sogar verjüngen, attraktiver und straffer formen. Aber schämen sollte sich keiner für seinen Körper! Männer sind häufig viel cooler: Sie schauen in den Spiegel, ziehen den Bauch ein und sagen: „Passt schon!“

- Zusätzlich sollte man am besten täglich draußen sporteln: walken, radfahren, joggen, inlinen und wandern. Gerade wenn Sie in jeder Jahreszeit und jedem Wetter rausgehen, werden das Immunsystem und die Stabilität der Psyche gestärkt. Das bewusste Sein in der Natur ist ein Traum und „erdet". Die Portion Vitamin D gibt's dann gratis dazu!
- Einen Garten zu pflegen, beinhaltet meist eine Menge körperlicher Arbeit. Aber jeder, der den Geschmack von eigenen Tomaten, Salat, Obst und Möhren kennt und liebt, weiß, warum er das tut.

Die Deutsche Gesellschaft für Ernährung empfiehlt:

- Vollwertige Ernährung und körperliche Aktivität gehören zusammen. Dabei ist nicht nur regelmäßiger Sport hilfreich, sondern auch ein aktiver Alltag, indem Sie z. B. öfter zu Fuß gehen oder Fahrrad fahren.
- Pro Tag 30 bis 60 Minuten moderate körperliche Aktivität fördern Ihre Gesundheit und helfen Ihnen dabei, Ihr Gewicht zu regulieren.

Das Wissen haben Sie und brauchen es nur noch umsetzen! Charlie darf gerne im Anschluss daran mit Ihnen auf die Couch – allerdings wird darauf nicht mehr geknabbert! Denn natürlich braucht der Körper auch die Regeneration. Übertraining kann kontraproduktiv sein, weil es die Verletzungsgefahr oder grippale Infekte fördert.

Auch bei allen guten und richtigen Vorsätzen gilt – Maß halten!

YOGA

AKTIV IN DIE ENTSPANNUNG KOMMEN

Es gibt so viele Variationen: Von Hatha- über Ashtanga-, Kinder- zu Hormon-, Hot-, Faszien-, Flow-Yoga usw. Yoga gehört inzwischen zum Ausgangspunkt von fließenden Übungsabläufen, die sich in vielen krankengymnastischen bis intensiven Sportstunden wiederfinden. Selbst im Fußball gehört Yoga dazu und mittlerweile machen erfreulicherweise immer mehr Männer mit!

Yoga soll, wie Pilates, die Beweglichkeit im Körper und Geist fördern. Es geht nicht darum, sich zu verknoten und in Konkurrenz mit anderen zu gehen, die dies wie Schlangenmenschen können. Ziel ist es u. a., Verkürzungen im gesamten myofaszialen System zu lösen und schwache Strukturen zu stärken, sodass Gelenke wieder in die richtige Winkelstellung kommen und ihre Arbeit schmerzfrei bewältigen können. Kennen Sie die breite Übungspalette der Schmerzfrei-Übungen von „Liebscher&Bracht"? Sehr empfehlenswert!

Bin ich schmerzfrei, wirke ich strahlender und glücklicher. Habe ich Schmerzen, fällt alles schwerer! Kein Mensch wird geboren, um mit Schmerzen durch das Leben zu gehen. Sehen Sie diese Symptome als Hilferufe des Körpers und dimmen Sie sie nicht mit Schmerzmitteln. Wichtiger ist es, den Grund zu kennen und eine Lösung zu finden.

Bewegung und gezielte Dehnungen sowie auch die Ernährung und gute Regenerationszeiten durch das Intervallfasten sind ein Weg in die Schmerzfreiheit, ggf. mit therapeutischer oder medizinischer Ergänzung. Die Bandbreite der Möglichkeiten und Übungen ist riesig und würde den Umfang dieses Buches sprengen.

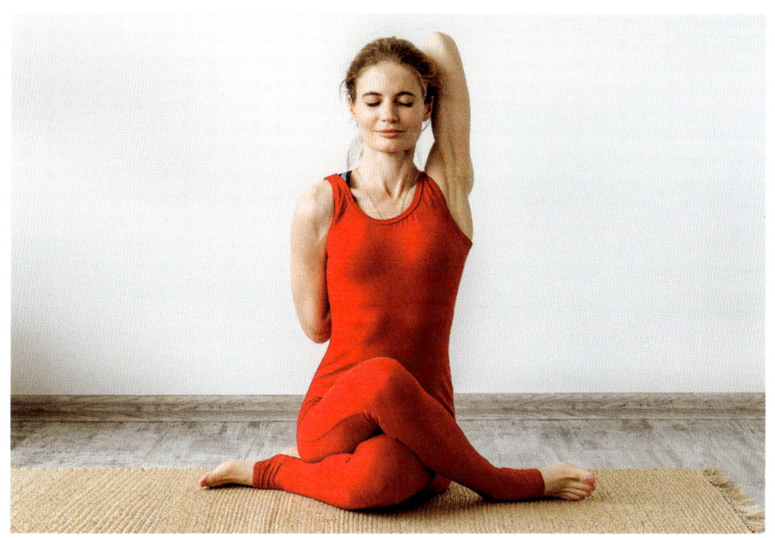

Ich bin ein großer Fan der Osteopathie-, Osteopressur- und Faszientherapien, und Yoga ist Osteopathie in Bewegung!

Viele sitzen oder stehen heutzutage viel zu lange. Diese Fehlbelastung sorgt nicht nur für verspannte Rücken-, Schulter- und Nackenmuskulatur, auch die Gefäße leiden. Sie werden unter Druck gesetzt, die Magen- und Darmtätigkeit wird beeinträchtigt und durch eine flache Atmung wird die Sauerstoffzufuhr unserer Zellen verringert. All das macht müde und trübsinnig. Sich dann zu strecken und räkeln, ist zumindest der erste Schritt. Häufig wird dazu gegähnt, ein Weg des Körpers, tiefer ein- und auszuatmen und den Sauerstoffbedarf zu erhalten.

Das Praktizieren von Yoga und Pilates hat viele wissenschaftlich bewiesene Vorteile: So wirken die Yoga-Übungen (Asanas) neben der Dehnung und Lockerung des Gewebes auch harmonisierend auf die Hormondrüsen. Sie stärken nicht nur das Herz-Kreislauf-System und erhöhen die Konzentration sowie die Klarheit der Gedanken, sondern entgiften auch. Über bewusstes Atmen (Pranayama) lernen Sie, aktiv den Stresspegel zu senken – eine wunderbare Hilfe im Alltag. Und über die Meditation lernen Sie, sich selbst mehr wertzuschätzen und zu lieben.

Durch Yoga-Übungen erhöhen Sie Ihre Energie und senken den Stress!

Bei den unterschiedlichen Übungen wird der gesamte Körper in alle denkbaren Richtungen bewegt, verkürzte Strukturen werden gedehnt und zu schwache Regionen gestärkt. Das Faszien- und Bindegewebe lernt wieder zu entspannen, schmerzende Regionen werden besser durchblutet und damit auch entgiftet, Blockaden dürfen sich wieder lösen.

Wer entspannt und flexibel ist, lebt glücklicher. Alles fühlt sich leichter an und das ist extrem stimmungsaufhellend. Dieses Gefühl möchte jeder behalten und sorgt somit für die eigenen Bedürfnisse, nährt sich gesünder, schläft tiefer, nimmt sich Pausen und stärkt das Selbstbewusstsein. Natürlich verändern sich dabei auch die Figur und die Ausstrahlung.

Jeder, der atmen kann, kann Yoga praktizieren – ein altbekannter Spruch, aber noch immer wahr.

Durch das gestärkte Empfinden für sich selbst wird dem Praktizierenden auch klarer, was er braucht und was nicht, was ihm schadet oder ihn stärkt – dies auf vielen Ebenen, die Ernährung ist nur ein Teil davon.

Aber niemand fängt mit dem Kopfstand an, sondern erlernt nach und nach die Positionen, übt regelmäßig – am besten täglich – und steigert sich von Mal zu Mal. Durch Yoga lernt man auch, sich mehr zuzutrauen und mutiger zu werden. Anfangs können viele kaum auf dem Boden im Schneidersitz die Atemübungen machen. Aber schon nach wenigen Monaten wird es einfacher und Asanas, die vorher den Schweiß auf die Stirn getragen haben, werden auf einmal harmonisch, leicht und fließend ausgeführt.

Der schwarze Punkt – eine Geschichte zum Nachdenken

Eines Tages kam der Professor in die Klasse und schlug einen Überraschungstest vor. Er verteilte das Aufgabenblatt, die leere Rückseite nach oben, und forderte seine Studenten auf, die Seite umzudrehen und zu beginnen. Zur Überraschung aller gab es keine Fragen, nur einen schwarzen Punkt in der Mitte der Seite. Nun erklärte der Professor: „Ich möchte Sie bitten, das aufzuschreiben, was Sie dort sehen."

Die Schüler waren verwirrt, aber begannen ihre Arbeit. Am Ende der Stunde sammelte der Professor alle Antworten ein und begann sie laut vorzulesen. Alle Schüler ohne Ausnahme hatten den schwarzen Punkt beschrieben – seine Position in der Mitte des Blattes, seine Lage im Raum, sein Größenverhältnis zum Papier usw. Der Professor lächelte und sagte: „Ich wollte Ihnen eine Aufgabe zum Nachdenken geben. Niemand hat etwas über den weißen Teil des Papiers geschrieben. Jeder konzentrierte sich auf den schwarzen Punkt – und das Gleiche geschieht in unserem Leben. Wir haben ein weißes Papier erhalten, um es zu nutzen und zu genießen, aber wir konzentrieren uns immer auf die dunklen Flecken."

Unser Leben ist ein Geschenk, das wir mit Liebe und Sorgfalt hüten sollten, und es gibt eigentlich immer einen Grund zum Feiern – die Natur erneuert sich jeden Tag, unsere Freunde, unsere Familie, die Arbeit, die uns eine Existenz bietet, die Wunder, die wir jeden Tag sehen … Doch wir sind oft nur auf die dunklen Flecken konzentriert – die gesundheitlichen Probleme, den Mangel an Geld, die komplizierte Beziehung mit einem Familienmitglied, die Enttäuschung über einen Freund, nicht erfüllte Erwartungen usw.

Die dunklen Flecken sind sehr klein im Vergleich zu allem, was wir in unserem Leben haben, aber sie sind diejenigen, die unseren Geist beschäftigen und trüben.

Nehmen Sie die schwarzen Punkte wahr, doch richten Sie Ihre Aufmerksamkeit mehr auf die große weiße Fläche herum und damit auf die Möglichkeiten und glücklichen Momente in Ihrem Leben und teilen Sie sie mit anderen Menschen!"

YOGA-ÜBUNGEN FÜR JEDEN TAG

Yoga-Übungen können Sie morgens nach dem Aufstehen, zwischendurch im Büro oder auch am Abend durchführen. Die Übungen werden am besten auf einer geeigneten Matte barfuß oder mit rutschfesten Strümpfen praktiziert. Super ist es, wenn Sie sich ca. 30 Minuten Zeit nehmen.

Bei allen Übungen gilt es, eine Grundspannung in der Bauch-, Beckenboden- und Pomuskulatur (BBP) zu halten. Bei den Stehübungen können Sie an einer Wand oder einem Stuhl Halt suchen. Wenn Sie auf dem Boden mit gekreuzten Beinen nicht sitzen können, nutzen Sie einen Stuhl oder ein Sitzkissen. Wenn Sie im Vierfüßlerstand den Druck auf Ihren Knien nicht mögen, dann legen Sie ein Kissen oder etwas Ähnliches unter die Knie, um ihn abzumildern.

Sie können die Positionen entweder so praktizieren, dass Sie sie statisch halten oder mit der Atmung fließend zur Endstellung hinein- und wieder hinausgehen.

Suchen Sie sich als Einsteiger zu Beginn die Übungen aus, die Ihnen am geläufigsten bzw. für Sie leicht umzusetzen sind, und tasten Sie sich nach und nach an dic heran, die Ihnen anfangs viel zu schwierig erschienen. Yoga ist ein Weg – nicht das Ziel. Sie werden merken, dass es von Tag zu Tag besser geht und leichter wird.

Es empfiehlt sich immer, an professionellen Yoga-Stunden teilzunehmen. Dort wird in der Regel nicht nur korrigiert, sondern Sie lernen neue bzw. andere Variationen kennen und können diese dann in Ihr persönliches Programm einbauen.

Nachfolgend finden Sie eine Auflistung der Yoga-Übungen, die ich Ihnen aufgrund meiner praktischen Erfahrung mit meinen Patienten ans Herz legen kann.

Yoga-Übungen

- Bergstellung
- Vorbeuge
- Vorbeuge mit geöffneten Beinen
- Krieger- oder Heldenposition
- Halbmond – Krieger auf Knien
- Dreiecksposition
- Dreieck mit gebeugtem Knie
- Gedrehtes Dreieck mit gebeugtem Knie
- Gedrehtes Dreieck mit Hand auf dem Boden
- Baum
- Hocke nach hinten wegsetzen
- Adler (eingedrehte Hocke)
- Standwaage
- Katze
- Kobra
- Boot
- Bogen
- Stellung des Kindes
- Delphin
- Drehsitz
- Fisch
- Herabschauender Hund
- Kamel
- Kerze/Schulterstand
- Pflug
- Brücke
- Sitzende Vorbeuge
- Seitlicher Unterarmstütz
- Sonnengruß

Scannen Sie die QR-Codes

Entdecken Sie meine Anleitungen zu einzelnen Yoga-Übungen und scannen Sie die QR-Codes auf S. 248 f.

Aber auch im Netz und auf YouTube sowie im Buchhandel gibt es zahlreiche nützliche Anleitungen und Beschreibungen zu den verschiedenen Yoga-Übungen.

BESSER SCHLAFEN UND DANKBAR SEIN

Entspannung ist ein wichtiger Eckpfeiler, um gesund und leistungsfähig zu bleiben. Natürlich ist der tiefe Schlaf die beste Entspannung. Alltagsstress, Gedanken, Sorgen sowie Schmerzen lassen einen solchen aber oft nicht zu. Viele Menschen arbeiten zu viel und es gibt Tage, da fühlt man sich selbst auf der Überholspur und kommt überhaupt nicht mehr zur Ruhe.

Entspannungstechniken helfen, sich auf das Wesentliche im Leben zu konzentrieren, sich das eigene Dasein bewusst machen und Fragen beantworten zu können wie „Wo stehe ich, wo will ich hin, was sind meine Lebensziele?", „Ist das noch mein Weg oder werde ich überwiegend fremdbestimmt?"

Kurzfristiges Ziel aller Techniken ist es, Körper, Geist und Seele zur Ruhe kommen zu lassen, damit die Regeneration möglich wird. Langfristiges Ziel ist es zudem, den Geist auch in Stressphasen sammeln zu können, damit der Körper im Alltagsgeschehen nicht mehr auf „180" gebracht wird. Hochaktiven Menschen fällt das Zur-Ruhe-Kommen besonders schwer. Hier spreche ich aus eigener Erfahrung und empfehle eine Kombination aus Aktivität und Entspannung. Das kann neben einer Ausdauersportart eine Verbindung mit Yoga, Pilates, Tai-Chi oder Qi Gong sein. Während Sie z. B. beim Joggen oder Fußball primär nur die Bein- und Rumpfmuskulatur beanspruchen, absolvieren Sie beim Yoga oder Pilates ein Ganzkörperprogramm. Damit erhöhen Sie auch Ihren Fitnesszustand. Denn ein freier und gedehnter Muskel hat mehr Kraft und Energie als ein verkürzter und verkrampfter. Zudem lernt der Geist durch die verschiedenen Meditationen, sich zu sammeln und Belastendes leichter loszulassen.

WARUM MÜSSEN WIR SCHLAFEN?

Der Organismus braucht eine Phase des Energiesparens für die Entgiftung und Reinigung der Zellen, die Organe haben Hauptleistungsphasen, aber sie brauchen die Zeit der Ruhe, um sich selbst wieder aufzubauen. Während wir im Laufe des Tages überwiegend abbauend (= katabol) sind, ist im Schlaf alles auf Reinigung und Aufbau (= anabol) programmiert.

WIE LANGE SOLLTEN WIR DURCHSCHNITTLICH SCHLAFEN?

Die Forschung empfiehlt eine Schlafdauer von durchschnittlich 7–8 Stunden. Wen aber die Gedankenspirale sich unruhig im Bett von einer zur anderen Seite wälzen lässt, der wird vermutlich am nächsten Morgen nicht besonders gut ausgeruht sein. Da kann ein tiefer, vielleicht nur sechsstündiger Schlaf mehr Erholung bringen.

Was nutzt es, am Wochenende stundenlang im Bett zu liegen, weil am Vorabend ordentlich gefeiert wurde? Auch in diesem Fall ist eine Erholung nicht gegeben, zumal häufig der Wechsel zur Couch mit TV & Co. von einer Regeneration abhält.

WAS HÄLT VOM GUTEN SCHLAF AB?

Als ich die Frage unter den Seminarteilnehmern gestellt habe, kam als direkte Antwort: „Mein schnarchender Mann!“ Natürlich haben alle gekichert, aber auch zustimmend genickt. Diese Situation in den Schlafzimmern ist also eine echte Herausforderung. Eine Universallösung gibt es dafür nicht. Neben einer vielleicht engen Nasenscheidewand, Kiefer- oder Nackenverspannung, Liegeposition, falschem Kopfkissen spielt auch die Ernährungsweise eine Rolle. Gerade der Alkohol am Abend verschärft oftmals die Situation. Betrachten Sie mit Ihrem Partner zusammen Ihre Ernährungsweise, hinterfragen Sie Ihre Gewohnheiten und testen Sie Lösungsmöglichkeiten aus. Getrennte Schlafzimmer sind nicht immer möglich und Ohropax ist gewöhnungsbedürftig.

Möglicherweise fallen Ihnen Atemaussetzer auf, die Schlafapnoe. Wenn dies bei Ihrem Partner so ist oder Sie betroffen sind, besteht dringender Handlungsbedarf und Sie sollten direkt den Hausarzt konsultieren.

Zunehmende Schlafstörer sind aber die Medien, mobile Daten, WLAN, die Angewohnheit, noch bis kurz vor dem Zubettgehen Filme oder Reportagen zu streamen, aufwühlende Szenen inklusive, dann mit dem Handy oder Laptop ins Bett zu gehen, um „nur kurz" noch etwas zu checken. Digitale Bücher … es ist leider kein esoterischer Quatsch, dass u. a. das Blaulicht dieser Geräte das Unterbewusstsein nicht zur Ruhe kommen lässt. So empfehlen Wissenschaftler schon lange, mindestens zwei Stunden vor dem so wichtigem Schlaf offline zu sein. Am besten WLAN ab 22 Uhr ausschalten! Denn mal Hand aufs Herz – bis vor wenigen Jahren hatten wir diese Geräte überhaupt nicht zu Hause und haben es auch überlebt, z. B. mit einem ganz normalen Buch früh zu Bett zu gehen.

Digital Detox

Setzen Sie und auch Ihre Kinder regelmäßig und rechtzeitig auf Zeiten von Digital Detox bzw. digitaler Entgiftung und bleiben Sie offline für einen erholsamen Schlaf.

Natürlich kennen Sie auch noch die weiteren Verdächtigen, die Sie nicht zur Ruhe kommen lassen. Das Essen war zu üppig, zu spät, ein Glas zu viel, Chips und Schokolade auf der Couch – der Blutzuckerspiegel wurde wieder hochgepeitscht und nun kommt der Körper nicht zu seiner verdienten Ruhe. Denn eine hohe Insulinausschüttung durch sehr kohlenhydratlastige Ernährung dämpft das Schlafhormon Melatonin! Dadurch liegen Sie wach, gar grübelnd im Bett und können nicht abschalten.

In den vorherigen Abschnitten haben Sie schon viel über die positiven Effekte von Sport, gesunder Ernährung und Esspausen für

Ihren Organismus erfahren. Durch die Umstellung auf eine gesündere Lebensweise werden sich sicher auch für Sie andere Rituale ergeben, die den regenerierenden Schlaf fördern und Sie erholt aufwachen lassen: angefangen beim Abendspaziergang, über Meditationen oder einen schönen Schmöker mit Tee im Bett oder auf der Couch bis hin zu Sex mit seiner entspannenden Wirkung – und die Portion Glückshormone gibt es kostenlos dazu!

Schreiben Sie am Ende dieser Seiten auf, wofür Sie besonders dankbar sind. Machen Sie es doch zu Ihrer Gewohnheit, sich beim Einschlafen an die schönsten Erlebnisse des Tages zu erinnern, und schieben die negativen Gedanken zur Seite!

Natürlich gibt es Situationen, die einen grübelnd wachliegen lassen. Hierzu ist eine riesige Bandbreite an „Helferlein" aus der Apotheke oder der Drogerie erhältlich: Baldrian, Hopfen, die Passionsblume oder das CBD-Öl usw. Wenn Ihnen die Umstellung, die auch mehr Bewegung im Alltag zum Stressabbau beinhaltet, nicht ausreicht, könnten Sie diese Möglichkeiten ausprobieren.

Schlafhilfe „CBD-Öl"

Cannabidiol (CBD) ist der Wirkstoff der Cannabispflanze, der nicht „high" macht, sondern eher wegen seiner beruhigenden und krampflösenden Eigenschaft als Heilmittel genutzt wird. CBD wurde umfassend untersucht, um den „Haken" zu finden. So sind schon viele Wirkungsweisen wissenschaftlich, z. B. bei Angststörungen, bewiesen. Der Wirkstoff gilt auch als entzündungshemmend und neuroprotektiv. CBD ist freiverkäuflich, während Tetrahydrocannabinol (THC) verschreibungspflichtig ist und unter ärztlicher Aufsicht für viele Patienten mit schmerzhaften Erkrankungen eine Wohltat darstellt. CBD erhalten Sie im Handel als Kapseln oder Tropfen. Achten Sie auf gute Qualität. Wer Medikamente einnimmt, sollte sich genau über Wechselwirkungen informieren.

Beachten Sie, dass Schlafmittel süchtig machen können. Natürlich haben diese auch Nebenwirkungen, Schaden und Nutzen sollten daher deutlich abgewogen werden.

Dafür bin ich dankbar:

ENTSPANNUNGS-TECHNIKEN

Es ist sehr wertvoll, Entspannungstechniken zu erlernen und zu praktizieren. Sie sind kein Hexenwerk. Sie fördern den Schlaf, beruhigen das Herz und helfen, den Alltag hinter sich zu lassen. Sie eignen sich auch, um sich wieder „einzukriegen", wenn man vor Wut fast explodiert ist, und sind, vermutlich mit Ausnahme der Entspannungstechnik 3, für eine Regeneration am Arbeitsplatz von Nutzen.

ENTSPANNUNGSTECHNIK 1

- Legen Sie rechte Hand auf den Bauchbereich unterhalb des Nabels und die linke auf dem Brustkorb.
- Atmen Sie tief über die Nase bis in den tiefen Unterbauch ein und über den Mund wieder aus.
- Zählen Sie dabei pro Ein- und Ausatmung innerlich bis 3 und steigern Sie dies, bis Sie auf 10 kommen.
- Die Technik gerne 3-mal täglich für ca. 5 Minuten ausführen. Sie ist für zahlreiche Situationen und Orte geeignet: liegend, auf der Bettkante oder einem Stuhl vor/nach einem aufreibenden Gespräch im Job.

ENTSPANNUNGSTECHNIK 2

- Sitzen Sie gerade, heben Sie beim Einatmen die Arme seitlich hoch und senken Sie sie beim Ausatmen.
- Stellen Sie sich vor, dass Sie mit der Einatmung frische Energie durch die Nase einsaugen und diese sich im Körper bis in die Fuß- und Fingerspitzen verteilt. Mit der Ausatmung durch den Mund lassen Sie alles los, was Sie nervt.

- Wenn Sie dies ein paarmal wiederholen, werden Sie automatisch langsamer.
- Legen Sie noch für ein paar Minuten beide Hände auf Ihren Bauch und lassen Sie alle angespannten Bereiche im Gesicht, Schulter-Nacken-Bereich, Wirbelsäule und Bauch los und atmen Sie warm in Ihren Bauchraum.

ENTSPANNUNGSTECHNIK 3

Diese Übung stammt aus der progressiven Muskelrelaxation. Sie können sie nutzen, um „schnell" zur Ruhe zu kommen und einzuschlafen. Sie funktioniert auch prima bei Kindern und Jugendlichen!

- Sie liegen im Bett in Rückenlage, Beine und Arme locker gestreckt.
- Nun beginnen Sie nach und nach, alle Muskeln Ihres Körpers anzuspannen: Zehenspitze in Richtung Gesicht ziehen, Beine, Po anspannen. Rücken auf die Matratze drücken. Fäuste machen, Arme und Brustmuskulatur anspannen und ein wenig anheben. Machen Sie eine richtige Grimasse, bringen Sie das Kinn zum Brustbein und heben Sie den Kopf an (auch hier nur ein kleines bisschen), jetzt noch die Beine anheben (Rücken auf dem Boden drücken), innerlich bis 3 zählen und alles schlagartig lösen.
- Natürlich können Sie die An- und Entspannung auch für jeden Körperbereich einzeln durchführen.

ENTSPANNUNGSTECHNIK 4

Autogenes Training führt ebenfalls über die Körperwahrnehmung in eine psychische Entspannung. Dabei können Sie sich im Liegen oder Sitzen auf Ihre Körperbereiche konzentrieren.

Hier ein Beispiel für den rechten Arm:

- Meine rechte Hand liegt entspannt neben mir, sie wird warm und entspannt mehr.
- Mein rechter Unterarm liegt entspannt auf der Unterlage, wird warm und schwer.

- Mein rechter Ellenbogen lässt alle Muskeln los, wird warm und sinkt in die Unterlage.
- Mein rechter Oberarm sinkt in die Unterlage, er ist durchwärmt und entspannt.
- Meine rechte Schulter löst sich, wird warm und entspannt sich usw. …

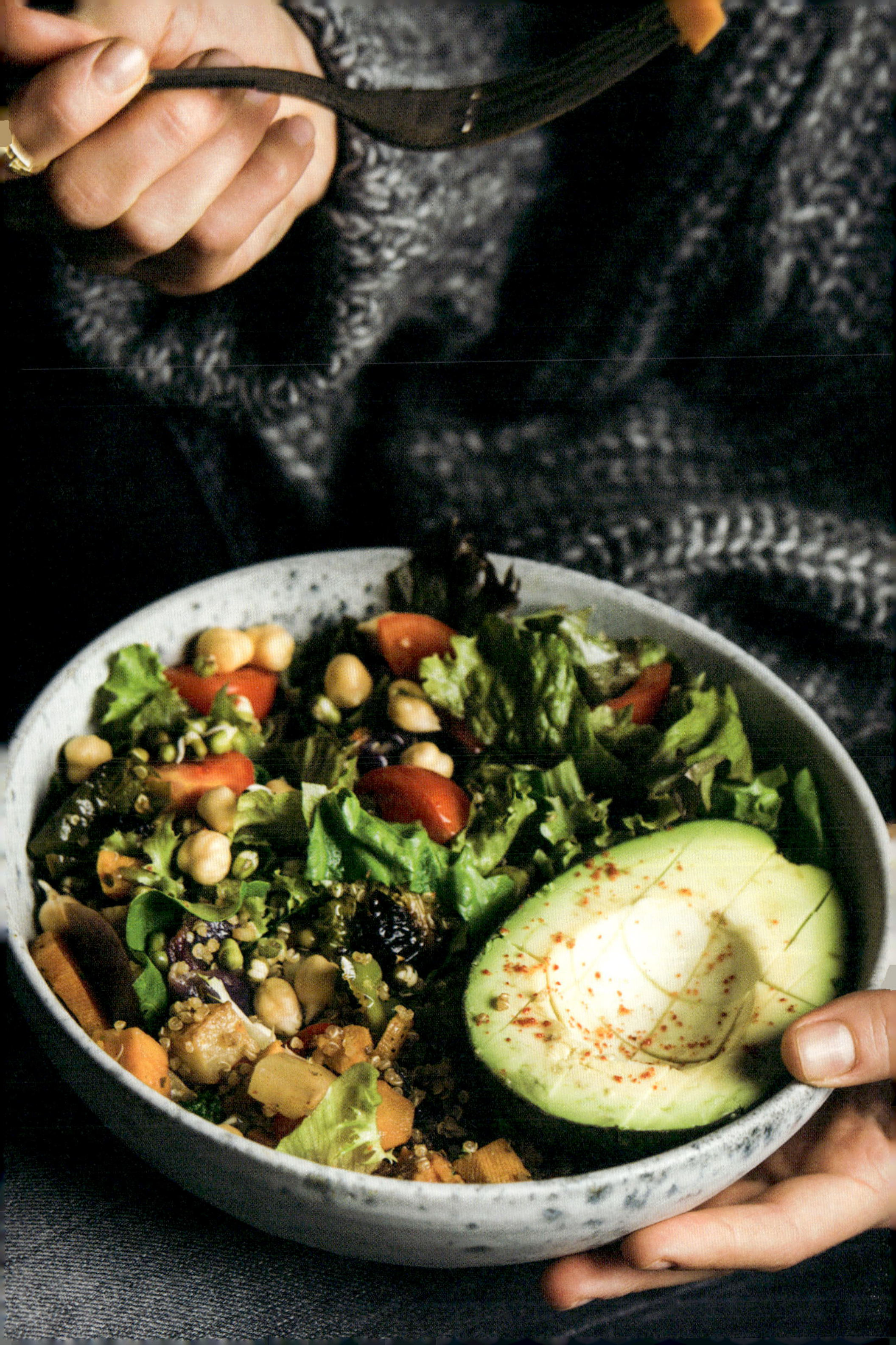

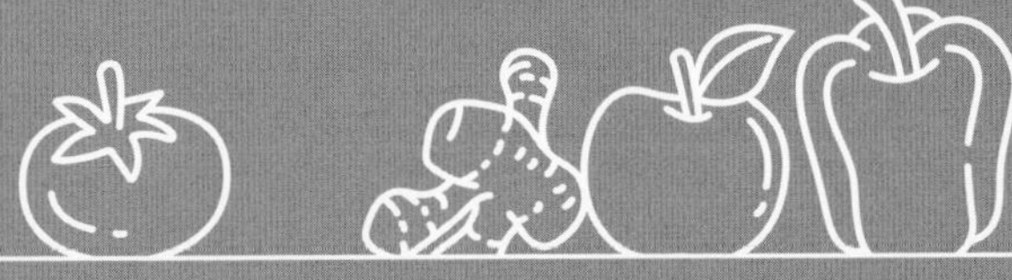

GESUND ESSEN

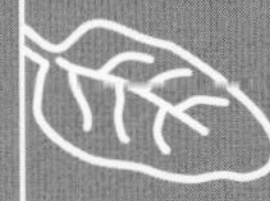

NATÜRLICHE ERNÄHRUNG

Wer oder was hindert uns daran, gesunde und natürliche Ernährung in die Tat umzusetzen, d. h. eine Ernährung mit naturbelassenen Lebensmitteln, die gar nicht oder nur in geringem Umfang verarbeitet wurden? Mal Hand aufs Herz, das Wissen bzw. die Grundlagen der gesunden Ernährungs- und Lebensweise sind längst vorhanden. Egal ob man Artikel darüber in einem der Printmedien beim Arzt- oder Friseurbesuch bzw. Bücher gelesen hat, eine Fitness-Zeitschrift, -App oder passenden Videokanal abonniert hat, die zahlreichen Reportagen oder Koch-Shows rund um dieses Thema zur Kenntnis nimmt – bis hin zu den Tricks der Lebensmittelherstellung und Skandalen –, man kommt glücklicherweise (!) an dem Thema „gesunde Ernährung“ nicht mehr vorbei.

- Gesunde und natürliche Ernährung, die auf unverarbeitete Lebensmittel zugreift, schließt Genuss nicht aus!
- Gesunde Ernährung hilft, dem Teufelskreis von Tiefkühlpizza, Sportfaulheit und Schokolade, gefolgt von Diäten, zu entkommen!

Noch mal die Frage: „Wer oder was hindert an der Umsetzung unseres Wissens? Wer ist es denn?“ Ich! Da haben wir ihn wieder – unseren inneren Schweinehund „Charlie“!

Auch der Partner, die Kinder oder Kollegen wissen, was gesunde Lebensweise bedeutet und warum sie wichtig ist. Nehmen Sie sie also mit ins Boot. Sie verletzen doch niemanden damit, dass Sie ihnen Gutes tun, oder?

Sich natürlicher und vollwertig zu ernähren, ist auch nicht kompliziert. Je naturbelassener die Produkte und schonender die Zubereitung ist, desto mehr Vitalität geben Ihnen die Nahrungsmittel. Gehen Sie mit offenen Augen in einen Discounter. Halten Sie Ausschau nach unverpackten und frischen Produkten. Sie werden dann erst einmal feststellen – wie viel Sie NICHT brauchen! Das spart am Ende auch sehr viel Geld. Ein bewusster Konsum ist unter dem Strich günstiger als konventionelle, überzuckerte, überwürzte und vor Fett platzende, in Plastik verpackte, industriell verarbeitete Kost.

Ihr Körper ist Ihr Naturschutzgebiet

Stellen Sie sich vor, Sie sitzen auf einer wunderschönen Wiese, lassen den Blick schweifen und genießen die Aussicht. Wenn dort „Coffee-to-go"-Becher, Verpackungsmaterial von Burger, Batterien, Chips sowie vergammelte Alu-Schalen und Klamotten liegen würden, wäre das sicher mehr als störend.

Wir wissen, dass alles, was wir aufnehmen, irgendwie in unserem Körper verarbeitet werden muss. Das eine kann die Zelle direkt gebrauchen, anderes wird gespeichert und der Rest dann entsorgt – die guten ins Kröpfchen, die schlechten ins Töpfchen! Doch heute nehmen wir oft versteckt viel zu viele Stoffe auf, die für unseren Körper schädlich sind.

- Geschmacksverstärker (in Fertigprodukten)
- Herbizide, Pestizide, also Insektenschutzmittel, Glyphosat aus konventionellem Anbau
- Mikroplastik, Aluminium und Weichmacher (BPA, BPB) in Kosmetika, Fisch, Verpackungen, Plastikflaschen
- Hormone und Antibiotika aus der Fisch-, Fleisch- und Tiermilchproduktion, dem Trinkwasser
- Farbstoffe in Lebensmitteln/Süßigkeiten, Softdrinks, Kleidung und Kosmetik
- Palmöl, Transfette in frittierten Produkten wie Pommes und Knabbergebäck, Margarine und Schoko-Nuss-Aufstrichen
- oxidierte Fette in geriebenem Käse, Wurstwaren

Alles, was mich berührt und ich zu mir nehme, wird ein Teil von mir!

Wie selbstverständlich nehmen viele Menschen Medikamente gegen Schmerzen, Magen-Darm-Mittel (gegen Sodbrennen bis Verstopfung), Vitaminkombinationen in hohen Dosen, Schlafmittel, Antidepressiva, Hormonpräparate, Aphrodisiaka. Sie alle haben Nebenwirkungen.

All diese Stoffe durchlaufen den Organismus, müssen verarbeitet werden und belasten häufig mehr, als dass sie nützen. Lassen Sie sich nicht Heilmittel gegen Ihre Beschwerden von der Werbung einreden, sondern schauen Sie, ob diese durch die Veränderung Ihrer Lebensweise nicht schon verschwinden.

Wenn Sie sich informieren wollen, welchen Einfluss die Pharmaindustrie weltweit hat, dann schauen Sie sich diese Arte-Dokumentation an: Big Pharma – Die Allmacht der Konzerne (https://www.dw.com/de/big-pharma-die-allmacht-der-konzerne/av-59907683). Werden Sie nicht zu Opfern der Werbung von Pharma-, Zucker-, Medien-, Tabak-, Mobilitäts-, Fast-Food-Konzernen und somit Konsumenten von allerlei Nebenwirkungen sowie Abhängigkeiten.

Missverstehen Sie mich bitte nicht. Natürlich ist die Pharmaindustrie nicht per se ein Bösewicht. Noch vor einigen Jahren sind Menschen gestorben oder konnten nicht geheilt werden, weil u. a. die heutigen Hygienestandards, wirksame Medikamente und bestimmte Behandlungsmethoden noch nicht existierten. Die medizinische und pharmakologische Forschung und Produktion sind für die Menschheit ein Segen. Aber die Verordnung sollte immer sorgfältig abgewogen werden. Nicht als allerletzte Option kann an uns als „Wohlstandspatienten" der Anspruch gestellt werden, aktiv so viel wie möglich für die eigene Gesundheit zu tun, damit eine Medikamenteneinnahme lange hinausgeschoben werden kann bzw. erst gar nicht erforderlich wird.

Der Körper ist ein wahres Wunder und sollte von uns mindestens 3-mal täglich umarmt werden. Am besten schauen Sie dabei in den Spiegel und sagen, wie sehr Sie sich lieben! Kein Scherz! Liebe und

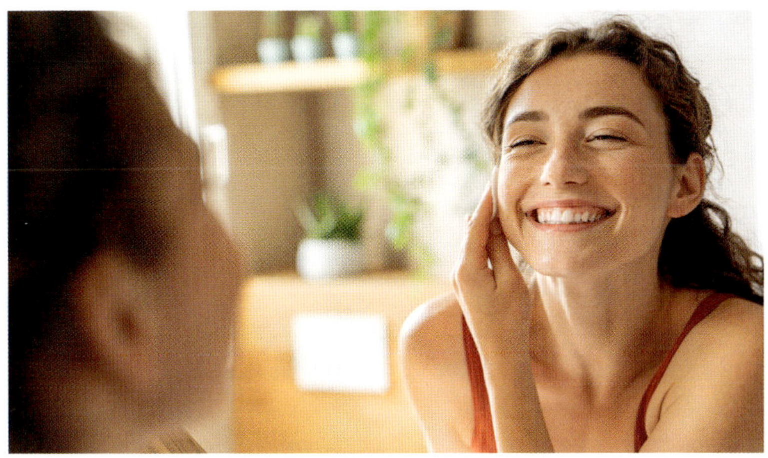

wertschätze ich mich, werde ich auch auf eine bessere Pflege innerlich wie äußerlich achten. Der Fernsehkoch Johann Lafer formulierte mal treffend: „Es gibt Menschen, die kaufen für sich selbst billiges Speiseöl, aber ihr Auto bekommt das beste am Markt!" Halten Sie es umgekehrt! Lieben und pflegen Sie Ihren Körper, indem Sie ihm gesunderhaltende und gesundheitsfördernde Nahrungsmittel zukommen lassen – er ist Ihr Ort zum Leben!

DEN STOFFWECHSEL VERSTEHEN

In diesem Abschnitt möchte ich mit Ihnen tiefer in Ihren Stoffwechsel eintauchen, weitere Gründe für eine gesunde Lebensführung und viele Ideen für Veränderungen vorstellen.

KOHLENHYDRATSTOFFWECHSEL

Was sind für Sie Kohlenhydrate? Wenn Sie aus dem Bauch heraus die Klassiker nennen, dann sind es meist diese: Brot, Getreide, Nudeln, Kartoffeln und Reis. Und wenn Sie daran denken, Kohlenhydrate zu sparen, werden diese als erstes weggelassen. Das ist schade! Denn bevor Sie sie streichen, lassen Sie zunächst die ganzen leeren Kohlenhydrate der üblichen Verdächtigen weg: Süßigkeiten, Gebäck, Knabberzeug, Fast Food, Softdrinks, Alkohol. Gerade die Kombination von Kohlenhydraten und (ungesunden) Fetten, sprich: „Chips & Co.", erhöht nachweislich die „Fressgier".

Auffällig ist, dass, seitdem die Menschen sich arm an Kohlenhydraten, also „Low Carb" ernähren sollen, der Konsum dieser „Spaßfaktoren" enorm gestiegen ist. Zudem lassen sie den Blutzucker besonders stark ansteigen, während die Vollkornvarianten langsamer verstoffwechselt werden und der Heißhunger damit unterbunden wird. Neben den Vollkornprodukten zählt auch die gesamte Obst- und Gemüsepalette zu den Kohlenhydraten und ja – auch der Salat!

Übrigens: Wenn ich von Salat schreibe/rede, meine ich die grünen Blattsalate – nicht den Eier-, Nudel-, Kartoffel- oder Hühnerfleischsalat. Aber auch hierfür gibt es mittlerweile viele vitalstoffreiche Rezeptideen, die Sie ausprobieren sollten!

Vollkorngetreide gehört zu einer gesunden Küche dazu – lassen Sie sich also nicht das Brot madig machen. Wir können alle stolz auf unsere leckeren Brot- und Backvariationen sein! Nur sollten Sie sich nicht ständig damit befüllen und der Belag spielt auch eine Rolle!

Essen sollte immer gut im Mund gekaut und somit eingespeichelt werden, damit genügend Verdauungsenzyme wie z. B. die Amylase gebildet werden. Diese wird in den Speicheldrüsen der Mundhöhle und der Bauchspeicheldrüse gebildet und ohne diese Enzyme, also Biokatalysatoren, d. h. Beschleuniger von Aufspaltungsprozessen, kann die Aufnahme im Dünndarm nicht richtig funktionieren, was zu unangenehmen Blähungen, Völlegefühl und Durchfällen führt. Der Darm würde zu einer regelrechten Gärkammer und das ärgert dann den gesamten Organismus. Deshalb gilt mehr denn je:

Gut gekaut ist halb verdaut!

Zucker wird in Glucose umgewandelt und mithilfe des Insulins in die Zelle transportiert, dann mithilfe von Sauerstoff „verbrannt" und wir haben Wärme, Energie für Körperkraft und Denkprozesse. Die Leber übernimmt die Hauptaufgabe bei diesen Vorgängen. Der Körper braucht Glucose, und wenn zu viel da ist, wird er in Form von Glykogen in der Leber oder Muskulatur eingespeichert. Sind die Glykogenspeicher voll – wird der Rest in Fette (Triglyceride) umgewandelt und die Pölsterchen nehmen zu.

Bei einem Mehrbedarf, wie z. B. durch Sport, Fasten oder hohen Eiweißverzehr, wandelt die Leber die Fette wieder mithilfe des Hormons Glukagon in Glucose um. Glukagon erhöht den Blutzuckerspiegel, wenn dies erforderlich ist, indem er auch u. a. die Pölsterchen schwinden lässt. Ein toller Kreislauf, oder?

Was entsteht aber aufgrund der Entgleisungen?

Wenn die Nahrung viel einfachen Zucker enthält, steigt zum einem der Blutzuckerspiegel enorm an, Insulin prescht vor und versucht, ihn sofort zu senken. Der Spiegel fällt rapide ab und nun wird zum anderen neuer Hunger produziert. Der Mensch isst wieder etwas und somit hat der Körper gar keine Chance, „ans Eingemachte“ gehen zu können. Irgendwann entstehen Resistenzen der Zelle, Zucker aufzunehmen und/oder die Produktion des Insulins geht zurück. Aber nicht nur der Diabetes mellitus 2 ist eine Folge, sondern durch die Gewichtszunahme nimmt auch das Risiko für Entzündungen im Darm (verursacht durch das Leaky-Gut-Syndrom), Bluthochdruck, Arteriosklerose, Fettleber usw. zu. Der Stoffwechsel beginnt zu entgleisen und weitere schwere chronische Erkrankungen wie Demenz, Krebs, Herzinfarkt oder Schlaganfall können die Folge sein. Zivilisationskrankheiten oder Wohlstandserkrankungen nehmen stetig zu und die Patienten werden immer jünger. Sprach man bei Diabetes mellitus Typ 2 von Altersdiabetes, trifft dies heute schon Jugendliche. Erkrankungen wie Darmkrebs und Osteoporose, eigentlich eher ein Thema ab 50+, werden zunehmend bei 20–30-Jährigen diagnostiziert.

Muss man erst in den Brunnen fallen, um aufzuwachen? Besser ist es doch, erst gar nicht auf den Rand zu klettern!

FETTSTOFFWECHSEL

Wir brauchen Fette, um u. a. Hormone und viel Power für die Konzentration zu haben. Der Körper spaltet sie zunächst im Darm in Fettsäuren und Glyceriden und speichert sie u. a. in der Leber. Ist die Aufnahme zu hoch, dann landet die überschüssige Energie als Depot- oder Bauchfett rund um die Hüfte. Hier entsteht dann, neben einer Fettleber, auch das gefährliche viszerale Fett, welches sich um die inneren Organe lagert. Dies steht schon lange in Verdacht, zusätzlich auch noch entzündungsbildende Stoffe zu produzieren, die andere Körperstrukturen angreifen. Dadurch können Autoimmunprozesse, z. B. Multiple Sklerose (MS), Gicht, Rheuma, Migräne, entstehen. Es bildet Botenstoffe, die den Blutzucker und Blutdruck steigen lassen.

Durch das Intervallfasten in Kombination mit gesunder, vollwertiger Ernährung und Bewegung können Sie auch schmerzhafte Prozesse im Gewebe, Gicht und Rheuma, Migräne sowie Autoimmunprozesse (MS, Allergien) verhindern oder aufhalten bzw.

den Heilungsprozess maßgeblich unterstützen. Die Umstellung erhöht auch die Aufnahme von guten Fetten, wie z. B. Omega-3- und Alpha-Linolensäure (in Leinsamen, Walnüssen oder fetten Seefischen), Gama-Linolensäure (im Hanföl), sowie von Ballast- und Vitalstoffen. Da freuen sich Herz, Hirn und Darm. Entzündliche Prozesse, die auch vor Gewebe und Gelenken keinen Halt machen, nehmen ab und das Wohlgefühl steigt. Darüber hinaus, vor allem noch in Kombination mit Stressreduktion, wird sich das Bauchfett deutlich verringern und das Risiko der o. g. Erkrankungen sowie von Diabetes, Demenz, Krebs senken.

Fette nennt man auch langsame Kohlehydrate, aber schnelle Energielieferanten.

Zwar entscheidet die Genetik auch, wie der Mensch geformt wird, jedoch macht dies nach wissenschaftlichen Erkenntnissen nur ca. 2 Kilo auf der Waage aus. Es sind eher die Ausnahmen, bei denen das Übergewicht der genetischen Veranlagung zugeordnet werden kann. Forscher sprechen von 30 % Genetik oder Veranlagung. Der Rest ist hausgemacht.

Ketogenese

Der Körper wandelt während der Esspause die gespeicherten Fettsäuren in Ketonkörper um. Diese können leichter von den Muskel- und Gehirnzellen aufgenommen und zur Energiebereitstellung genutzt werden. Hungergefühle mindern sich dadurch. Beim Intervallfasten kann der Körper auf seine Speicher zurückgreifen, ist voller Energie und die Pölsterchen werden zunehmend kleiner.

Sollten Sie einen metallischen Geschmack haben oder der Atem anders riechen, dann ist hierfür das dabei entstehende Aceton verantwortlich. Sie merken dadurch, dass Sie im Fastenprozess angekommen sind.

Auch der Sport erhöht die Ketogenese – vor allem die Bewegung während der Fastenphase! Warten Sie nach dem Sport noch etwas mit dem Essen und greifen Sie nicht direkt danach zu überzuckerten Riegeln oder Shakes!

CHOLESTERINSTOFFWECHSEL

Cholesterin ist ein lebensnotwendiger Baustoff und auch hier spielt die Leber eine entscheidende Rolle. Wir brauchen Cholesterin u. a. für den Aufbau der Zellmäntelchen von Gehirn und Nerven, für die Aufnahme von Fetten und fettlöslichen Vitaminen aus der Nahrung, für die Produktion von Hormonen (wie Stress- und Sexualhormone) und Vitamin D. 80–90 % produziert der Körper selbst, der Rest erfolgt über die Ernährung. Wasserlösliche Eiweiße fungieren als „Taxis" im Blut und haben die Bezeichnungen VLDL (Very Low Density Lipoproteins/Lipoproteine mit sehr geringer Dichte), LDL (Low Density Lipoproteins/Lipoproteine mit niedriger Dichte) und HDL (High Density Lipoproteins/Lipoproteine mit hoher Dichte). HDL gilt als das „gute" Lipoprotein, da abgelagertes Cholesterin an den Blutgefäßen wieder aufgesammelt und zur Leber transportiert wird. Ein Wert als 50 mg/dl gilt als prima.

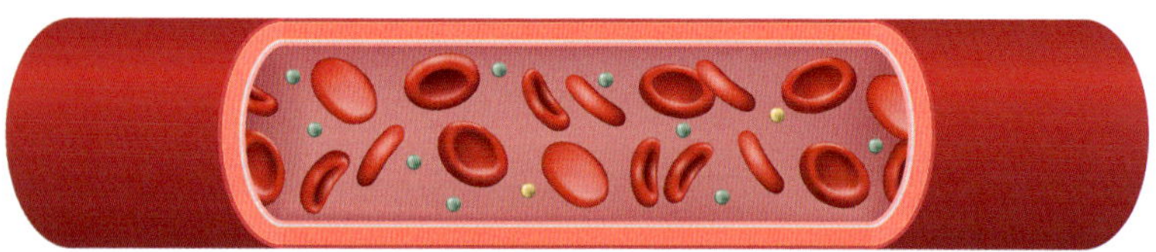

gesundes Blutgefäß

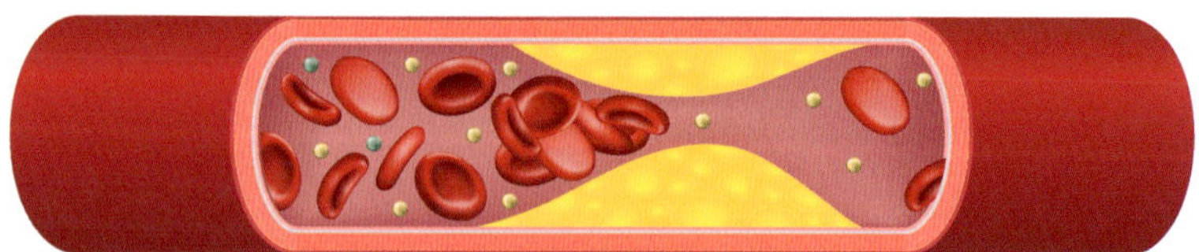

Arteriosklerose

High Density Lipoprotein (HDL) 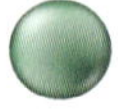

Low Density Lipoprotein (LDL) 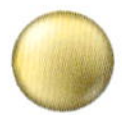

Hohe LDL-Werte gelten hingegen als Risikofaktor für Schlaganfall oder Herzinfarkt. Allerdings muss das Verhältnis der beiden Werte und das Gesamtcholesterin sowie die Genetik betrachtet werden, bevor mit Medikamenten behandelt wird. Ein hoher Wert ist zum größten Teil auf fettige, zuckerhaltige Industriekost sowie Stress zurückzuführen. Ein weiterer Indikator sind die Triglyceride. Sind diese ebenfalls erhöht, enttarnen sich auch hier wieder die üblichen Verdächtigen: zu viel Stress, ungesunde Nährstoffe und Bewegungsmangel, und eine Veränderung der Lebens- und Ernährungsweise ist dringend angeraten.

EIWEISSSTOFFWECHSEL

Eiweiße nennt man Proteine oder auch Bausteine des Lebens! Diese werden bei der Verdauung in Aminosäuren aufgespaltet. Der Organismus benötigt sie für die Muskulatur, Hormon-, Enzym-, sprich: zur Zellbildung, aber auch zur Energiegewinnung. Es gibt Aminosäuren, die der Körper selbst synthetisieren kann, aber auch eine Vielzahl von essenziellen – also lebensnotwendigen – Aminosäuren, die wir über die Nahrung aufnehmen müssen.

Proteine werden im Magen zu Peptiden und anschließend in Aminosäuren umgewandelt. Dort wird unser Sättigungshormon Leptin gebildet und das Ghrelin, unser Hungerhormon, nimmt ab. Das Signal „satt" kommt bei eiweißhaltiger Kost eher als bei zuckerhaltiger zustande und mit dem damit einhergehenden Völlegefühl nimmt auch die Naschlust zwischendurch ab!

Sicher erinnern Sie sich an die Schlagzeile und den neuen Trend: Eiweiß macht schlank! Ketogene Ernährung gegen die Kilos! Low Carb wurde geboren!

Viele haben das gerne aufgegriffen und gejubelt: „Hurra! Fleisch!!!" Die Folge – steigender Fleischkonsum und Beförderung der Massentierhaltungen! Kein Gedanke mehr an Schweinegrippe, Rinderwahn, Gammelfleisch – Hauptsache schlank UND billig! Der Umsatz in der fleisch-, milch- und fischverarbeitenden Industrie sowie der passenden Grillausrüstungen ist enorm gestiegen.

Angegrillt wird schon im Januar, und das ist meist nicht nur mit erhöhten Alkoholkonsum vergesellschaftet, sondern es finden sich auch die Chips- und Weißmehlprodukte sowie überzuckerte, fettige Grillsaucen/Dressings auf den übervollen Esstischen wieder.

Die Parole „Fleisch ist ein Stück Lebenskraft" oder viel tierisches Eiweiß zu konsumieren, um einen „Traumkörper" zu haben, funktioniert nicht. Im Gegenteil, jährlich wächst die Menge an Übergewichtigen mit den Folgen der Wohlstandserkrankungen. Klar, zum Fleischspieß oder Steak kommen noch die zuckerhaltigen Soßen, Wurstwaren, Bier, Wein, Baguette und fettige Industriesalate. Das gepaart mit dem bequemen Lebensstil lässt die Konfektionsgrößen stetig wachsen.

Ja! Eiweiß ist wichtig, ist essenziell, aber in der Masse, vor allem aus tierischen Produkten, belastet es den Organismus, da sich viele Säuren bilden, die nicht richtig abgebaut werden können. Es entstehen Schmerzen im Fasziengewebe, Gelenken usw.

Was empfiehlt die Ernährungsmedizin, wenn ein Patient mit z. B. Rheuma, Migräne oder Arthrose bzw. Herzproblemen kommt? Sie wissen es vermutlich: Verzicht auf rotes Fleisch, Wurst, Alkohol, Zucker usw. und stattdessen die „Mittelmeer-Diät" mit vielen guten Ölen, Salaten und Gemüse und einer kleinen Menge tierischer Proteine.

Dr. Matthias Riedl, einer der „Ernährungs-Docs" hat ein lesenswertes Buch über die artgerechte Ernährung geschrieben. Er schreibt: „Bis vor 2 Millionen Jahren war der Frühmensch ein reiner Pflanzenfresser, der von Früchten, Nüssen, Pilzen und Blättern lebte. Erst der Homo erectus nahm tierische Beikost in Form von Insekten und Kleintieren auf. Sich artgerecht zu ernähren, bedeutet, den Sammler zu imitieren. Dabei werden 500 g Gemüse und maximal 200 g Obst auf 2–3 Mahlzeiten verteilt, d. h. für uns heute, tierische Produkte sollten Beikost sein."

Machen Milchprodukte süchtig? Casomorphine sollen laut Dr. Neal D. Bernard (Medizinprofessor der George Washington University School of Medicine in Washington D. C.) eine Dopaminausschüttung im Gehirn hervorrufen. Dies soll die Lust auf fette Speisen z. B. Cheeseburger, Käse-Sahne-Saucen bzw. Pizza erhöhen. Wer sich damit beschäftigen will, findet in seinem Buch „Raus aus der Käsefalle“ weitere Infos. Fakt ist, dass gerade die vorgenannten Speisen jede Menge Transfette, Salz und auch Zucker enthalten und von daher schon in einer gesunden Ernährung eher eine Ausnahme sind. Warum? Arachindonsäure in vielen tierischen Produkten ärgert Ihre Gefäße und Gelenke. Transfette, Salz und Zucker erhöhen u. a. den Blutdruck, den Cholesterinspiegel und das Gewicht. Sie ärgern Ihren Verdauungstrakt, die Leber und die Nieren. Der Schlaf kommt zu kurz und Unverträglichkeiten/Allergien werden damit auch in Verbindung gebracht.

Dr. Petra Bracht geht noch einen Schritt weiter und ist eine große Verfechterin der veganen Lebensweise. Sie erlebt so viele Heilungserfolge bei ihren Patienten, dass es Sinn macht, sich intensiver damit zu beschäftigen. Zudem sind die Studien zum Benefit der pflanzenbasierten Kost wie auch des Intervallfastens sehr vielversprechend und beides daher unbedingt einen Versuch wert.

Ca. 80 % aller Krankheiten entstehen verhaltensbedingt. Die Hauptrolle spielt die Ernährung noch vor dem Alkohol- und Nikotinkonsum. Nähren Sie Ihren Körper nicht milch-, fleisch- und fischüberschüssig.

Die Deutsche Gesellschaft für Ernährung empfiehlt, mit tierischen Produkten die Ernährung nur zu ergänzen.

Ernährungsempfehlungen bei eiweißhaltigen Lebensmitteln

Fisch – 2-mal wöchentlich. Bitte achten Sie auf Nachhaltigkeit. Fisch ist bei weitem nicht so gesund, wie propagiert wird! Schwermetalle, Mikroplastik, Radioaktivität. Greenpeace hat einen Fisch-

Ratgeber herausgebracht, der deutlich zeigt, welcher Fisch noch ohne Reue genossen werden kann.

Eier – 2–3 wöchentlich. Auch dieses Thema wird sehr kontrovers diskutiert. Wenn Sie einen Bauern im Umfeld haben, dessen Tiere viel draußen sind und nicht in engen Legebatterien bis zu ihrer Schlachtung gequält werden, können Sie die Eier genießen. „Rettet das Huhn e. V." ist nicht schon wieder so eine „Nix darf man mehr"-Seite, sondern klärt über die Missstände auf und der Konsument kann dann entscheiden. Kaufen Sie bitte keine „XL"-Eier.

Ansonsten sind Eier sehr wichtige Nährstofflieferanten. Nicht nur Vitamin B12, Eisen, sondern auch das Lecithin (für Hirn und Leber) und die Aminosäure L-Cystein (für Haut und Haare) sind besonders zu erwähnen. Sie sind auch nicht die Übeltäter für einen hohen Cholesterinspiegel. Trotzdem gilt es maßzuhalten. In vielen verarbeiteten Produkten wie Backwaren, Fertigteig und Nudeln ist Vollei enthalten. Das kann den Cholesterinspiegel ungünstig beeinflussen und sogar Diabetes Typ 2 fördern. Es gibt aber auch tolle Alternativen, um z. B. ohne Ei zu backen oder zu kochen.

Fleisch und Wurst – selten essen. Es reicht eine wöchentliche Menge an Fleisch und Wurst von insgesamt 300 g für Erwachsene mit niedrigem Kalorienbedarf bis hin zu 600 g für Erwachsene mit hohem Kalorienbedarf!

Zur Einordnung: Eine Portion Fleisch kann schnell 100 g (Rindertartar) bis 150 g (1 Kalbschnitzel oder Stück Kasseler, Leber, Niere) wiegen. Eine Scheibe Wurst-, Aspikaufschnitt oder Schinken zwischen 15 g und 25 g. Wurstwaren/Salami enthalten in der Regel nicht so viel Eiweiß, wie die Werbung verspricht, dafür viele Zusatzstoffe, Transfette und Zucker. Bei Fleisch ist zudem die Unterscheidung zwischen rotem und weißem Fleisch von Bedeutung.

- **Rotes Fleisch** ist das Fleisch von Rind, Schwein, Lamm bzw. Schaf und Ziege.
- **Weißes Fleisch** ist das Fleisch von Geflügel wie Huhn und Pute.

Wer viel rotes Fleisch und Wurst isst, erhöht laut zahlreicher Studienergebnisse das Risiko für Herz-Kreislauf-Erkrankungen sowie Krebs. Für weißes Fleisch besteht nach derzeitigem Wissensstand keine Beziehung zu Krebserkrankungen.

Eiweißhaltige pflanzliche Lebensmittel: Für tierisches Eiweiß gibt es tolle pflanzliche Alternativen und geniale Rezepte, denn in den letzten Jahren wuchs die Fangemeinde der Vegetarier und Veganer. Viele haben sich aus ethischen Gründen entschieden, die qualvolle Produktion von Billigfleisch nicht mehr zu unterstützen. Nach und nach werden Verbraucher für dieses Thema sensibilisiert. Auch die Handelsketten sind auf diesen Zug aufgesprungen. Mittlerweile gibt es in den Märkten eine große Bandbreite an pflanzlichen Alternativen. Aber auch hier gilt: Achtung! Vieles ist mit Klebereiweiß (Saitan), Geschmacksverstärkern, Zucker, Salz hergestellt und wird als vegane Alternative zu Eiersalat, Käse, Wurst, Gyros oder Frikadelle vermarktet. Bei Selbstgemachtem wissen Sie, was drin ist – der Trend des Clean Eating (sauberes, schadstofffreies Essen) ist nicht nur im Kommen, er wird definitiv kreativer und sich halten.

Es gibt viele köstliche vegane oder vegetarische Alternativen, die auch eingefleischte Fleischesser überzeugen, so z. B. Buchweizen-Burger oder Haloumi, Soja- und Lupinengeschnetzeltes, Sandwich mit Avocado und Humus, Tempeh oder Grillspieße mit Pilzen. Neben Hülsenfrüchten, Saaten, Samen und Nüssen sind auch Pilze hochwertige Eiweißlieferanten. Sie produzieren im Verstoffwechslungsprozess weniger Säuren, sind ballaststoffreich und schmecken fantastisch! Aus Linsen, Erbsen oder Kichererbsenmehl werden Nudeln oder Risoni, Couscous und Pfannkuchen im Handel angeboten. Sie sind eiweißreich und schmecken sehr gut.

Pflanzliche eiweißhaltige Lebensmittel haben neben vielen Vitaminen und Mineralstoffen in der Regel weniger Kalorien und mehr Ballaststoffe. Das wiederum liebt Ihre Darmflora und macht viel schneller satt! Wie wäre es mit Hummus, Skyr, Lupinen- oder Sojakreationen als Brotaufstrich oder Dip? Versuchen Sie, neben dem klassischen Tsatsiki und Kräuterquark mal mit anderen Gemüsen

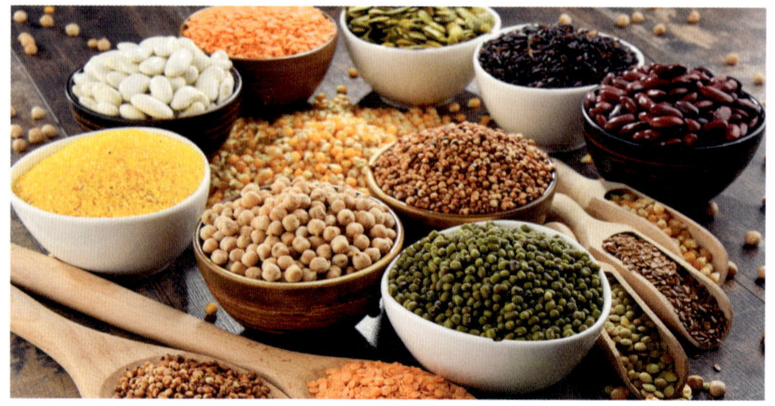

wie getrockneten Tomaten, frischer Paprika und Frühlingszwiebeln oder mit Obst, Nüssen und besonderen Gewürzen Aufstriche und Dips zu kreieren.

Hervorragende Rote-Linsen-Rezepte bietet die indische Küche und Aufläufe, die auch mit Käse oder anderen Milch- oder pflanzlichen Produkten ergänzt werden können. Die Palette bunter veganer und vegetarischer Ideen und Rezepte wächst von Tag zu Tag. Ich suche mir am Wochenende häufig 1–2 Rezepte im Internet, in Zeitschriften oder Kochbüchern raus und lasse mich inspirieren, immer mal etwas Neues auszuprobieren.

Ich bin seit meinem 13. Lebensjahr Vegetarierin, mein Mann ist Jäger und meine Tochter könnte von Nudeln und Fleisch leben. Beide bereiten sich ihre Fleisch- und/oder Fischmahlzeit selbst zu. Für den Rest sorge ich. Für mich ist Käse mein Fleisch, auf den ich nicht verzichten möchte. Dabei favorisiere ich Bio-Schaf- und Ziegenmilch-Käsesorten, ergänze aber auch mal mit Kuhmilchprodukten.

Aktuelle Erkenntnisse legen nahe, dass der tägliche Verzehr von einer Portion fermentierter Milchprodukte (ca. 150 g/Tag) wie Joghurt, Kefir oder Buttermilch das Risiko für Diabetes mellitus Typ 2 senken könnte.

Deutsche Gesellschaft für Ernährung

Die Qualität entscheidet und nicht die Quantität! Achten Sie auf die Herkunft der Produkte und bevorzugen Sie, wann immer es geht, Bioqualität – einerseits, um Tiere und Bauern wertzuschätzen, aber natürlich auch, damit Ihr Körper nicht so „gemästet" wird wie die Tiere in der Massentierhaltung. Egal ob es die Hormone, Antibiotika oder Pflanzenschutzmittel sind, die sich im Tierfutter befinden. Diese haben in Ihrem Körper – Ihrem Naturschutzgebiet – nichts zu suchen.

Hinzu kommt, dass pasteurisierte Kuhmilchprodukte zunehmend mit einem erhöhten Krebsrisiko in Verbindung gebracht werden. Hierfür wird die Östrogenverbindung Estronsulfat verantwortlich gemacht, das durch das Melken hochschwangerer Kühe in industriellen Ställen in der Milch enthalten ist. Je weiter die Schwangerschaft fortgeschritten ist, desto höher ist dieser Hormonanteil.

Alternativ gibt es viele vegane Produkte aus Soja, Hafer, Mandel, Lupine und Hanf. Achten Sie aber auf die Zutatenliste – je kürzer, desto besser! Eine weitere Alternative sind Schaf- und Ziegenmilchprodukte. Hier ist z. B. auch die Mutation des Milcheiweißes A2 Beta Kasein in A1 Beta Kasein nicht vorhanden. Diese Mutation, die insbesondere bei der gefleckten Rinderrasse „Holstein" vorkommt, steht in Verdacht, Entzündungen im Darm zu produzieren und somit das Immunsystem empfindlich zu stören. Das Leaky-Gut-Syndrom und Allergien können die Folge sein (s. S. 237).

Wieviel Eiweiß brauchen wir täglich?

Die Tagesempfehlung der Deutschen Gesellschaft für Ernährung für die Aufnahme von Eiweiß liegt bei 0,8 g/kg Körpergewicht, für stillende Mütter bei 1–1,5 g und für körperlich aktive Personen (Sportler/Handwerker) bei bis zu 2 g/kg Körpergewicht. Ich wiege 57 kg, bin körperlich gerne aktiv, aber keine Hochleistungssportlerin, und berechne meinen Bedarf auf ca. 100 g Eiweiß täglich.

Meist esse ich 2-mal täglich, also zu Mittag und zu Abend. Natürlich bin ich ein großer Fan der vollwertigen, natürlichen Küche, da sie vielseitig, lecker und einfach ist. Sie macht fit und vital und lässt mich leicht und beschwingt mein Alltagspensum schaffen. Auch gönne ich mir meinen Hafermilch-Latte, ab und an einen leckeren Rot- oder Weißwein sowie auch mal Kekse, Kuchen oder Eis. Ich habe das Glück, nicht auf mein Gewicht achten zu müssen, da mir mein Körper schon sagt, was er braucht und wann Schluss ist.

Wenn ich mittags meine geliebte Gemüsepfanne oder eine große Bowl und einen Nachtisch aus Skyr mit Beeren und Crunchy mache, nachmittags meinen Latte trinke und abends einen Auflauf genieße, bin ich mit allen Nährstoffen bestens versorgt, vital und gut gelaunt! Schlafe wie ein Baby und freue mich auf den nächsten Tag.

Fazit

So unterstützen Sie Ihren Stoffwechsel optimal:

- Esspausen einhalten (Intervallfasten)
- Sogenannte Spaßfaktoren (Süßes, Alkohol, Fast Food) auf ein Minimum begrenzen
- Viel Bewegung in den Alltag einbauen
- Gesunde, ausgewogene, vitalstoffreiche Kost in allen Varianten genießen

Eiweißgehalt auf 100 g Lebensmittel:

Parmesan	36 g
Serrano-Schinken	30 g
Thunfisch	29 g
Erdnüsse	27 g
Hanfsaat	27 g
Sonstiger Käse	ab 25 g
Hähnchenbrustfilet	23 g
Lachs	22 g
Mandeln	22 g
Rinderfilet	21 g
Nordseekrabben	21 g
Tempeh	20 g
Quinoa/Amaranth	15 g
Edamame	14 g
Linsen	12 g
Kürbiskerne	14 g
Dinkel/Haferflocken	14 g
Vollei	13 g
Magerquark/Skyr	11 g
Grüne Erbsen/Kichererbsen	7 g
Kefir	4 g
Trockenfeige	4 g
Soja-Joghurt	4 g
Pilze	2–4 g
Gemüse	1–3 g

ESSEN SIE SICH GLÜCKLICH, JUNG UND GESUND

In den ersten Kapiteln habe ich Ihnen u. a. die Studienergebnisse des Altersforschers Prof. Dr. Valter Longo vorgestellt. Er untersucht seit über 20 Jahren den Zusammenhang zwischen Ernährung und einem langen, gesunden Leben. In seinem Buch „Iss Dich jung“ geht es darum, „dass Leben – auch ein sehr langes – nicht notwendigerweise mit Krankheit verknüpft sein muss“. Das bedeutet, dass Gesundheit bis in das hohe Alter möglich und anzustreben ist. Ich gebe zu, dass ich nicht jahrelang in einem Pflegeheim auf mein Ende warten möchte. Mein Ziel ist es, noch meine Urenkel aktiv zu erleben!

Wir brauchen täglich unsere Makronährstoffe – Kohlenhydrate, Fette und Eiweiße in angemessenem Umfang. Auch hier gibt es die unterschiedlichsten Ansätze der Ernährungswissenschaften. Aber es ist so verwirrend. Die einen loben Low Carb, die nächsten schwören auf ketogene Kost. Glauben Sie mir! Es wird weiterhin regelmäßig einen neuen Trend geben. Die Industrie lebt doch davon.

Das ist das Schöne beim Intervallfasten. Essen Sie sich gesund, vollwertig, so basisch wie möglich und hören Sie auf Ihre Bedürfnisse. Es wird Tage geben, da wollen Sie Ihre Stulle, die Pizza, unbeschwert die Party genießen und auch mal die deftige Hausmannskost. Und dann „schreit“ Ihr Körper nach frischen Salaten, ggf. zu gegrillten Fleisch-, Fisch- oder Gemüsespießen. Aber auch hier gilt: Versuchen Sie, alles so frisch wie möglich selbst zuzubereiten, und vermeiden Sie, wann immer es geht, Fertigprodukte, denn wir brauchen die ganze Palette der Vitalstoffe, die sich in Hülle und Fülle in vor allem Blattsalaten, Gemüse und Obst befindet: Mineralien, Vitamine, Spurenelemente, Enzyme, Ballaststoffe, sekundäre Pflanzenstoffe.

TELOMERE – DIE ENDKAPPEN UNSERER CHROMOSOMEN

Das biologische Alter eines Menschen lässt sich durch die Länge der Telomere, der Endkappen an den Chromosomen, recht gut bestimmen. Stellen Sie sich Telomere wie die Enden von Schnürsenkeln vor. Sie schützen vor schädlichen Einflüssen (z. B. vor freien Radikalen). Wenn eine Zelle sich teilt, verkürzen sich die Telomere und der Mensch altert. Wir brauchen daher lange Telomere, um länger jung zu bleiben. Aber wie? Im Jahr 2009 erhielt die Molekularbiologin Elizabeth Blackburn den Medizin-Nobelpreis für die Entdeckung des Enzyms Telomerase. Zuvor hatte sie zusammen mit dem Mediziner Dean Ornish in einer Studie an 24 Männern, die für drei Monaten ihre Lebens- und Essgewohnheiten radikal umstellten, den verjüngenden Prozess dieses Enzyms nachweisen können. Die Probanden aßen nur pflanzenbasiert (Verzicht auf Milch, Fleisch, Fisch, Eier), sie machten moderaten Sport und Entspannungsübungen. Das Blut wurde während der Zeit regelmäßig untersucht. Nach drei Monaten hatte sich die Telomerase von 53 % auf 84 % erhöht. Zudem waren auch die Entzündungswerte, der Blutdruck, Cholesterinspiegel sowie der Body Mass Index (BDI) deutlich besser. 2013 wurden die Probanden erneut untersucht. Bei denjenigen, die bei der Lebensführung geblieben waren, waren die Telomere nicht kürzer, sondern sogar länger geworden. Erstaunlich, oder?

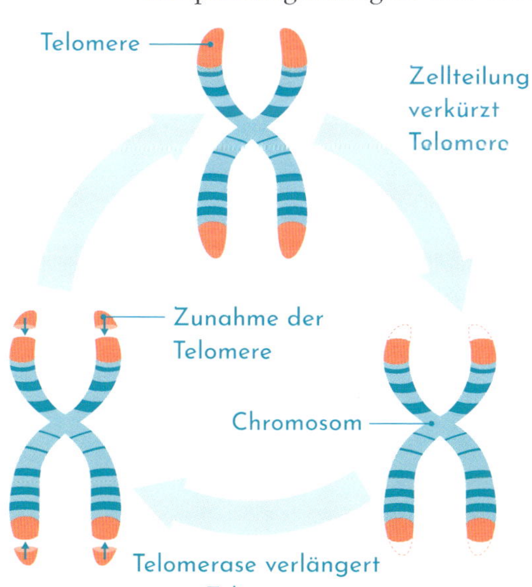

Die pflanzenbetonte, vollwertige Ernährung mit Bewegung und Entspannung kann viel bewirken und bietet die Chance, den Alterungsprozess sogar umzukehren!

Gestalten Sie Ihre Mahlzeiten farbenfroh. Bereiten Sie sich „bunte Teller“, um eine große Bandbreite an Vitalstoffen zu erhalten und „den Hunger des Auges zu stillen“. Verfeinern Sie die Mahlzeiten mit Kräutern und Gewürzen, nicht nur salzen oder zuckern, um den Hunger Ihrer Sinne, der Nase und der Geschmacksnerven, zu stillen.

Mit der Zeit werden Sie feststellen, dass Ihr Geschmack feiner geworden ist. Wenn Sie dann ein Fertigprodukt essen, ist dies für Ihren Gaumen viel zu süß, salzig oder langweilig!

Essen muss fit machen, nicht müde! Wenn Sie nach dem Essen erst wieder einen Muntermacher brauchen, um in Trab zu kommen, stimmt was nicht! Meist haben Sie dann zu viel, nicht zur richtigen Zeit oder zu ungesund gegessen!

Kauen Sie ordentlich, essen Sie langsam und nicht „zwischendurch“. Damit sind Sie schneller satt, der Magen wird nicht ständig überdehnt und muss nicht mit übermäßiger Säureproduktion reagieren.

Auch die folgende Empfehlung ist mittlerweile ein eigener Punkt der Deutschen Gesellschaft für Ernährung:

Essen Sie achtsam und nehmen sich Zeit dafür – Ja genau! Die MAHLZEIT! Halten Sie inne zum Mahlen bzw. Kauen, bis der Bissen durch das Zusammenspiel von Zunge, Zähne und Kiefer zu einem Speisebrei geworden ist.

ACHTSAMKEIT UND NAHRUNG

Achtsamkeit bei der Nahrungsaufnahme ist wichtig für all unsere Sinne (Geschmacks-, Geruchs-, Tast-, Sehsinn).

Essen hat eine große soziale Komponente und macht in der Familie oder mit Freunden am meisten Spaß. Tauschen Sie sich mit Ihren Lieben aus und genießen Sie die gemeinsame Zeit! Essen Sie langsam in einem ruhigen Ambiente, Kerze an, vielleicht etwas Musik,

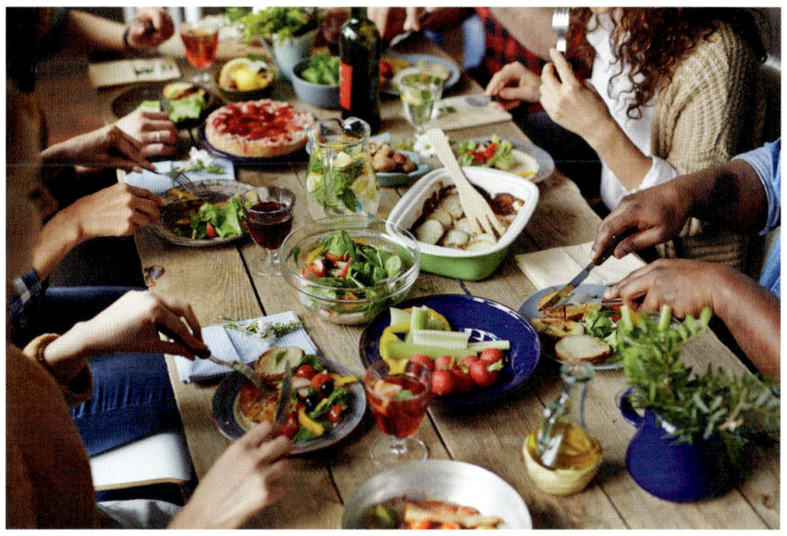

und dann wird genossen – nicht gearbeitet, gezappt, gescrollt, telefoniert, gelesen oder gar gestritten, WhatsApp und Snapchat bleiben außen vor. Auch wenn Sie Single sind und überwiegend allein essen, schenken Sie Ihren Mahlzeiten bitte Achtsamkeit und Ruhe.

GESUNDE ERNÄHRUNG

Für eine gesunde Ernährung vermeiden Sie bitte diese vier Lebensmittelgruppen:

- alle Fabrikzuckerarten und damit hergestellte Produkte
- alle Weißmehlprodukte – wählen Sie Vollkornprodukte
- alle raffinierten Fette (Palmöl, Transfette)
- Softdrinks, Süßigkeiten, Fast Food, Dosenware

Zwischendurch zu Snacks zu greifen, treibt den Insulinspiegel in die Höhe. Insulin wiederum hemmt den Abbau von Fettgewebe. Als abendliches Ritual auf der Couch zu naschen oder noch sehr kohlenhydratreich zu essen (inkl. alkoholhaltigen Getränken), treibt nicht nur den Insulinspiegel hoch und hemmt den Fettabbau, sondern hemmt auch noch das Schlafhormon Melatonin. Dadurch wird die Regeneration stark verringert.

Genießen Sie lieber zu den Hauptmahlzeiten genügend Proteine, das bremst Ihr Belohnungssystem im Hirn aus und der Kick, immer weiter zu essen, reduziert sich!

ZUCKER

Labortests haben die gesundheitliche Gefährdung durch Zucker an Mäusen gezeigt. Aber auch durch zahlreiche Studien an Probanden wurden die Gefährlichkeit des weißen Gifts bestätigt. Hoher Zuckerkonsum steht in Zusammenhang mit Übergewicht und den damit verbundenen Krankheiten sowie Zahnkaries. Natürlich rufen dann die Bürger: „Aber davor müssen wir doch geschützt werden!“. Doch die Macht der Konzerne ist groß. In Brüssel sitzen im EU-Parlament so viele Lobbyisten für zuckerhaltige Produkte. Leider geht aber auch das Konsuminteresse vieler Menschen in diese Richtung – die Nachfrage ist da.

Nicht nur der Konsum von Haushaltszucker ist ungesund, auch der vielen industriell gefertigten Lebensmitteln vermehrt zugesetzte Fruchtzucker ist ein Störenfried des Stoffwechsels mit ggf. schwerwiegenden Beschwerden im Verdauungssystem.

„FoodDrink Europe“ wirkte maßgeblich daran mit, die geplanten verbraucherfreundlichen Ampeletiketten zu verhindern. Diese Etiketten sollten mithilfe von Farbcodes vor Produkten warnen, die besonders salz-, zucker- und fettreich sind. Mitglieder der größten Lobbyorganisation der Lebensmittelindustrie in Brüssel sind u. a. Coca-Cola, Ferrero, Südzucker, Mars, Nestle und Brewers of Europe sowie Unilever (https://lobbypedia.de/wiki/FoodDrinkEurope).

Scannen Sie den QR-Code für weitere Informationen

Zuckerkonsum – Maximale Obergrenze für den Konsum freier Zucker pro Tag = 50 g

Für Menschen mit einem durchschnittlichen Kalorienbedarf vom 2.000 kcal pro Tag beträgt nach Angaben der Deutschen Gesellschaft für Ernährung die maximal unbedenkliche Menge freier Zucker, die in Lebensmitteln oder Fruchtsäften, Honig, Sirup enthalten sind, 50 g, was ca. 5 ½ Teelöffeln entspricht.

Zucker ist in Obst und Gemüse als Fruchtzucker (Fructose) natürlicherweise vorhanden und extra zu sehen. Obst und Gemüse enthalten allerdings auch eine große Portion Ballaststoffe, die Ihre guten Darmbakterien füttern, abgesehen von den schützenden sekundären Pflanzenstoffen und Vitaminen sowie wertvollen Mineralstoffen. Achten Sie auf gute Qualität und Herkunft.

Hüten Sie sich vor den chemischen Süßstoffen. Diese haben in einer gesunden Küche nichts zu suchen und fördern eher Übergewicht und Entzündungen im Körper.

Oft wird Zucker auf Verpackungen anders benannt, was dann harmloser klingt: Glucose (Traubenzucker), Fructose (Fruchtzucker). Versteckter Zucker findet sich z. B. in diesen Begriffen: Sirup, Dextrose, Magermilchpulver, Invertzucker, Fruchtextrakte, Isoglucose, Gerstenmalzextrakt, Invertzuckersirup, Maissirup oder Fruchtsüße, Saccarose (besteht zur Hälfte aus Fructose).

Je 100 g Cornflakes enthalten 7,2 g Zucker und der Zwieback trumpft mit 14,4 g, eine Currywurst je nach Größe enthält 11–24 g Zucker. Mit einer Portion Schoko-Müsli und einem Glas Cola haben Sie schon die 4-fache Menge der tolerierbaren Menge freier Zucker pro Tag aufgenommen.

1 Zuckerwürfel wiegt 3 g! Betrachtet man den Zuckergehalt von Fertigprodukten in Zuckerwürfeln, werden weitere Fallen deutlich!

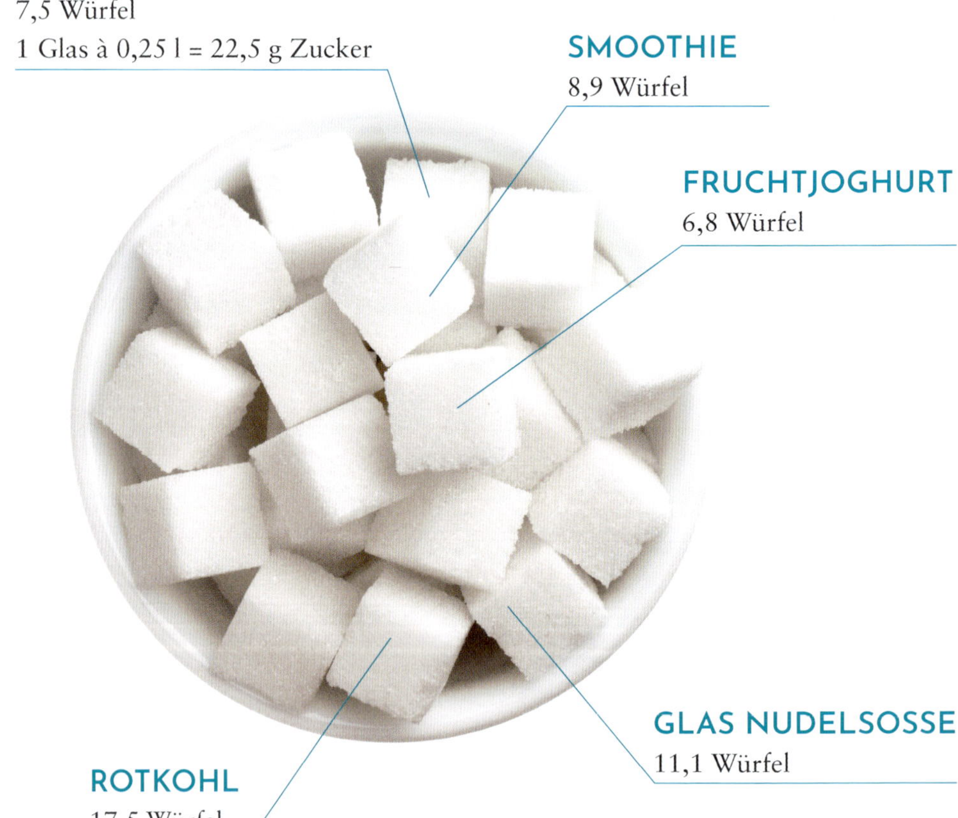
ORANGENSAFT
7,5 Würfel
1 Glas à 0,25 l = 22,5 g Zucker
SMOOTHIE
8,9 Würfel
FRUCHTJOGHURT
6,8 Würfel
GLAS NUDELSOSSE
11,1 Würfel
ROTKOHL
17,5 Würfel

Alternativen zum Haushaltszucker

Agavendicksaft

- viel Fructose (lässt den Blutzuckerspiegel schneller steigen)
- 100 g haben ca. 300 kcal und die Süße von ca. 125 g Haushaltszucker

Ahornsirup

- punktet mit mehr Vitalstoffen als Honig
- 100 g haben ca. 280 kcal und die Süße von ca. 130 g Haushaltszucker

Zuckerrübensirup

- (mein Favorit) enthält u. a. viel Eisen und Vitalstoffe
- 100 g haben ca. 314 kcal
- Ich nehme es zum Backen oder z. B. für ein Crunchy-Müsli.

Stevia

- kaum Kalorien, kein Einfluss auf Blutzuckerspiegel, enorme Süßkraft, gering zu dosieren
- Eigengeschmack leicht bitter

Birkenzucker (Xylit)

- bedenklich, da nicht ökologisch in Herstellung

Kokosblütenzucker

- nährstoffreich, glykämischer Wert ist niedriger als bei Zucker
- Kalorien und Süße im Vergleich zum Haushaltszucker fast 1:1

Erythryt

- kaum Kalorien und 70 % der Süßkraft des Haushaltszuckers, kann abführend wirken

Honig

- regional, strotzt vor Antioxidantien, aber für Allergiker und Diabetiker weniger geeignet. Manuka-Honig ist ein echtes Heilmittel
- 100 g haben ca. 306 kcal und die gleiche Süßkraft wie Haushaltszucker

FAST FOOD VS. GOOD FOOD

Die Universität Bonn veröffentlichte 2018 eine Studie, durch die nachgewiesen wurde, dass Fast Food nicht nur dick macht, sondern auch das Immunsystem schädigt – und das auch noch lange nach einer Umstellung auf eine gesunde Kost. Mäuse wurden mit „westlicher Kost“ gefüttert und entwickelten daraufhin massive körperweite Entzündungen – fast wie bei einer Entzündung mit Bakterien, Viren usw. Durch die fett- und kalorienreiche Ernährung wurde eine große Zahl von Genen in den Erbanlagen für die Vermehrung der Zellen aktiviert. Durch eine Umstellung auf gesunde Kost wurden die Entzündungen zwar weniger, aber das Immunsystem entwickelte Inflammasome gegen schädliche Substanzen. Durch weiteren Genuss werden immer wieder hochentzündliche Botenstoffe freigesetzt, die Gefäßkrankheiten, Schlaganfälle, Diabetes Typ 2 und Herzinfarkte provozieren können.

Meist werden Fertiggerichte und Fast Food schnell gegessen, dadurch werden mehr Kalorien aufgenommen, da das Sättigungsgefühl gar nicht so schnell hinterher kommt. Darmkrebsfälle gibt es auch schon bei jungen Menschen.

WARUM DIESER DRANG NACH FAST FOOD UND SÜSSEM?

Zur Erklärung gibt es viele Ansätze! Wussten Sie, dass der bekannteste Burger einer weltumspannenden Fast-Food-Kette der Anmutung einer weiblichen Brust nachempfunden wurde? Kein Witz – er hat diese Temperatur, die Weichheit und wenn Sie hineinbeißen, spritzt die Soße in den Mund! Mit Grundbedürfnissen wird Werbung betrieben, der Markt gebildet und immer größer gemacht. Der Konsument muss gefüttert werden. Glauben Sie mir, wenn Sie beginnen, sich bewusster zu ernähren, werden Sie auch eine Menge Geld sparen!

Mittlerweile gibt es aber auch den Begriff „Fast & Good"! Streetfood wird gesunder, populärer, die Kreationen munden jedem Gaumen und sie sind in der Regel mit frischen Zutaten zubereitet. Ich freue mich sehr, wenn sich dieser Trend fortsetzt!

Wenn Sie oder Ihre Familie Burger & Co. lieben, dann suchen Sie bitte mal nach Rezepten im Internet. Sie werden sich wundern, welch wunderbare und gesunde Varianten Sie finden werden. Ob mit Fisch, Fleisch, vegetarisch oder vegan. Kombinieren Sie diese mit viel Salat und die Pommes sind, im Backofen zubereitet, wesentlich schlanker für die Linie.

Gesunde Küche muss weder in der Zubereitung aufwendig, zeitraubend oder teuer sein. Hier zwei Beispiele:

- Pfannkuchen in der Schüttelflasche kostet über 2,– €. Wenn Sie die Zutaten Mehl, Wasser, Bioeier selbst mischen, zahlen Sie nur 1,– €.
- Pizza kostet, je nach Belag, ca. 2–4,– €. Der Teig ist schnell gemacht und kostet wenige Cent. Auch wenn Sie die Pizza nach Wunsch und Geschmack belegen, bleibt es günstiger.

SUPERFOODS – GOJI, AVOCADO, QUINOA, CHIA

Sind Superfoods wirklich so super? Ja schon, gemessen an den Inhaltsstoffen, aber ökologisch bedenklich. Sie werden oft in Gebieten angebaut, wo vorher Dschungel die Erde bedeckte, und für die Aufzucht und Pflege werden viel Wasser benötigt und Pestizide eingesetzt. Ich empfehle, eher auf die regionalen bis europäischen Alternativen zurückzugreifen: Hirse, Oliven, Hagebutte, Sauerkraut, Hafer, Ingwer, Leinsamen, Brokkoli, Sauerkirsche, Rhabarber und die heimische Beerenpalette wie Heidel-, Johannis-, Brom-, Him- oder Erdbeere sowie Rote Bete. Wie Sie sehen – die Auswahl der gesundheitsfördernden Lebensmittel ist groß!

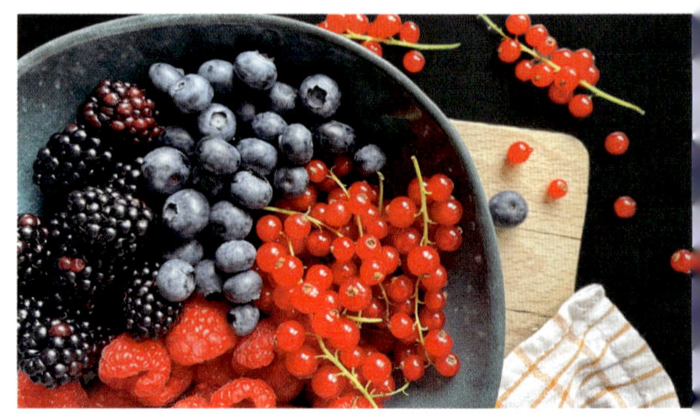

ALTERNATIVEN ZU KNABBERZEUG, GEBÄCK, SÜSSIGKEITEN & CO.

Bio heißt nicht immer gleich gesund! Bio-Chips, Bio-Gummibärchen, Bio-Bier usw. sind immer noch Chips, Gummibärchen und Alkohol. Vielleicht fairer für den Hersteller, aber noch immer eine Zuckerfalle. Tappen Sie da nicht rein. Und wenn, beobachten Sie sich, wann dies passiert. Stressphase im Job? Familiärer oder hormoneller Kummer? Wie schon häufiger erwähnt – die Dosis macht das Gift. Wenn aber die Zuckerfalle wieder zuschnappt, direkt wieder unterbrechen. Bewegung ist immer ein Zaubermittel dagegen. Aber auch Gespräche suchen, Situationen benennen und klären. Sorgen nicht in sich „hineinfressen“, sie werden dadurch nicht gelöst!

Inzwischen gibt es zahlreiche Rezepte für selbstgemachte Chips (Kartoffel, Süßkartoffeln, Rote Bete, Möhren oder Kürbis), Müsliriegel mit Nüssen, Kichererbsen-Snacks, Energiebällchen, die recht schnell im Backofen gezaubert werden können.

Wenn es ohne Schoki nicht geht, versuchen Sie es eher mit der dunklen Variante. Kakao ist ein hochwertiges Lebensmittel mit wunderbaren Inhaltsstoffen wie Flavonoiden und Antioxidantien. Das, was dem Körper eher schadet, ist vor allem der Zucker bei den Vollmilchvarianten.

Wollen Sie unbedingt zu der Party, dem Brunch, Jubiläum gehen und feiern? Kein Problem! Meine Mutter sagte dann früher:

„Morgen gibt's FdH (Friss die Hälfte)." Also könnte dem Schlemmern z. B. ein reiner Gemüsefastentag mit ca. 500 kcal folgen. Damit entlasten Sie den Körper enorm und die Nachwirkungen sind schneller vergessen ... Sie können also einen Ausrutscher oder einen Frust-Tag unter „Cheat Day" (Schummeltag) abbuchen, soll heißen, dass solche Tage sein dürfen und die sollten Sie dann auch bewusst genießen! Wenn Sie aber merken, dass Sie schon wieder in alte Muster abrutschen, ziehen Sie die Notbremse und denken Sie an Ihr Ziel!

GLUTAMAT

In vielen Lebensmitteln ist Glutamat durch den natürlichen Reifeprozess enthalten, wie z. B. in Parmesan oder reifen Tomaten. Meiden Sie aber Fertigprodukte, denen Glutamat zugefügt wurde (Soßen, Chips, Suppen, Dressing), bereiten Sie diese immer selbst zu. Leckere Dressings, Dips und Soßen herzustellen, ist auch nicht schwer. Gerade bei chronischen Entzündungen ist der Verzicht auf diesen Zusatzstoff dringend geraten.

UNVERPACKT

Sie werden ganz von allein gesunder essen und kochen, wenn Sie unverpackte Lebensmittel kaufen. Es gibt auch wiederwendbare Netze an den Obst- und Gemüseständen, um die einzelnen Stücke dort hineinzutun, damit sie an der Kasse abgewogen werden können. Sie dürfen auch ihre Behältnisse an der Fleisch- oder Käsetheke zum Abfüllen abgeben.

SCHARF HEIZT DEN STOFFWECHSEL AN

Natürlich soll es nicht brennen. Bei einer Schwangerschaft, Stillzeit oder Magen-Darm-Problemen ist der Verzehr scharf gewürzter Nahrung kontraproduktiv. Aber die scharfmachenden Inhaltsstoffe regen die Magensaftproduktion und Verdauung an. Sie sind nicht nur schmackhaft, sondern wirken auch antibakteriell, antiviral und somit stärkend für Ihr Immunsystem. Schädliche Darmbakterien und Pilze hassen z. B. Speisen mit Kresse, Meerrettich und Senf. Ergänzen Sie Ihre Speisen also mit Lauch und Zwiebeln, Knoblauch, Chili, Ingwer, Curry-Variationen.

NÜSSE – SIE SOLLTEN MEHR KNACKEN

Nüsse sind wunderbare Geschenke der Natur – sie stärken die Herz-, Hirn- und Darmgesundheit. Sie wirken blutdruck- und cholesterinregulierend, antioxidativ und schützen vor Krebs!

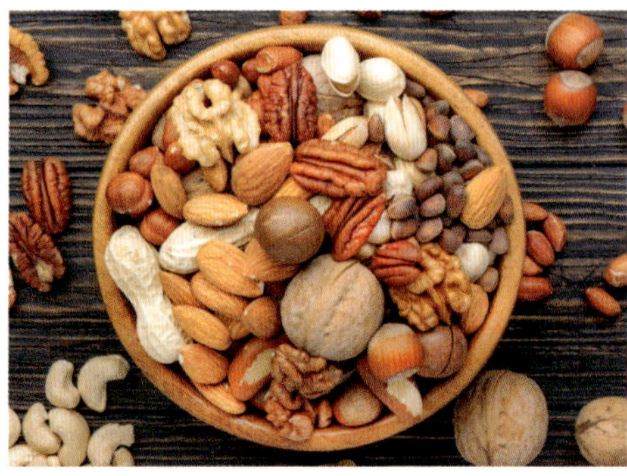

Gedanklich schreien da aber viele auf und sagen: „Ja! Aber diese vielen Kalorien!“ Stimmt, Nüsse sind kalorien-, weil fettreich, teilweise bis zu 70 % Fettgehalt! Dies sind aber fast ausnahmslos einfache bis mehrfach ungesättigte Fettsäuren. Dazu der hohe Omega-3-Fettsäuregehalt, in der Walnuss z. B. optimal im Verhältnis zum ungesunden Omega 6.

Omega-3-Fettsäuren gelten als entzündungshemmend, cholesterinsenkend, blutverdünnend, stimmungsaufhellend. Sie sättigen länger als Süßigkeiten und schützen die Blutgefäße vor Ablagerungen. Sie wirken antioxidativ, haben Vitamin E für die Elastizität der Gefäße und Magnesium für ein ausgeglichenes Nervenkostüm. Folsäure und Vitamin B6 und B12 senken den Homocysteinspiegel (Risikofaktor für Ablagerungen in den Arterien) und schützen das Herz, die Gefäße und den Darm.

Unser Körper kann mit diesen Fetten ganz anders arbeiten als mit den Kalorien aus den Gummibärchen. Wir brauchen gesunde Fette, und Nüsse liefern uns eine ganze Bandbreite davon. Botanisch betrachtet, werden sie in Schalenobst (z. B. die Walnuss), Hülsenfrucht (z. B. die Erdnuss) oder Steinobst (z. B. Mandel) getrennt. Hanfsamen und Esskastanien gelten als echte Nüsse.

Beachtenswert ist auch der Eiweißgehalt mancher Sorten: Pinienkerne enthalten 37 g, Erdnüsse 25 g, Mandeln 23 g und Pistazien

22 g Eiweiß auf je 100 g. Da unser täglicher Eiweißbedarf bei ca. 50–75 g liegt, sind Nüsse wunderbare Knabberalternativen. Trotzdem muss man nicht gleich eine ganze Tüte mit 200 g auf einmal essen – eine Handvoll ist eine hervorragende Menge!

Nüsse sättigen! Ob dies nun an den Eiweißen oder Fetten liegt, ist noch nicht ganz klar. Studien bei Übergewichtigen haben gezeigt, dass diese Handvoll vor dem Essen dazu führt, dass bei den Mahlzeiten der Sättigungseffekt viel eher eintritt. Somit wurde in der Summe weniger gegessen, die Probanden verloren mehr Gewicht und hatten bessere Blutwerte als die Vergleichsgruppe.

BROT

Ich bin trotz aller „Low Carb"-Verfechtern ein großer Brot-Fan! Sie nicht auch? Gerade wenn man länger im Ausland war, sehnt man sich nach unseren heimischen, duftenden, in so vielen Varianten vorhandenen Backwaren. In den letzten Jahren haben sich aber die Herstellung und der Konsum verändert.

Heute erwartet der Käufer frische Brötchen noch bis kurz vor Ladenschluss und der 500 g Laib soll gerne unter 2 € kosten. Das funktioniert nur, wenn Arbeitsschritte verkürzt, Rohmaterial bil-

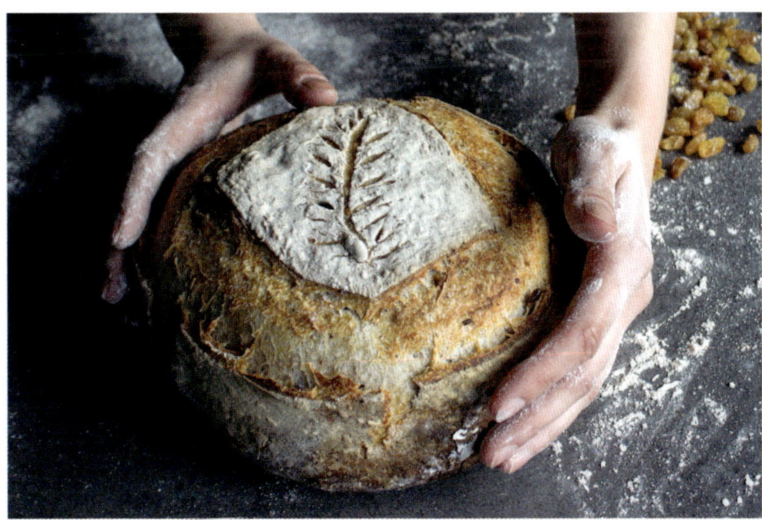

lig hergestellt, maschinell verarbeitet sowie mit Zusatzstoffen und Backtriebmitteln gearbeitet wird.

Ganz ehrlich: Viele geben kaum Geld für ein gutes Brot aus, aber im Coffeeshop holen sie sich einen Coffee-to-go für über 4 Euro …

Zum Glück gibt es inzwischen wieder vermehrt traditionell arbeitende Backstuben, sicher auch in Ihrer Nähe! Diese geben dem Teig viel mehr Zeit für die Gärung, als es die Backindustrie tut. Unterstützen Sie daher den Bäcker Ihres Vertrauens. Ich lasse es mir gleich beim Einkauf schneiden und friere direkt die Hälfte ein. So kann ich mir scheibenweise das Brot im Toaster am folgenden Tag aufbacken. Backen Sie aber auch regelmäßig selbst, das ist keine Hexerei. Fallen Sie auch nicht auf Eiweißbrote herein. Die meisten davon sind voller Klebereiweiß (Gluten), damit die Körner und Nüsse überhaupt zusammen „kleben" können.

FODMAPs

Aber zunehmend reagieren die Menschen mit Blähungen, Durchfall und Bauchschmerzen auf die industriell gefertigten Backwaren. Hierfür werden sogenannte **FODMAPs** (das Akronym steht für: **F**ermentable, **O**ligosaccharides, **D**isaccharides, **M**onosaccharides, **A**nd **P**olyols) verantwortlich gemacht. Diese stehen im Verdacht, die Gasbildung im Dickdarm zu erhöhen und durch eine Osmosewirkung Durchfälle zu produzieren. Je länger ein Teig gärt, desto weniger dieser FODMAPs befinden sich darin. Backwaren mit Dinkel und Emmer, auch Zweikorn genannt, sowie in der Sauerteigvariante gelten auch als viel bekömmlicher.

FERMENTIERTE PRODUKTE – IHRE DARMBAKTERIEN LIEBEN SIE!

Ein altbekannter Trend setzt sich zunehmend wieder durch. Fermentieren ist eine jahrtausendealte Tradition zur natürlichen Konservierung von Lebensmitteln. Das bekannteste heimischen Produkt ist das Sauerkraut. Aber auch andere haben diesen Her-

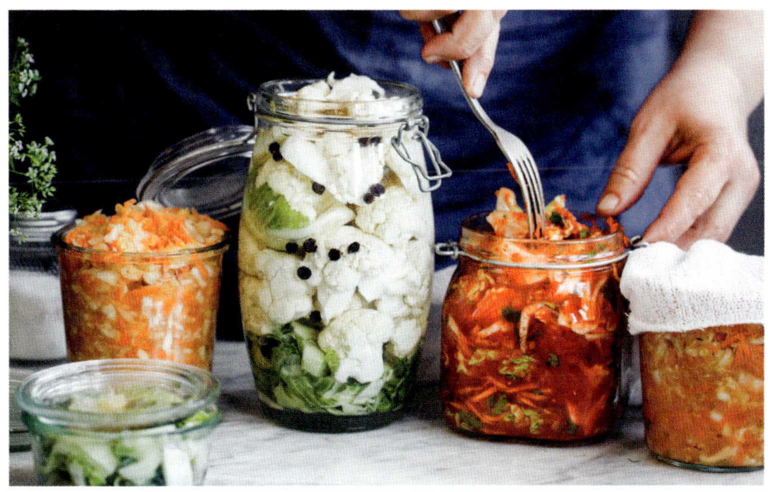

stellungsprozess hinter sich: Salami, Joghurt, Weichkäse, Essig, Sauerteigbrot, Kefir oder Sojaprodukte wie Sojasoße und Tempeh. Neuerdings erobert auch Kimchi die heimische Küche – eine scharfe Variante, die aus Korea kommt und dort eine lange Tradition hat.

Der Darm liebt fermentierte Lebensmittel! Das Mikrobiom ist bei jedem Menschen unterschiedlich. Während Süßigkeiten, Alkohol, Fast Food sowie hektisches Essen die „schlechten" Bakterien und Pilze im Darm fördern, stärken und füttern fermentierte Lebensmittel die „guten" enorm. Deshalb sollten sie auf dem Speiseplan nicht fehlen, allerdings nur in Maßen, denn sie enthalten auch Histamin, was nicht jeder toleriert.

Ich trinke zu den Mahlzeiten gerne ein Glas Kombucha. Manchmal kaufe ich dieses leckere Teegetränk, habe aber auch einen Pilz, um es mit einer natürlichen Kohlensäure selbst herzustellen. Überhaupt können Sie viele der genannten Basics selbst herstellen. Im Handel finden Sie Starterkulturen, u. a. für Wasserkefir (das Getränk der Hundertjährigen), Sauerteig oder Kombucha. Und bei Einladungen ist ein selbstgemachtes Kimchi ein schönes Geschenk. Auch ein Joghurt ist ruckzuck fertig, lecker, preiswert und als kleine Zwischenmahlzeit oder Nachtisch sehr gesund. Joghurtbereiter sind preiswert erhältlich und Sie brauchen dazu nur Milch – es geht auch mit pflanzlicher – sowie die Bakterienkulturen. Meist hat der Bereiter Schraubgläser, die sich problemlos, z. B. zur Arbeit oder in die Schule, mitnehmen lassen. Vollwertig können Sie dies natürlich noch weiter aufpeppen: Sie nehmen ein größeres hübsches Schraubglas, frisches Obst der Saison oder TK-Beeren, Joghurt drauf und Crunchy on Top! Sieht nicht nur hübsch und köstlich aus, sondern ist es auch noch!

CRUNCHY SELBSTGEMACHT

Die Herstellung von Crunchy ist kinderleicht. In einer großen Pfanne etwas Sonnenblumenöl und ca. 4–6 Löffel Ahorn- oder Zuckerrübensirup wärmen. Dann Haferflocken dazugeben und anrösten. Wenn Sie möchten, können Sie auch noch Ihre Lieblingsnüsse, gepoppten Amaranth, Leinsamen und Sesam hinzufügen. Es duftet verführerisch in Ihrer Küche, wenn sich diese Zutaten verbinden. Fertig! Dann die Mischung einfach in ein hohes Schraubglas geben. Für ein Frühstück, einen Nachtisch oder eine Zwischenmahlzeit mit Obst und Joghurt ergänzen. Rezepte für Crunchy oder Müslistangen können Sie natürlich auch im Backofen zubereiten. Im Internet oder Buchhandel finden sich zahlreiche Ideen dazu!

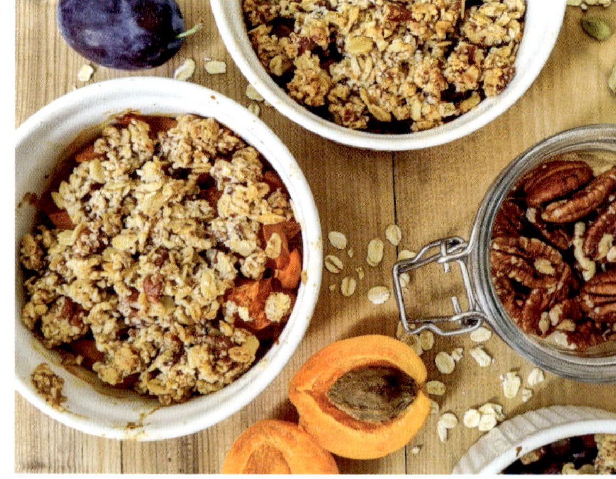

SO KOCHE ICH

Ich bin Mutter und Solo-Selbstständige. Mein Arbeitstag beginnt meist gegen 5 Uhr und endet selten vor 20 Uhr, oftmals täglich und auch am Wochenende. Trotzdem oder gerade deshalb achte ich auf ausreichende Bewegung, meine Ernährung und auch auf meinen Schlaf. Mein Organismus leistet viel, ich fühle mich aber fit und frisch dabei, da ich meinen inneren Doc unterstütze.

Durch meinen Job und meine lauffreudige Hündin bin ich zum Glück viel zu Fuß unterwegs. Ich liebe Bewegung und das am liebsten draußen und bei jedem Wetter. Wenn ich mittags oder am Abend nach Hause komme, habe ich echt Kohldampf und keine Lust, lange zu warten, bis das Essen endlich fertig ist!

VORKOCHEN

Ich arbeite vor und das erspart mir eine Menge Zeit und Nerven! Während ich morgens meine eigene Yoga-Einheit mache oder am PC sitze, köchelt schon mal etwas vor sich hin, was ich als Beilage gerne zu Mittag oder Abend essen würde. So setze ich einen Topf mit z. B. gut gewaschenem Reis oder Amaranth, Buchweizen, Kartoffeln, Nudeln, Linsen, Kichererbsen, Bohnen, Bulgur oder Hirse mit Kurkumasalz bzw. Gemüsebrühe auf. Diese vollwertigen Energiespender sind dann schon fertig. Mittags oder abends wird Gemüse in meine Wokpfanne schnell reingeschnippelt, kurz und knackig angebraten und ist in ca. 10 Min. fertig. Manchmal habe ich das Gemüse schon vorbereitet oder ich nutze Bio-TK-Ware. Mit der vorgekochten Beilage ergänzt, exotisch z. B. mit Kokosmilch, frischen Garten- und Wildkräuter wie Löwenzahn und Curry abgeschmeckt, habe ich im Handumdrehen eine vollwertige Mahlzeit.

ROHKOST

In den warmen Monaten wechsle ich gerne zur Rohkostvariante – vollmundig, ausgewogen, bunt und immer anders. So eine Portion lässt sich leicht, je nach Belieben, mit Tempeh, Schaf- oder Ziegenkäse, Fisch bzw. Fleisch ergänzen. Über die Reste freut sich nicht nur meine Hündin. Ich kann Reste auch als würzige Grundlage für das nächste Gericht verwenden.

AUSZEITEN

Wenn ich eingeladen oder im Urlaub bin, passe ich meine Intervalle an. Ich brauche morgens kein reichhaltiges Frühstück, wenn ich am Abend vorher zum Essen ausgegangen bin. Da dies manchmal mit dem einen oder anderen Gläschen Wein geschieht und es später wird, komme ich vielleicht nur auf eine 12-stündige Erholungspause.

Meine Devise

80 % meiner Lebensweise bestehen aus gesunder, vollwertiger und pflanzenbasierter Ernährung, bei den übrigen 20 % folge ich meinen spontanen Genussbedürfnissen! Aufs Jahr mit seinen 365 Tagen gerechnet, ergeben sich diese Zahlen:

- 80 % sind 292 Gesundheitstage, die natürlich auch Spaß machen!
- 20 % sind die 73 „Feier- oder Schummeltage“, die uns so menschlich machen!

EINFRIEREN

Das Einfrieren von Resten und Vorräten ist eine äußerst praktische Angelegenheit. Wenn ich feststelle, dass wir die angebrochene Kokosmilch oder den Obstsaft nicht aufbrauchen, dann friere ich diese z. B. in Eiswürfel- oder Muffinformen ein. Dann ist bei Bedarf immer etwas da. Kleine Beeren passen oft auch noch dazu. Das sieht in z. B. einem (alkoholfreien) Cocktail, leichter Weinschorle oder Infused Water immer nett aus!

Obst- und Gemüsesorten sind saisonal besonders günstig. Auch hier können Sie das Gemüse erst blanchieren, dann gefrieren!

Weitere Tipps zum Einfrieren erhalten Sie auf der Homepage von Chefkoch

Scannen Sie den QR-Code

Weitere Informationen erhalten Sie auf der Homepage von Selbstversorgerland

Scannen Sie den QR-Code

GEMÜSENUDELN

Manchmal muss man sich Nudeln statt Sorgen machen!

Sicher kennen Sie auch Gemüsenudeln (Zoodles). Wenn nicht, dann wird es Zeit für eine sinnvolle Investition in einen Spiralschneider. Egal ob aus Möhren, Roter Bete, Zucchini oder Süßkartoffeln – damit lassen sich wunderbare Nudelgerichte gerade für abends (da zuckerärmer) zaubern. Vermengt mit selbstgemachtem, kohlenhydratarmem Pesto, veganem Parmesan aus Mandelmehl oder Pecorino, sind sie ein vollkommener Genuss – leicht, lecker und schnell!

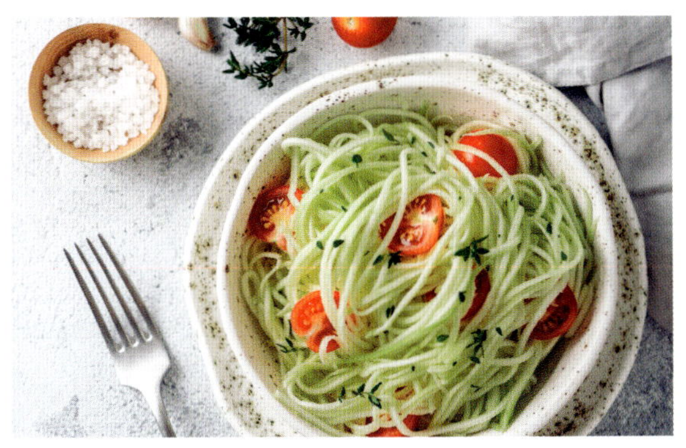

Die Ansage „Ich kann es mir nicht leisten, gesund zu essen ist teuer!“, gilt nicht – nein, gesundes Essen ist seinen Preis wert!

Gesundes Essen – ein Erfolgsrezept aus meiner Praxis

Die Mutter eines 11-jährigen Schülers klagte, sie bekäme ihren Sohn nicht in den Griff. Er sei nörgelig, immer hungrig, wolle nicht mehr raus zum Spielen, hinge nur vor dem PC und Handy und werde nie satt. Er wog aber schon 25 kg mehr als für seine Größe passend. Im Beratungsgespräch erzählte sie, dass er jeden Tag 5 € bekäme, damit er sich für die Schule Burger, Döner & Co. holen könne. Er würde dies im Wachstum brauchen, es sei einfacher und billiger, als ihm immer die Brotdosen zu machen, so ihre Sichtweise. Ich bin dann mit ihr in einen Supermarkt gegangen und wir haben für eine Woche eingekauft. Ich wollte ihr klarmachen, dass sie mit 25 € eine Menge kaufen kann, um ihn gesund satt zu bekommen: Vollkornbrot, Hafer, Aufstriche, etwas Aufschnitt, Käse, Joghurt, Quark, Obst, Nüsse, Paprika, Gurke, Tomaten und Salat. Klar hat der „Lütte" erst gemeckert. Er durfte sich keinen Burger und auch keine Softdrinks und andere Snacks mehr holen. Dazu musste sich sein Gaumen erst umgewöhnen und schmecken lernen. Aber nach ein paar Wochen waren beide „in der Spur". Die Mutter hat parallel auch ihre Ernährung umgestellt und in Kombination mit Sport ihr Traumgewicht erreicht. Die Schulnoten wurden besser, der Junge war viel ausgeglichener. Er ging wieder zum Training und seine Lieblingssportarten sind jetzt Surfen und Basketball. Es macht Spaß, ihn heute zu sehen. Ein großer athletischer hübscher junger Mann, der seiner Mutter sicher bald ganz anderen Kummer machen wird.

Vielleicht kennen Sie bereits Dokumentationen wie „Unser Hirn ist, was es isst". Sie ist vor allem für Ihre Kinder sehenswert!

Scannen Sie den QR-Code

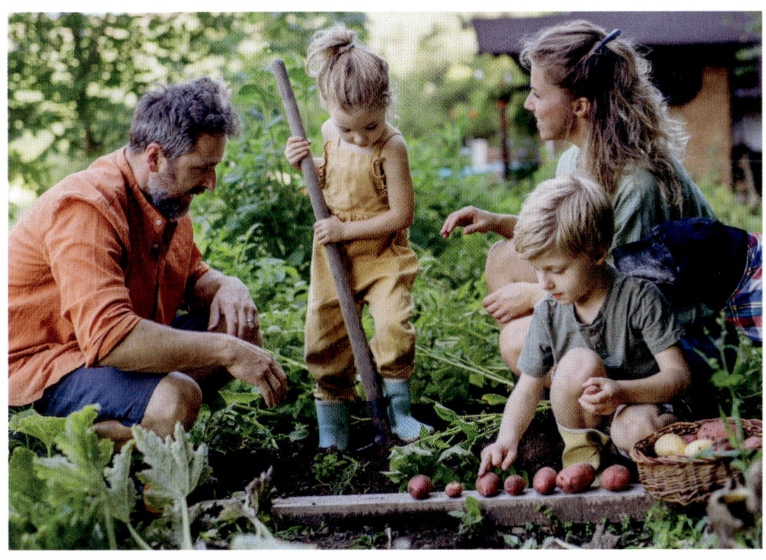

GEMÜSE- UND OBSTGARTEN

Bauen Sie Ihr Essen selbst an!

Gärtnern – das Wühlen in der Erde, Einsetzen der Saat, Umtopfen, Harken, Gießen – ist eine wunderbare Möglichkeit, sich mit der Ernährung intensiver zu beschäftigen. Die Ernte erfährt Wertschätzung, denn es bedeutet Arbeit und dauert, bis die Früchte reif sind. Aber es ist eine Wonne, sich damit zu beschäftigen. Oft stellt man auch fest, dass viele vermeintliche Unkräuter essbare Heilkräuter sind. Das ist lehrreich und zudem profitieren davon Körper, Geist und Seele. Sich nach getaner Arbeit zurückzulehnen und die Farbenpracht zu genießen, ist traumhaft. Die Blumen locken nützliche Insekten an und Vögel erhalten wieder Raum zurück. Sein blühendes Stück Paradies zu haben, geht auch in Städten. Zunehmend werden Plätze in Parks verpachtet, um dort etwas anbauen zu dürfen. Auch auf dem Balkon oder der Fensterbank kann man sich eine kleine grüne und blühende Oase erschaffen. Und in so manchen Kellern, Gartenhäusern usw. findet eine kleine Pilzbox Platz für den Anbau von z. B. Champignons, Kräuterseitlingen, Austernpilzen und Shiitakes.

Wir brauchen die Nähe zur Natur und dies ist besonders wichtig, wenn Sie Kinder haben. Kinder müssen lernen, woher das Essen kommt und dass eine Möhre auch mal krumm sein kann! Ich bin ein großer Fan von Verbänden wie „Slow Food“ sowie Start-ups wie „etepetete“. Vielleicht gibt es auch in Ihrer Nähe solche oder ähnliche Angebote, in denen Sie und Ihre Kinder sich für unsere Nahrung und somit auch unsere Zukunft engagieren können.

KOCHBOX

Meine Tochter hatte eine monatelange Boykottphase: Alles Gesunde an Obst, Gemüse, Salaten usw. war „das Allerletzte“. Reis oder Nudeln aß sie nur mit Butter und Maggi, Curry-Ketchup und Streukäse, sonst am liebsten Salamipizza, Ravioli aus der Dose, „Pom-Döner“ und Fertiggerichte zum Aufbrühen aus der Tasse oder Chinanudeln. Unter dem Bett lag Verpackungspapier von Knabberzeug in Hülle und Fülle.

Ich war genervt und kam überhaupt nicht mehr an sie heran. Sie boykottierte alles, was ich in ihre Brotbox packte, ging stattdessen nach der Schule zum Bäcker und oder besorgte sich kalte Pizzastücke auf die Hand. Aber sie liebte es, Kuchen oder Brot zu backen oder für den Abend zu kochen – für mich klasse, weil ich oft erst gegen 20 Uhr zu Hause war. Allerdings aß nur ich das Gemüse. Nach ein paar Monaten wurde meine Tochter krank. Zuerst dachte ich an einen grippalen Infekt. Sie schlief viel, trank zum Glück viel Wasser, aber war wie ausgelaugt. Ich habe sie mit einem hochdosierten Vitalstoffprodukt aufgepäppelt, aber sie war trotzdem noch sehr kraftlos. Nach und nach erzählte sie mir mehr von ihrem Stress in der Schule, Lehrern, die blöd waren, Freunden, die wegzogen, und die Angst vor dem Schulwechsel. Klar, sie war mittlerweile eine junge Frau und mitten in der Pubertät.

Wir konnten uns glücklicherweise darauf einigen, dass Süßes und Fast Food keine Lösung für all diese Themen waren. Keine Tüte Chips verbessert die Noten und die Pizza wird nicht dafür sorgen, dass die Freunde bleiben. Bauch- oder Kopfschmerzen werden von Fast Food nicht besser, sondern entstehen dadurch. Wir haben dann eine vegetarische Kochbox für mehrere Monate abonniert. Dreimal pro Woche hat sie damit herrlich schmackhafte Gerichte auf den Tisch gebracht. Hätte ich einen „Zucchini-Käse-Puffer", „Mediterranes Focaccia-Sandwich" oder „Perlen-Couscous" gemacht, hätte sie dies nicht gegessen, aber das Selbstkochen änderte die Einstellung und diese ist glücklicherweise zum größten Teil geblieben!

EINKAUF

Einmal wöchentlich kaufe ich in der Regel ein und lasse mir an der Obst- und vor allem Gemüseecke viel Zeit.

Grundsätzlich kaufe ich immer diese Basics:

- frische Äpfel
- Möhren
- Zwiebeln
- Süßkartoffeln
- Paprika
- Chicorée
- Ingwer
- Tomaten
- Blattspinat
- Zitronen
- Brokkoli
- Knoblauch & Lauch
- Pilze
- Blattsalate
- Chili
- Gurke

Beeren, Spinat und Erbsen kaufe ich oft tiefgefroren in Bioqualität. Ich versuche, darauf zu achten, dass z. B. Bananen, Ananas, Mango, Avocado, Feigen eher aus Europa kommen als aus Südamerika. Saisonal ergänze ich im Herbst/Winter den Einkauf um

Mandarinen, Grapefruits, Orangen, diverse Kohlsorten, Pastinaken, Steckrüben und Kürbis und im Frühling/Sommer um Spargel, Beeren, Trauben, Erbsenschoten. Mittlerweile habe ich Kartoffeln für den Eigenbedarf im Garten. Trotzdem kommen diese bei uns nur 1-mal/Woche auf den Speiseplan.

Dann brauche ich noch aus der Kühlabteilung Schaf- und Ziegenkäse, Skyr, Butter oder Ghee, vielleicht mal Sahne und Hüttenkäse. Für den Fleisch- und Fischeinkauf ist mein Mann zuständig. Wir haben kleine Händler vor Ort und somit regional beste Qualität. Während der Jagdsaison ist er bestens mit Wild versorgt und friert sich für andere Monate viel ein. Wurst und Schinken kommen selten in den Einkaufswagen.

Reis, Dinkelmehl und Nudeln, Hirse, Linsen, Kichererbsen im Wechsel mit Bulgur, Buchweizen und Amaranth bringen viel Abwechslung auf den Teller. Für das Müsli bzw. Obstsalate brauche ich Hafermilch oder Sahne. Für die Abrundung der Wokgerichte verwende ich ebenfalls Sahne, Hafersahne oder Kokosmilch.

Für Salate nehme ich Apfelessig statt der normalen Sorte und gute Öle wie Lein-, Walnuss- oder Hanföl, sonst Olivenöl für die warmen Gerichte. Zum Binden nutze ich Chia-, Flohsamenschalen und Agar-Agar. Gewürzt wird mit Steinsalz, Pfeffer, Chili, Curry bzw. Kurkuma, Garam Masala und Kräutern. Viele davon habe ich auf der Fensterbank, im Garten oder als TK. Kresse und Sprossen lassen sich super selbst züchten und sind vor allem im Winter genial als zusätzlicher Vitamin-Booster.

TIPPS

Kennen Sie Bowls? Wenn nicht, toben Sie sich in den zahlreichen Varianten aus. Es gibt die eher süßen für das späte Frühstück, die leichte Zwischenmahlzeit oder die herzhafte Kombination als Mittag- oder Abendessen. Die Zubereitung geht vegan oder vegetarisch, aber die Bowls können auch mit Fleisch oder Fisch/Meeresfrüchten ergänzt werden.

Bowls lassen sich schnell zu Hause vorbereiten und so können nicht nur Sie, sondern auch Ihre Kinder oder Jugendlichen hübsche bunte Schüsseln mit zur Schule, Ausbildungsstätte oder Uni nehmen. Ich koche am Abend immer etwas mehr, um es am nächsten Tag zu nutzen. Wenn ich z. B. ein Currygericht hatte, dann bereite ich die Bowl so zu: unten ein paar Kirschtomaten und Paprikawürfel, dann das Currygemüse und oben in Streifen geschnittener Salat. Wem dies zu trocken erscheint, der kann vor dem Vermengen etwas Orangensaft zugeben. Das passt gut zu der leichten Curryschärfe.

Vorkochen ist wieder in Mode gekommen. Es heißt nun Meal Prep, bedeutet nichts anderes und ist haufenweise in Blogs und Rezepten im Netz in finden. Sie bereiten energiespendende Grundzutaten (wie Kartoffeln, Nudeln, Quinoa, Reis, Amaranth, Hülsenfrüchte usw.) für 2–3 Tage vor, lagern diese im Kühlschrank und ergänzen z. B. mit kurz angebratenem Gemüse und bei Bedarf mit tierischen Komponenten. Natürlich aufbewahrt und mitgenommen werden diese Gerichte/Zutaten dann in schadstofffreien, auslaufsicheren Behältern, die es in schicken Ausführungen gibt. Nutzen Sie sonst auch große Einmachgläser.

Kleiner Trick noch zum Kaloriensparen: Wenn Sie Nudeln, Reis oder Kartoffeln vorkochen und mindestens 12 Stunden im Kühlschrank lagern, verwandelt sich die Struktur der Stärke. Etwa 10 % werden dadurch unverdaulich und dies senkt die Bilanz. Die resistente Stärke wird im Dickdarm abgebaut und ist gut für die Darmflora. Sollten Sie allerdings von schwer verdaulichen Lebensmitteln Blähungen bekommen, dann genießen sie diese lieber frisch.

REZEPTE

Nun einige meiner Lieblingsrezepte und Ideen, u. a. von lieben Freunden, die ich hier veröffentlichen darf. Ich selbst koche eher „frei Schnauze", da ich eine gesunde Küche nicht schwierig finde.

MÜSLI-BOWL

Naturjoghurt, gemischte Beeren, selbstgemachtes Crunchy und Nüsse

Sehr gut verträglich sind auch vorbereitete „Overnight-Oats": Einfach über Nacht Vollkornhaferflocken, ggf. mit Lein-/Chia-/Flohsamen und Wasser in einem Schraubglas quellen lassen. Vormittags aufpeppen mit Ihrem Lieblingsobst, Nüssen, Gewürzen und Saaten. Lässt sich toll mitnehmen. Eignet sich auch als Nachtisch oder Zwischenmahlzeit. Wer es süßer mag, Banane oder Datteln pürieren und hinzufügen.

SMOOTHIE-CHIA-BOWL

Bereiten Sie Ihren Lieblingssmoothie – z. B. Beeren, Banane und etwas Hafermilch – und geben Sie ihn in eine Schüssel. Streuen Sie 2 EL Haferflocken und 1 EL Leinsamen oder Chia drüber. Gut verrühren, sodass sich langsam ein Pudding bildet.

BASISCHES MÜSLIBÄLLCHEN MIT ERDMANDELN

ZUTATEN (1 PERSON)

4 Esslöffel gemahlene Erdmandel
ca. 150 ml heißes Wasser/Pflanzendrink

ZUBEREITUNG

Einfach miteinander vermischen und ggf. noch mit Chia-/Leinsamen/Flohsamenschalen und/oder kleingeschnittenen Trockenfrüchten (z. B. Feige/Dattel) vermischen. Quellen lassen und dann mit einem Eiskugel-Portionierer zu einer Kugel formen. Diese dann z.B. mit frischen Früchten und etwas frisch gepreßtem Saft genießen.

BUDDHA-BOWL

Bunt, einfach und vielseitig in der Zubereitung! Hülsenfrüchte, vollwertiges Getreide, Salat und Gemüse bilden die Basis. Diese werden mit Rohkost, gegartem Gemüse und ggf. mit Fleisch, Fisch, Käse kombiniert.

ZUTATEN (4 PERSONEN)

300 ml Kokosmilch
300 g Jasminreis
2 Limetten
50 g Sweet-Chili-Soße
4 Karotten
1 Gurke
10 g Koriander
10 g Minze
2 Knoblauchzehen
2 rote Chilischoten
2 Frühlingszwiebeln
500 g Brokkoli
2 Avocado
20 g Erdnüsse
2 EL Öl
500 ml Wasser
Salz und Pfeffer

ZUBEREITUNG

In einen großen Topf Kokosmilch und 300 ml heißes Wasser füllen, salzen und den gewaschenen Reis einrühren und aufkochen lassen. Bei niedriger Hitze ca. 10 Minuten weiterköcheln und im Anschluss ruhen lassen.

Dip

Limette heiß waschen, Schale fein abreiben, halbieren. Eine Hälfte Limette halbieren und eine Hälfte in Spalten schneiden. In einer kleinen Schüssel Sweet-Chili-Soße und die geriebene Schale und Saft von 1 Limette verrühren.

Salat

Karotten und Gurken schälen, grob reiben. Minzblätter fein hacken. 2 Limettenspalten auspressen und mit 2 EL Dip zu einem Dressing verrühren. Karotten, Gurken und Minze hinzufügen, umrühren, mit Salz und Pfeffer abschmecken.

Toppings

Knoblauch abziehen und fein hacken. Chili halbieren, Kerne entfernen und in feine Streifen schneiden. Achtung! Scharf! Frühlingszwiebeln, getrennt in weiße und grüne Abschnitte, in dünne Ringe schneiden. Brokkoli in Röschen zupfen, Koriander abzupfen. 2 EL Öl erhitzen und weiße Frühlingszwiebelringe, gehackten Knoblauch und die Hälfte der Chilistreifen für ca. 2 Minuten anbraten. Brokkoliröschen dazugeben und weitere 3 Minuten anbraten. Ca. 200 ml Wasser hinzugeben und ca. 5 Minuten reduzieren lassen. Mit Salz und Pfeffer abschmecken.

Anrichten

Avocados halbieren, Steine entfernen, Fruchtfleisch herauslösen und in Streifen schneiden. Reise auflockern und in die Schüssel füllen. Brokkoli, Gurken-Karotten-Salat, Avocadostreifen dazu anrichten. Mit Koriander, Erdnüssen, grünen Frühlingszwiebelringen und restlichen Chilistreifen bestreuen. Mit der Sweet-Chili-Soße genießen.

Dieses Rezept ist von „Hellofresh“. Sie können kreativ sein und/oder das Rezept ergänzen mit z. B. angebratenem Halloumi, Tempeh oder gebackenen Schafs-/Ziegenkäse und ein paar Walnüssen. Empfehlenswert ist auch eine derzeit im Internet kursierende Variante aus dem Backofen: Kirschtomaten mit Feta (oder jedem anderen verlaufenden Käse) im Backofen auf 200 °C backen. Dann gekochte Nudeln, Pesto, frisches Basilikum unterheben. Fertig!!!

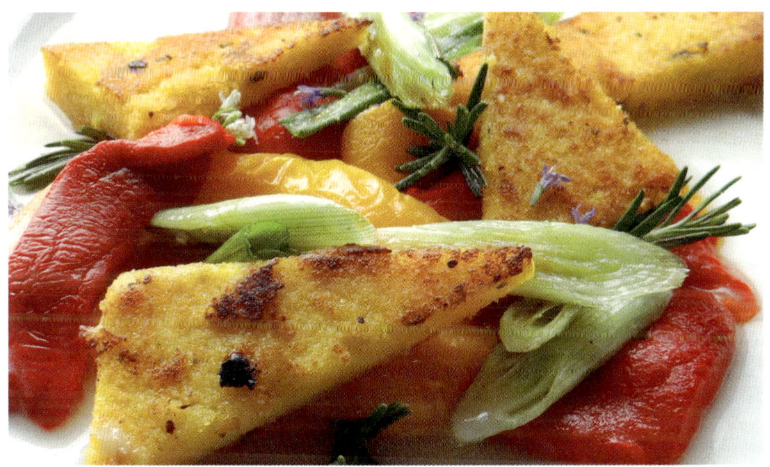

KRÄUTERPOLENTA

(Rezept von Angela Schulze-Hamann)

ZUTATEN (4 PERSONEN)

1 l	Gemüsebrühe	1	Zweig Rosmarin
250 g	Polenta		Salz, Pfeffer, Salbei, Thymian
3 EL	Olivenöl		
2	Knoblauchzehen (zerdrückt)		

ZUBEREITUNG

Den Maisgrieß in die kochende Gemüsebrühe mit den angegebenen Zutaten einrieseln und 2–3 Minuten kochen lassen. Danach in ein (flaches) Gefäß füllen und auskühlen lassen. Anschließend stürzen und in Rauten schneiden. Vor dem Servieren in Öl anbraten und auf z. B. jahreszeitliches Gemüse setzen. Dieses kann Blattspinat mit rosa Steinchampignons sein, Ofengemüse, Spargel usw. Dazu passt ausgezeichnet selbstgemachtes Wildkräuterpesto.

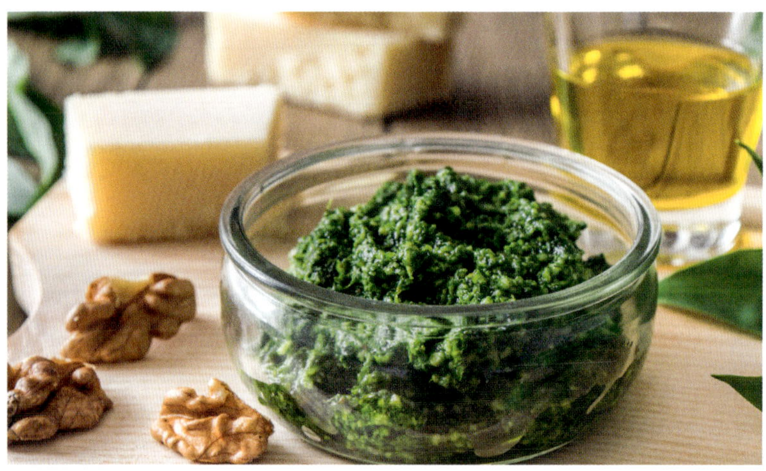

WILDKRÄUTERPESTO

ZUTATEN

1 l	Rapsöl	200 g	Walnusskerne (fettfrei geröstet)
600 g	Hartkäse	20 g	Meersalz
300 g	Wildkräuter	20 g	Knoblauch

ZUBEREITUNG

Alles mit dem Mixstab zerkleinern und zu einer homogenen Masse werden lassen.

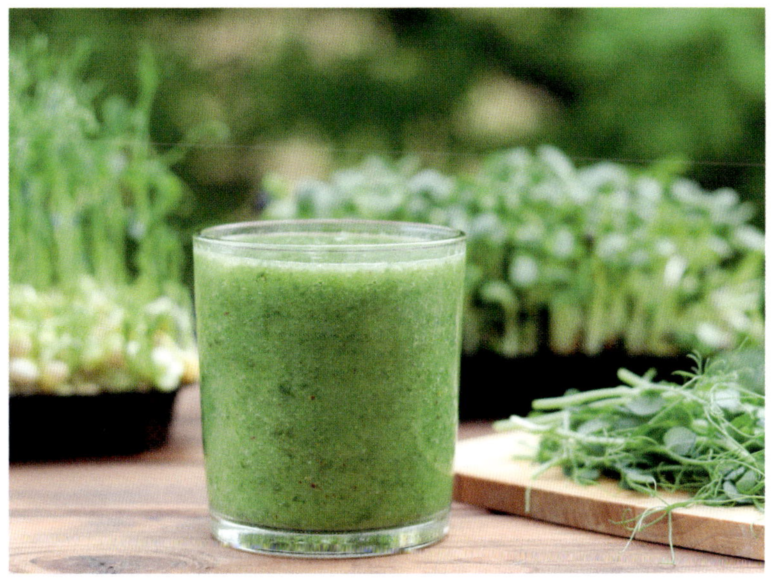

WILDKRÄUTERSMOOTHIE

(Rezept von Angela Schulze-Hamann)

ZUTATEN

1	Handvoll Wildkräuter (z. B. Giersch, Löwenzahn, Knoblauchsrauke, Vogelmiere, Spitzwegerich, Wiesenkerbel, Brennnessel, Gundelrebe, Sauerampfer, Bärlauch, Schafgarbe, Gänseblümchen) Wildkräuter sind in gut sortierten Bioläden erhältlich.
1	Banane
1	Stück Ananas
	Ahornsirup
	Wasser nach Bedarf

ZUBEREITUNG

Alles mit dem Mixstab zerkleinern und zu einer homogenen Masse werden lassen.

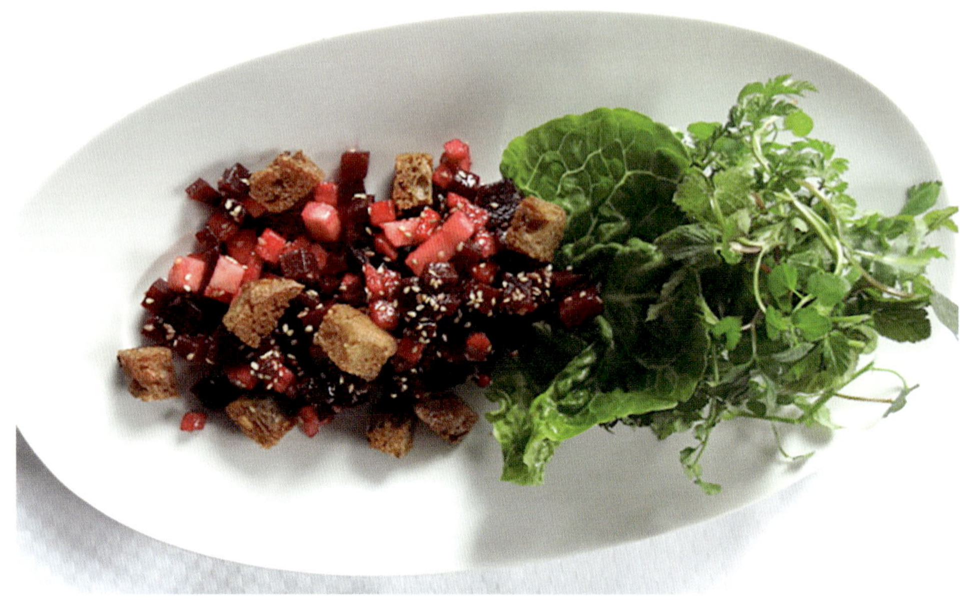

SALAT VON ROTER BETE UND ÄPFELN

mit Rapsöl-Sesam-Vinaigrette (vegan) und Croûtons

(Rezept von Angela Schulze-Hamann)

ZUTATEN (4 PERSONEN)

500 g	Rote Bete
200 g	Äpfel (möglichst Holsteiner Cox)
100 g	Sesamsaat
200 ml	Gemüsebrühe
100 ml	Sesamöl
50 ml	Rapsöl (aus Schleswig-Holstein)
40 ml	weißer Balsamico-Essig
1 TL	Senf
1 TL	Honig
1	Knoblauchzehe
	Salz, Zucker, Pfeffer, gemahlener Koriander, Cayennepfeffer

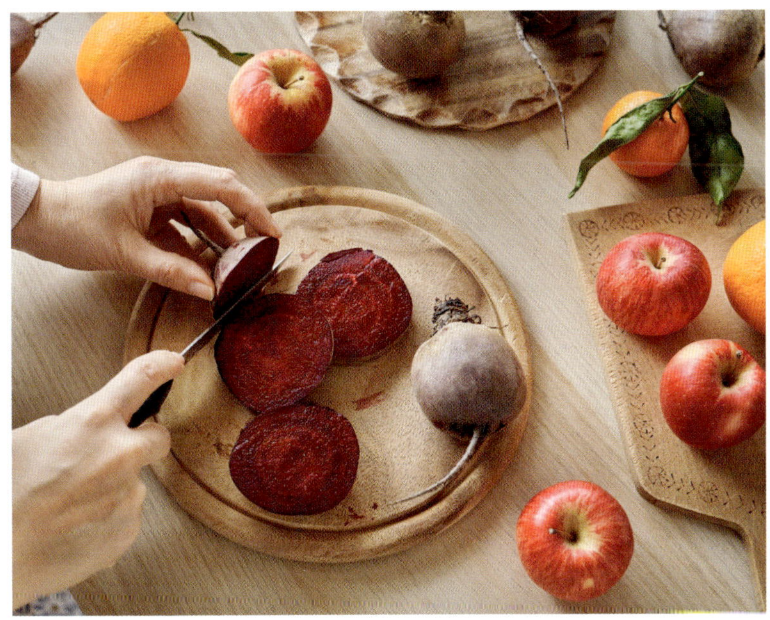

ZUBEREITUNG

Rote Bete waschen und ungeschält in einem Topf mit Salzwasser ca. 30 Minuten garen, dann aus dem Topf nehmen und auf einem Blech ausdampfen lassen. Die Sesamsaat ohne Öl bei kleiner Hitze in einer Pfanne goldbraun anrösten. Beim Apfel das Kerngehäuse entfernen.

Rote Bete schälen und in kleine Würfel schneiden. Den weißen Balsamico-Essig mit dem Senf und Honig in ein hohes Gefäß geben und mit einem Stabmixer zu einer geschmeidigen Emulsion hochziehen. Nun nach und nach die beiden Öle und die Gemüsebrühe hinzugeben, bis das Dressing die gewünschte Konsistenz erreicht hat. Zwei Drittel der angerösteten Sesamsaat und die Gewürze hinzufügen, alles abschmecken und noch einmal durchmixen. Den Apfel bei Bedarf schälen, ansonsten mit Schale ebenfalls in kleine Würfel schneiden und unterheben.

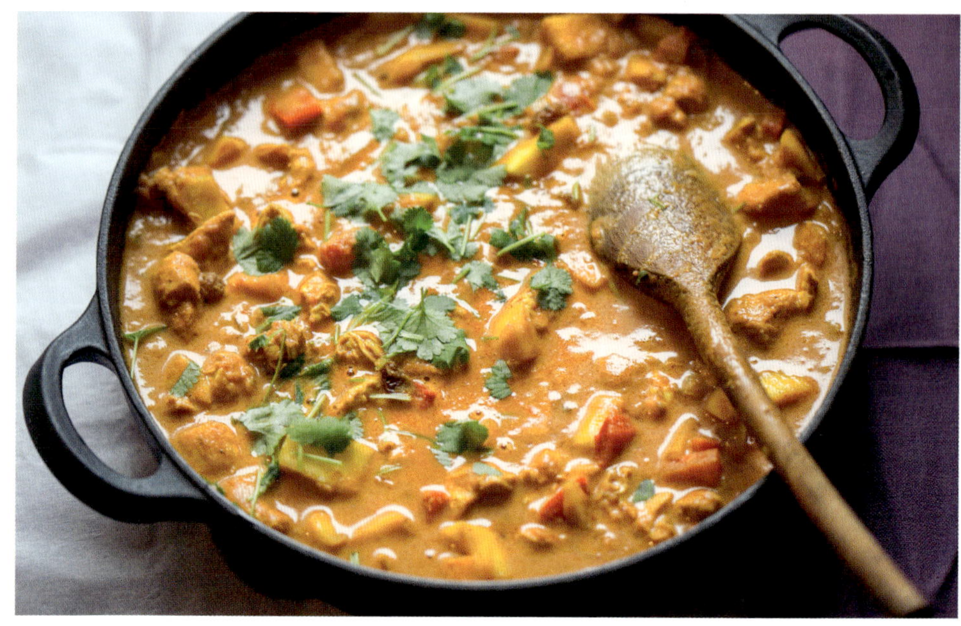

HÄHNCHEN-MANGO-CURRY

(Rezept von Jens Busch)

ZUTATEN

2	Hähnchenbrustfilets (ca. 400 g)
2	frische reife Mangos
50 ml	süße Sahne oder Kokosmilch
1	mittelgroße Zwiebel
1	Scheibe frischen Ingwer
1 TL	Senfsamen
4	Nelken
1/4 TL	Kurkuma
1 TL	Curry
1 TL	Koriander
1/4 TL	Garam Masala
1 MS	Muskatblüte

Ghee oder Kokosöl zum Braten

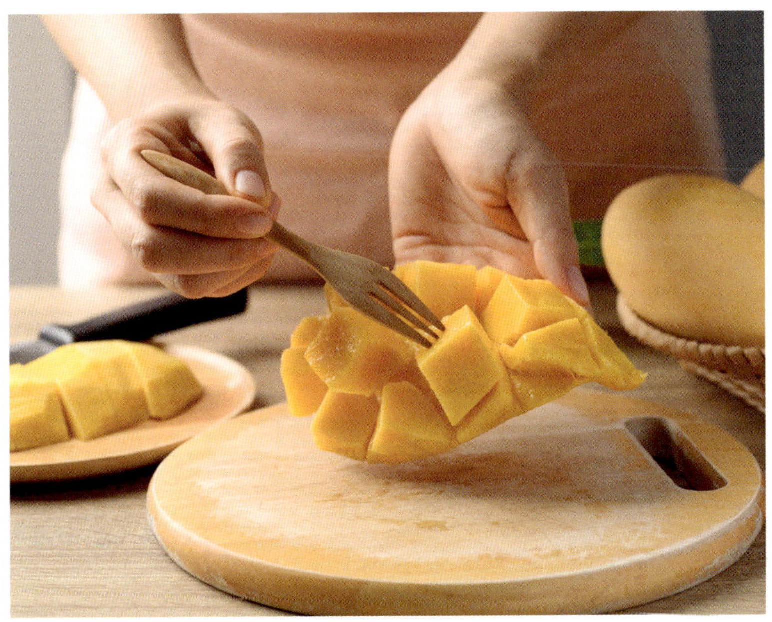

ZUBEREITUNG

1. Hähnchenbrustfilet in mundgerechte Stücke schneiden und in einer Pfanne in Ghee/Kokosöl rundum braun anbraten. Angebratene Hähnchenbrustfiletstücke beiseitestellen.
2. Zwiebel und Ingwer fein hacken. Mangos schälen und in kleine Würfel schneiden.
3. Ghee/Kokosöl in einer Pfanne erhitzen und Senfsamen darin anrösten. Zwiebel und Ingwer hinzufügen und kurz anbraten. Dann mit Kurkuma und Curry den Gewürzsud abrunden.
4. Mangostücke und etwas Salz hinzufügen und etwa 10–15 Minuten bei mittlerer Hitze schmoren lassen, bis die Mangostücke langsam zerfallen.
5. Süße Sahne/Kokosmilch und angebratene Hähnchenbrustfiletstücke hinzugeben, mischen und noch einmal gut erhitzen.
6. Zum Schluss mit Koriander, Garam Masala, Muskatblüte, Pfeffer und Salz abschmecken.

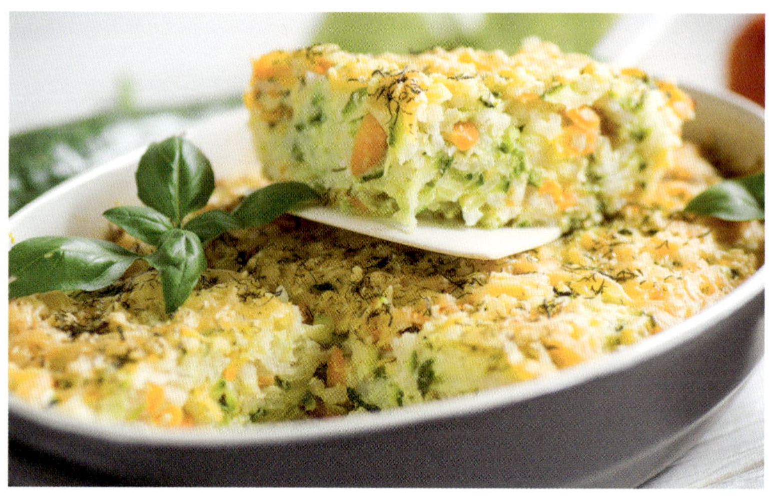

MÖHREN-KOHLRABI-GRATIN

(Rezept von Steffi Heyden)

ZUTATEN (2 PERSONEN)

3	Möhren
1	Kohlrabi
1	Zwiebel
1	Zweig Rosmarin
1 EL	Rapsöl
2	Pimentkörner
50 ml	Gemüsebrühe
2	Eier
250 g	Magerquark oder Skyr
5 EL	Kokosmilch
50 g	gemischte italienische Kräuter (TK)
2 EL	Sonnenblumenkerne
	Salz und Pfeffer

ZUBEREITUNG

1. Möhren und Kohlrabi waschen und schälen. Möhren in dünne Scheiben, Kohlrabi in Stifte schneiden.
2. Zwiebel schälen, Rosmarin abspülen.
3. Rapsöl in einem Topf erhitzen.
4. Zwiebel im Topf glasig dünsten, Möhren und Kohlrabi dazugeben und ca. 2 Minuten mitdünsten.

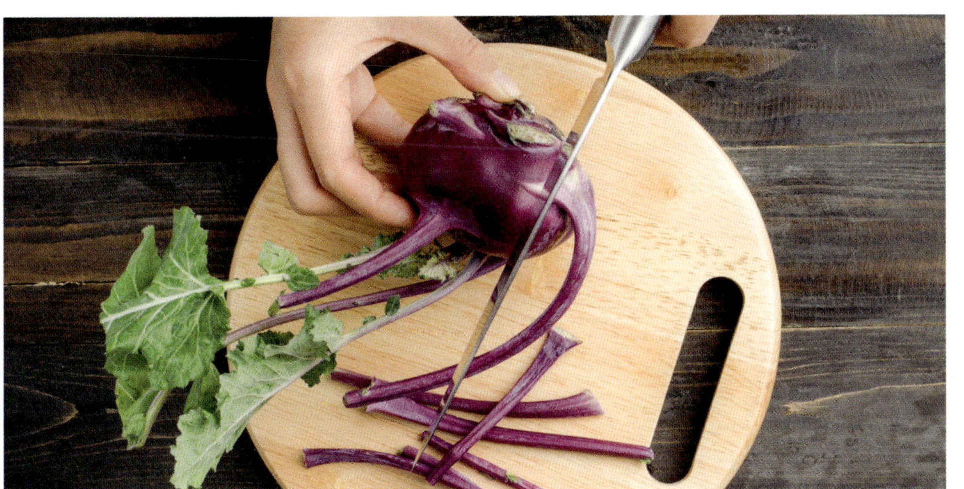

5. Rosmarin, Piment und Brühe hinzufügen. Alles bei mittlerer Hitze ca. 10–12 Minuten garen. Vom Herd nehmen und etwas abkühlen lassen.
6. Eier, Quark, Kokosmilch (oder Kochsahne) und Krauter in einer Schüssel verrühren, mit Salz und Pfeffer würzen.
7. Möhren und Kohlrabi unter die Kräuter-Ei Quark-Mischung geben.
8. Alles in eine Auflaufform füllen und glattstreichen. Im vorgeheizten Backofen bei 180° (Umluft 160°) auf mittlerer Schiene etwa 25 Minuten backen.
9. Sonnenblumenkerne (oder andere Nüsse) anbraten und über das Gratin streuen.

Wer es etwas schärfer mag, kann nach Belieben Chili hinzufügen! Ergänzen Sie das Gratin gerne mit (Wild-)Reis, Linsen-, Rote-Bete- oder Süßkartoffel-Nudeln und einem grünen Salat!

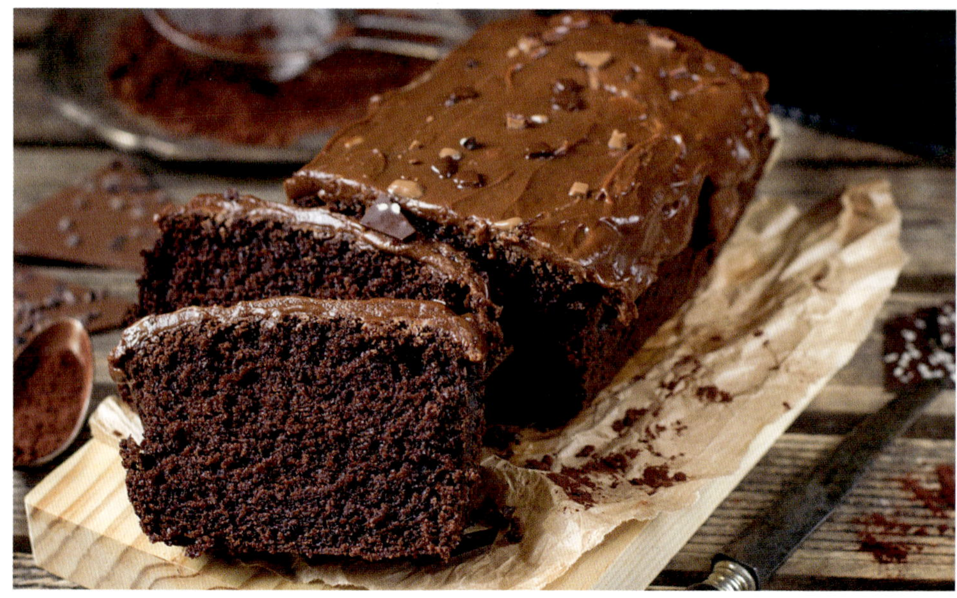

SCHOKOLADENKUCHEN

(Rezept von Conny Kausch)

Ein unglaublich saftiger Schokoladenkuchen, der auch als Dessert durchgeht. Dafür sollte man hochwertige Schokolade verwenden. Ich verwende dazu eine dunkle Schokolade mit mind. 78 % bis 85 % Kakaoanteil.

ZUTATEN (1 KASTENFORM)

200 g Butter
3 Eier
150 g Vollrohrzucker
1 Prise gemahlene Vanille
300 g gemahlene Mandeln
1 Pck. Backpulver
¼ Tasse Milch
350 g dunkle Schokolade (¾ für den Teig, ¼ für die Glasur)
Alle Zutaten in Zimmertemperatur

ZUBEREITUNG

1. Schokolade im Wasserbad (Wasser darf nicht kochen) unter Umrühren zum Schmelzen bringen – immer mal wieder rühren, bis die Schokolade komplett flüssig ist.
2. Butter, Zucker und Eigelb mit dem Rührgerät schaumig schlagen.
3. Ofen auf 180 °C Ober- und Unterhitze vorheizen. Die Kastenform einfetten oder mit Backpapier auskleiden.
4. Eiweiß separat schaumig schlagen.
5. Mandeln mit Backpulver und mit der flüssigen Butter-Eigelb-Zucker-Mischung und ¾ der geschmolzenen Schokolade verrühren. Im Anschluss das steifgeschlagene Eiweiß unterheben und den Teig in die Form gießen.
6. Kuchen ca. 45–55 Minuten backen und 5 Minuten im ausgeschalteten Ofen stehen lassen. Man kann den Kuchen auch gut über Nacht im Kühlschrank durchziehen lassen.
7. Wenn der Kuchen abgekühlt ist, die restliche Schokolade schmelzen und als Glasur auf den Kuchen streichen.

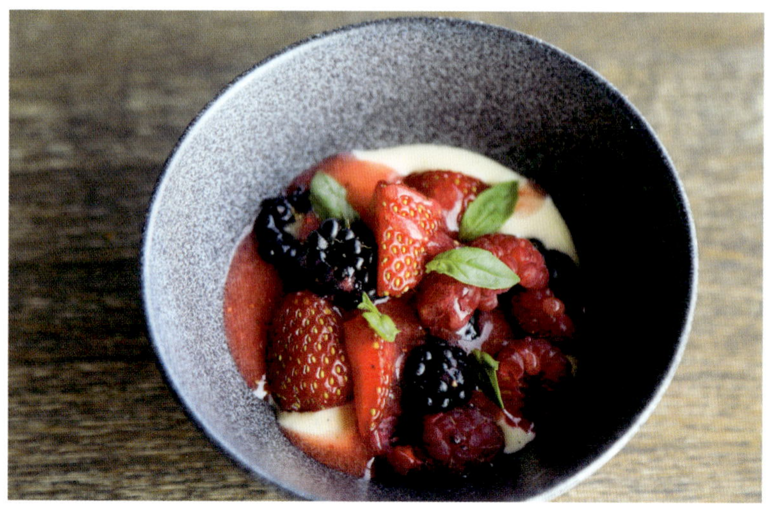

JOGHURTMOUSSE

(Rezept von Angela Schulze-Hamann)

ZUTATEN (4 PERSONEN)

200 g Joghurt
Mark einer Vanilleschote
2 EL Zitronensaft
40 g Ahornsirup
½ TL Johannisbrotkernmehl
2 EL Orangenlikör oder -saft
125 g Schlagsahne
Frisches Obst oder Kompott

ZUBEREITUNG

1. Joghurt, Vanillemark, Zitronensaft und Ahornsirup in eine Schüssel geben und gut verrühren.
2. Johannisbrotkernmehl nach Packungsanweisung verwenden und mit 2 EL Orangenlikör oder -saft zusammen etwas erwärmen und lauwarm in die vorhandene Masse einrühren.
3. 125 g geschlagene Sahne unterheben und in 4 Gefäße füllen.
4. Erkalten lassen und stürzen.
5. Mit frischem Obst oder Kompott anrichten.

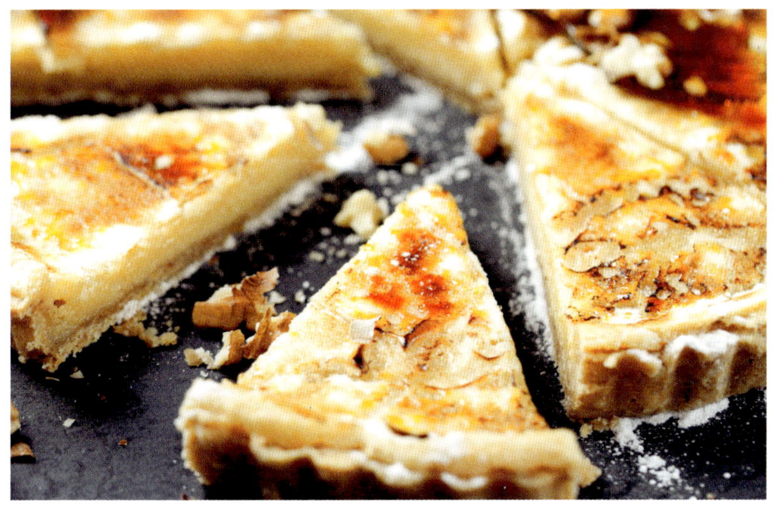

SCHMANDTARTE

(Rezept von Angela Schulze-Hamann)

ZUTATEN (TEIG)

150 g	Mehl
75 g	Rohrzucker
65 g	Butter
1	Ei

ZUTATEN (FÜLLUNG)

700 g	Sauerrahm
70 g	Vanillepuddingpulver
100 g	Zucker
3	Eier komplett
3	Eigelb zusätzlich
	Saft und Abrieb von 2 Orangen

ZUBEREITUNG

1. Aus den Zutaten für den Teig einen Mürbeteig herstellen.
2. Zutaten für die Füllung vermengen, auf den Mürbeteig streichen und bei 180 °C im Backofen 50–60 Minuten backen.
3. Zum Anrichten mit braunem Rohrzucker bestreuen und mit einem Bunsenbrenner abflammen.
4. Anschließend mit Früchtekompott oder Eis servieren.

WAS SIE SICH NOCH GUTES TUN KÖNNEN

ZITRONEN-KNOBLAUCH-KUR

Die Zitronen-Knoblauch-Kur ist eine in der Volks- und Heilkunde bewährte Anwendung, um den Körper „von innen zu putzen". Die Zutaten gelten von antiviral über antioxidativ bis krebshemmend. Die Kur ist einfach herzustellen, soll verjüngend und zellregenerierend wirken. Tatsächlich weisen viele Studien darauf hin, dass sie sich positiv auf den Magen-Darm-Trakt und das Herz-Kreislauf-System auswirkt, somit der gesamte Körper einschließlich der kleinen Blutgefäße und Gelenke davon profitieren. Und keine Sorge: Die Zitrone unterbindet den Knofi-Duft.

Die Zutaten reichen für 2 Personen und ca. 2–3 Wochen. Sie können die Kur wiederholen, aber lassen Sie dazwischen eine Woche Pause und führen Sie sie nur 1-mal jährlich durch – am besten im Frühjahr.

Zutaten

30 Bioknoblauchzehen
5 Biozitronen
1 l Wasser

Zubereitung

Die Zitronen waschen und kleinschneiden. Die Schale ist voller wertvoller Flavonide und Bitterstoffe. Die Knoblauchzehen ebenfalls kleinschneiden und beide Zutaten mit etwas Wasser pürieren. Ich ergänze gerne noch mit einem Stück Ingwer, weil ich die Schärfe liebe und Ingwer ebenfalls wichtige Inhaltsstoffe hat. Das Mus nun zusammen mit 1 l Wasser in einem Kochtopf kurz aufwallen lassen und den Sud im Anschluss per Sieb in eine Schüssel füllen.

Wer mag, kann noch Kurkuma (1–2 TL) und schwarzen Pfeffer (ca. ¼ TL) dazugeben. Auch diese beiden Gewürze gelten als Superfoods, aber Sie sollten sich nach Ihrem Geschmack richten. Alles gut verrühren, mithilfe eines Trichters in verschließbare Flaschen abfüllen und im Kühlschrank aufbewahren. Nun genießen Sie im Anschluss an eine Mahlzeit, am besten nach dem Mittagessen, davon ein Schnapsgläschen voll. Die Rückstände aus dem Sieb können Sie noch als Würze für Salatsaucen oder als Gelenkpackung nutzen. Ich mache gerne ein Chutney daraus: Einfach alles mit etwas Honig mischen und wie Marmelade aufkochen und in Schraubgläsern abgefüllt im Kühlschrank lagern.

ÖLZIEHEN

Mit 18 Jahren und verkatert nach einem Schützenfest gab mir mein Vater einen Esslöffel Öl und erklärte, was ich tun sollte. 10 Minuten später waren meine Kopfschmerzen und Übelkeit wie weggeblasen. Viele Jahre später lernte ich die Anwendung auf einem ayurvedischen Kongress kennen und schätzen. Probieren Sie es aus, und ich glaube, auch Sie werden es zunehmend in Ihren Alltag einbauen:

Sie nehmen morgens auf nüchternen Magen vor dem Zähneputzen einen Esslöffel Bio-Sesam-, Kokos- oder Sonnenblumenöl in den Mund und ziehen es durch Ihre Zähne – gerne bis zu 20 Minuten. Dabei könnten Sie wunderbar Ihren Tee/Kaffee kochen und etwas Gymnastik machen. Anschließend entsorgen Sie die Flüssigkeit in einem Papiertaschentuch im Mülleimer. Manche halten sie schon für Sondermüll, denn tatsächlich löst dieses Öl viele Beläge und damit auch Bakterien und Giftstoffe. Deshalb bitte nicht in die Toilette oder den Abfluss spucken! Ölziehen sorgt für glatte saubere

Zähne, löst Speisereste aus den Zwischenräumen und kann vor Paradontitis, Karies und Mundgeruch schützen. Anfangs ist es gewöhnungsbedürftig, aber wenn Sie die Wirkung spüren, werden Sie es nicht mehr missen wollen!

NASENSPÜLUNG

Statistisch gesehen senkt die Nasenspülung die Wahrscheinlichkeit einer Erkältung um 50 %! Gerade in Städten mit erhöhter Feinstaubbelastung oder in der Pollensaison können Sie dafür sorgen, dass Ihre Nasenschleimhäute frei und sauber bleiben.

Es gibt Nasenduschen oder Nasenkännchen mit mehr oder weniger vorbereiteten Salzen. Ich liebe es einfacher: Füllen Sie ein Schnapsglas mit einer Prise Salz (am besten Bio-Steinsalz) und mit lauwarmem Wasser. Probieren Sie die Konzentration, ob Sie Ihren Schleimhäuten guttut. Ist es zu salzig, dann bitte weiter verdünnen. Nun über einem Waschbecken den Kopf zur Seite neigen und die Flüssigkeit in das obere Nasenloch leicht einlaufen lassen, dann den Kopf zur anderen Seite neigen und dort wiederholen. Im Anschluss ordentlich ausschnauben und das Glas für die nächste Anwendung säubern. Im Netz finden Sie weitere Tipps für Kombinationen, z. B. mit ätherischen Ölen. Ich praktiziere die Nasenspülung regelmäßig morgens, bei Patienten mit Heuschnupfen empfehle ich sie zum Abend, um mit freier Nase schlafen zu können.

HEILERDE

Sie haben Hautprobleme, Allergien, Nahrungsunverträglichkeiten oder Magen-Darm-Beschwerden? Dann darf diese „heilende Erde“ in Ihrer Hausapotheke nicht fehlen. Das Naturprodukt bindet innerlich überschüssige Säuren und Giftstoffe. Heilerde unterstützt Ihren Organismus dabei, anfallende Endprodukte Ihres Stoffwechsels über den Darm zu binden und auszuleiten.

Sie hilft als äußere Anwendung bei allen Hautproblemen, und Wickel mit Heilerde beruhigen gereizte Gelenke.

KOLLOIDALES SILBER

Das Silberwasser gilt als natürliches Antibiotikum, wirkt antiviral und sollte in keiner Haus- oder Reiseapotheke fehlen. Kritiker bemängeln, dass es sich an der Leber anlagern würde, dazu wäre aber eine große Menge einzunehmen. Grundsätzlich sollte das Mittel nur bei Bedarf Anwendung finden. Unsere Vorfahren nutzten Silber, um z. B. Milch haltbarer zu machen und legten eine Silbermünze in die Kanne. Kaufen Sie aber nur aus zuverlässigen Quellen und lassen Sie sich beraten.

Anwendungsbeispiele:

- Sie merken ein Kratzen im Hals und die Kollegen niesen auch schon? Ein paar Sprühstöße in den Hals und ggf. in den folgenden Tagen 2–3-mal täglich 1 Teelöffel einnehmen
- Kennen Sie die Pflaster mit Silberauflagen? Die Silberionen wirken antiseptisch, verkleben die Wunden nicht und das Infektionsrisiko wird minimiert
- Silberwasser auf kleine Verletzungen oder Schürfwunden, Fußpilz, Herpes einfach aufsprühen oder bei unreiner Haut als Gesichtswasser nutzen
- Bei Entzündungen im Mundraum können Sie damit gurgeln, dann ausspucken
- Sie können damit ein Desinfektionsmittel herstellen
- Genutzt wird kollodiales Silber auch gegen Schimmel, z. B. in Blumentöpfen
- Haustiere können damit auch behandelt werden

Es gibt mittlerweile mehrere Studien, die die antivirale Wirkung bestätigt haben, und dies könnte zukünftig eine wichtige Rolle in der Medizin spielen.

BASISCHES FUSSBAD

Sie sollten sich 1-mal pro Woche ein basisches Vollbad gönnen. Doch wer hat immer die Zeit dazu bzw. eine Badewanne zur Verfügung?

Gönnen Sie sich alternativ oder auch ergänzend regelmäßig ein basisches Fußbad. In der Naturheilkunde gelten die Füße als „dritte Niere". Das Bad wirkt wärmend, entsäuernd, regenerierend und entspannt auch den unteren Rücken. Zudem haben Ihre Füße eine Belohnung verdient, denn sie leisten täglich Schwerstarbeit! Sie brauchen nur eine kleine Wanne, warmes Wasser und Natron (1 EL). Fußgeruch adé, die Fuß- bzw. Nagelpilze „hassen" so ein Bad!!!

Weitere Zusätze, um Ihren Füßen Gutes zu tun, sind Apfelessig, Arganöl, Teebaumöl, Aloe Vera, schwarzer Tee, Kamillenblüten, ätherische Öle – je nachdem, welche Fußbeschwerden Sie ärgern!

VERBANNEN SIE ALLES MIT ALUMINIUM

Verzichten Sie auf aluminiumhaltige Materialien beim Koch- oder Bratgeschirr, Umwickeln von Lebensmitteln, Pausenbroten, in Kosmetika usw. Braten Sie nach Möglichkeit in Pfannen aus Gusseisen, Edelstahl oder Keramik und meiden Sie Teflon, denn es ist bei der Herstellung und Vernichtung sehr umweltbelastend. Außerdem können diese Beschichtungen schneller verkratzen und Sie nehmen dann schadhafte Stoffe des Materials mit dem Essen auf.

Aluminium steht auch im Verdacht, sich von den Innenbeschichtungen im Tetra- Pack, Konserven oder Dosengetränken zu lösen – vor allem, wenn auf der Zutatenliste Zitronensäure oder E330 steht. Dies ist meist nicht die natürliche Säure der Frucht, sondern mithilfe von Schimmelpilzen industriell gefertigt Zitronensäure. Es entsteht Aluminiumcitrat, das sehr gesundheitsschädlich ist und nachweislich die Blut-Hirn-Schranke passieren kann. Dies könnte Alzheimer- und Parkinson-Erkrankungen fördern. (Übrigens könnte dies auch das Glutamat tun. Vermeiden Sie am besten den Kauf.)

HEILPFLANZEN, DIE DIE ENTGIFTUNG UNTERSTÜTZEN UND ANKURBELN

Tee-Mischung zum Entwässern

(Naturheilkunde & Gesundheit April 2020)

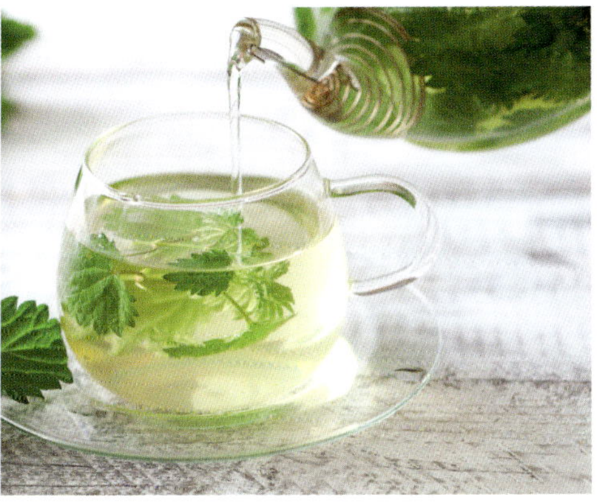

2 TL Birkenblätter
2 TL Brennnesselkraut
2 TL Löwenzahnkraut
1 TL Pfefferminzblätter

Von diesem Mischungsverhältnis 1 EL mit 200 ml heißem Wasser überbrühen, 10 Minuten ziehen lassen und abseihen. Ich trinke davon an den Fastenvormittagen 2–3 Tassen. Auch geeignet zur Darmreinigung.

FAZIT

ERKENNTNISSE ÜBER IHREN KÖRPER UND WEITERE TIPPS

Ich wünsche mir, dass ich Ihrer Selbstliebe und Freude an Ihrem Körper – Ihrem größten Geschenk – Auftrieb geben, Ihr Wissen über eine gesunde Lebensweise erweitern und Ihnen unseren Körper als Wunderwerk bewusst machen konnte.

Es gibt nur EIN Leben mit diesem faszinierenden Geschenk, dem Wunderwerk Ihres Körpers. Es geht nicht nur um die Pflege der äußeren Hülle mit hübscher Kleidung, Make-up und Anti-Aging-Produkten, der Slogan „Natürliche Schönheit kommt von innen" stimmt nach wie vor.

Natürlich wissen Sie, dass

- ausreichende Bewegung
- regenerierende Schlaf- und Entspannungsphasen
- Pflege von sozialen Kontakten
- Sicherheit (auch finanziell)
- Sonnenvitamin D
- Eustress anstelle von Distress (Work-Life-Balance, Think positive!)
- gesunde, ausgewogene, vitalstoffreiche Ernährung
- regelmäßige Fastenphasen
- positive Lebenseinstellung

wichtig sind für Körper, Geist und Seele! Somit sind Sie jederzeit in der Lage, täglich Einfluss auf Ihre Gesundheit und ein langes, glückliches Leben zu nehmen.

Ein Gesunder hat viele Wünsche – der Kranke nur den Einen! Deshalb am Ende dieses Buches noch ein paar weitere Tipps für Ihre inneren Helfer! Diese arbeiten im Team 24/7 für Sie und, wenn Sie sie bei ihren Jobs unterstützen, sprich: „organischer" denken, werden Sie sich noch besser fühlen! Stellen Sie sich diese vor wie Mitglieder einer Band. Wenn die Musiker ihre Noten beherrschen und die Instrumente gestimmt sind, kann der Sound doch nur harmonisch, rhythmisch sein, ja regelrecht ins Blut und in die Beine gehen!

Organe sind sehr komplex gestaltet und beeindruckend in ihrer Leistungsfähigkeit! Ihnen kann man mit kleinen Veränderungen, Kräutern, Gewürzen, Mineralien und einer positiven Lebenseinstellung Streicheleinheiten gewähren und sie damit lange pflegen.

In den folgenden Abschnitten wird sich vieles wiederholen, was ich bereits ausführlich vorgestellt habe. Damit möchte ich erreichen, dass sich einprägt, wie sinnvoll die beschriebenen Maßnahmen für Ihre Selbstfürsorge – für Ihren „Song Ihres Lebens" – sind.

WAS LIEBT IHRE LUNGE?

Ihre Lunge braucht Platz und Raum. Unterstützen Sie dies durch eine aufrechte Körperhaltung, egal ob Sie sitzen oder stehen. Heute kauern viele Menschen mehr, als dass sie gerade sitzen oder stehen, machen sich klein und rund im Brustraum. „Kopf hoch – Brust raus – Schulter zurück!" Kommt Ihnen das bekannt vor? Dadurch wirkt eine Person auch gleich selbstbewusster, aktiver und lebensbejahender.

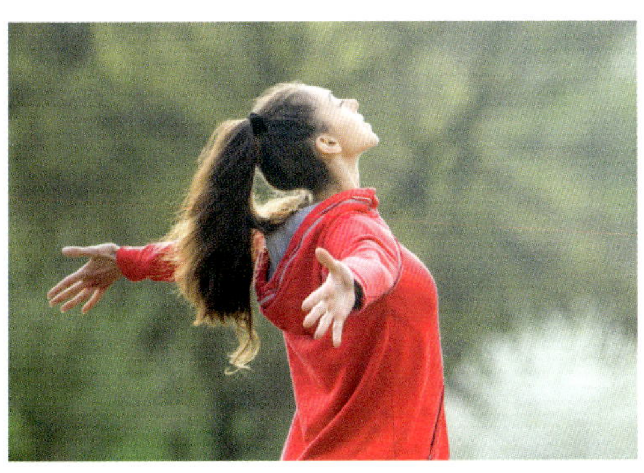

Bewegung, am besten an der frischen Luft, ist das, was unsere Lungen jubeln lässt. Wenn sie belegt und verschleimt sind, vielleicht zu Allergien neigen, dann als erstes Kuhmilch- und Sojaprodukte und Weizen vom Speiseplan streichen. Grünpflanzen in den Räumen reinigen, sie befeuchten die Luft oft besser als technische

Geräte. Und ausreichend Wasser trinken, damit die Schleimhäute auch auf diesem Wege befeuchtet werden.

Es gibt zudem viele hilfreiche Kräuter, Tees, ätherische Öle sowohl zum Trinken als auch Inhalieren. Da sollten der Geschmack und Geruch entscheiden, was Ihnen guttut.

WAS LIEBT IHR DARM?

Zunächst einmal hasst er Stress! Wer also schon morgens auf dem letzten Drücker aus dem Bett springt, kurz vielleicht den Kaffee schlürft und dann in Richtung Job sprintet, darf sich nicht wundern, wenn es mit dem Stuhlgang nicht mehr so klappt. Die Wissenschaft spricht von Organzeiten bzw. einer Organuhr. Jedes Organ hat Hauptleistungsphasen, die sich mit Ruhezeiten abwechseln.

Die Hauptausscheidungszeit des Dick- bzw. Enddarms ist in den frühen Morgen- oder bei empfindsamen Menschen noch in den Nachmittagsstunden. Wenn dies immer Ihre Stressphasen sind, basteln Sie sich nach und nach eine Verstopfung, die völlig unnötig ist. Was raus soll, muss raus! Trinken Sie nach dem Zähneputzen ein großes Glas warmes, abgekochtes Wasser auf nüchternen Magen!

Beim Intervallfasten können Sic die Reinigungs- und Ausleitungszeit in den Morgenstunden wunderbar unterstützen. Wenn Sie leicht auf Ihr Frühstück verzichten können und die Zeit für Aktivität nutzen, Gymnastik oder eine Sporteinheit machen, perfekt … und alles, gerade morgens, ruhiger angehen lassen, dann „funktioniert“ der Darm besser. Außerdem macht sich auch eine aufrechte Körperhaltung positiv bemerkbar. Sitze oder stehe ich „krumm“, wird sich mein Darm mit „Kneifen“ mürrisch melden. Recht hat er! Auch enge Hosen, Röcke, Gürtel usw. findet er doof und Frauen atmen oft zu flach.

Rekeln und strecken Sie sich zwischendurch, stehen Sie auf und bewegen Sie sich. Tanzen gefällt nicht nur dem Darm. Die Bewegung zur Musik lässt sofort Stresshormone verstummen und entspannt nicht nur die Seele.

Keine Darmflora gleicht der anderen. Gerade durch gesunde, vital- und ballaststoffreiche Vollwertkost werden besonders die „guten" Bakterien gepflegt. Diese können sich dann besser gegen schädigende Eindringlinge oder Darmpilze wehren. Das Immunsystem wird stärker und die Infektanfälligkeit sinkt.

Die Darmwände werden durch die Ballaststoffe gereinigt, Schadstoffe aufgesaugt, das Sättigungsgefühl wird erhöht und somit findet eine bessere Peristaltik und Ausleitung der nicht mehr benötigten Stoffe und alter Schleimhaut statt. Eine tägliche Handvoll Nüsse hat in vielen Studien positive Wirkung gegen bzw. als Prävention bei Darmkrebs gezeigt.

Aber Vorsicht! Viel hilft nicht viel!!!

Wer sich schon mit viel Gemüse, Vollkornprodukten, Nüssen und Obst versorgt, muss nicht auch noch über das Müsli oder in einen Smoothie in großen Mengen die Chia-, Lein- oder Flohsamenschalen streuen. Denn was machen diese fröhlichen Körner? Na klar – sie quellen auf und machen ihren Job! Das kann unangenehme Folgen haben. Wenn Sie übermäßige Blähungen produzieren, denken Sie vielleicht: „Ich hatte Joghurt oder Käse, wahrscheinlich bin ich laktoseintolerant" oder: „Obst, vielleicht liegt es an der Fructose?" Beides wird es wahrscheinlich nicht sein. Einfach weniger der o. g. Samen essen und sie am Vorabend mit Wasser quellen lassen, dann essen Sie davon automatisch weniger.

Unser Darmmikrobiom, also die wunderbare Darmflora, ist der Sitz des Immunsystems. Alles, was wir aufnehmen, durchläuft u. a. den Darm, und wir haben mehr Nervenbahnen, die zum Hirn führen, als umgekehrt. Der Darm weiß, was ihm guttut und reagiert sensibel, wenn er überfordert wird. Unser Bauchhirn ist wie das Herz der Sitz der Emotionen. Geht es unserem Bauch gut, geht es uns gut. Bin ich genervt oder gestresst, kann er nicht richtig arbeiten. Nahrungsmittel gären vor sich hin, bilden Alkohole und belasten die Leber. Vollgestopft macht müde und leistungsschwach. Leichte, überwiegende pflanzliche Kost hingegen stärkt und belebt.

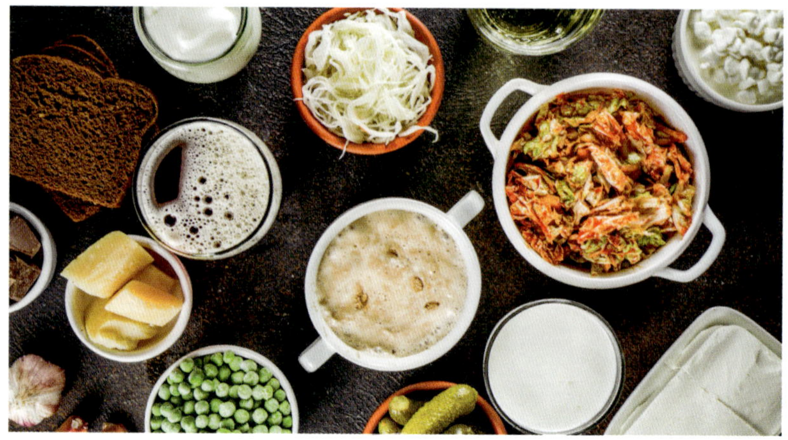

Der Darm liebt auch milchsauer vergorene Nahrungsmittel. Lassen Sie bei der Auswahl Ihren Gaumen bestimmen. Die Liste solcher Produkte beinhaltet u. a. Sauerkraut, Rote Bete (auch Saft), Kombucha, Kefir, Joghurt, Buttermilch, Tempeh, Brottrunk oder fermentiertes Gemüse wie Kimchi.

Unser Darm ist riesengroß, hat eine enorme Austauschfläche und wird zunehmend die Wissenschaft ob der Energie und Kraft im Kampf gegen pathologische Eindringlinge begeistern. Ich erlebe immer wieder bei den Fastengästen, wie wunderbar sie sich schon fühlen, wenn Sie eine Woche komplett gefastet haben. Wie frei und energiegeladen sie sich fühlen! Und so viele chronische Prozesse sind wie weggepustet. Der Blutdruck normalisiert sich, Schmerzen, Allergien, Migräne und Gelenkbeschwerden sind plötzlich „weg" und das oft über Monate! Und wenn diese Teilnehmer langfristig die Ernährung umgestellt haben, bleiben sie auch weiterhin so fit!

Es gibt eine große Bandbreite an prä- und probiotischen Produkten, die freiverkäuflich oder apothekenpflichtig sind. Bevor Sie dafür Geld ausgeben, lassen Sie sich beraten. Diese nutzen aber wenig, wenn die Lebens- und Ernährungsweise nicht verändert wird!

Der Darm verarbeitet mehr als das, „was unten rauskommt". Es heißt nicht mehr nur „Du bist, was Du isst", sondern „Du bist, was Dein Körper verarbeiten kann".

Leaky-Gut-Syndrom

Leiden Sie schon unter zunehmenden Lebensmittelunverträglichkeiten, haben Blähungen, einen Reizdarm oder gar Allergien bzw. Autoimmunerkrankungen (Hashimoto-Thyreoiditis, MS, Rheuma usw.)? Asthma, Migräne, Hautprobleme sowie Muskel- oder Gelenkbeschwerden ärgern Sie schon lange? Versuchen Sie dann auf jeden Fall schon einmal, die folgenden Nahrungsmittel für mindestens 2 Monate von Ihrem Speiseplan zu streichen: Alkohol, Industriezucker, Soja, Wurstwaren, Weissmehl- und alle Kuhmilchprodukte. Diese stehen u. a. immer wieder in Verdacht, die Dünndarmschleimhäute zu schädigen und den Darm „undicht" zu machen. Dadurch gelangen Stoffe, die eigentlich ausgeschieden werden müssten, in andere Schichten bzw. in den Blutkreislauf. Das Immunsystem wird unnötig belastet, o. g. Krankheitsbilder können entstehen. Lassen bei nächster Gelegenheit von Ihrem Arzt oder Heilpraktiker das Zonulin im Serum untersuchen, auch wenn Sie dies extra zahlen müssen. Bauen Sie bei erhöhten Werten definitiv die Darmschleimhaut mit passenden Bakterienstämmen und Enzymen wieder auf. Aber auch hier unterstützen alle vorher genannten Maßnahmen ein gesundes Darmmilieu und eine perfekte Nährstoffaufnahme.

WAS LIEBT IHR HERZ?

Neben den bereits zu Beginn des Kapitels genannten Wohlfühlfaktoren, wie Bewegung, vitalstoffreiche Vollwertkost, Schlaf, Meditation usw., sehnt sich das Herz wie der Darm nach Ruhe und Harmonie. Trotz aller Technologie brauchen wir Berührungen, wollen lieben und geliebt werden, fühlen uns krank, wenn dies fehlt. Haben Sie schon vom „Broken Heart Syndrom" gehört? Manche Menschen haben die gleichen Symptome wie bei einem Herzinfarkt, wenn sie plötzlichen emotionalen Stress, Liebeskummer oder einen schmerzlichen Verlust erleiden.

Es heißt, dass wir viele positive Erlebnisse haben müssen. Denken Sie daran – „Freude"-Hormone fressen „Kampf"-Hormone auf!

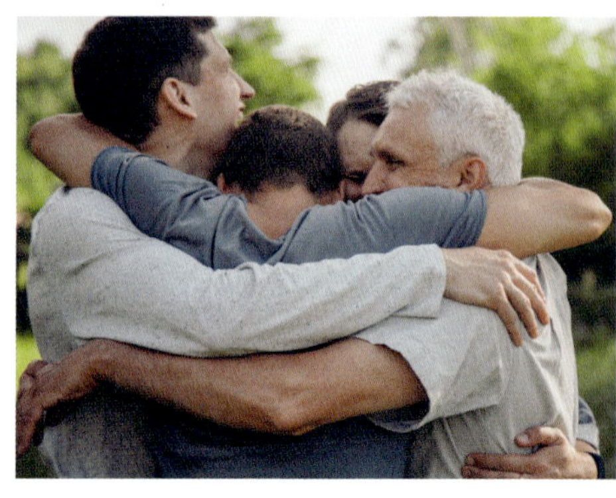

Lachen Sie viel und oft. Wenn der negative Druck zu groß ist, rausgehen, bewegen – nicht einigeln und trauern. Notieren Sie täglich Ihre positiven Erlebnisse und greifen Sie zu Ihrem Dankbarkeitstagebuch!

Suchen Sie sich Hilfe, wenn Sie aus der Einsamkeit oder Traurigkeit allein nicht herauskommen. Als ich meine Mutter verloren hatte, nahm mich mein Onkel bei der Beerdigung in den Arm und sagte: „Deine Mama möchte nicht, dass Du traurig bist – dafür hat sie Dir nicht Dein Leben geschenkt. Lache und liebe ohne schlechtes Gewissen, denn auch Du hast nur das eine Leben!"

WAS LIEBT IHR MAGEN?

„Mit Liebe kochen ist Nahrung für die Seele."

In dem Kapitel über natürliche Ernährung haben Sie hoffentlich viele weitere Anregungen zu Ihrem bereits vorhandenen Wissen erhalten. Nun direkt umsetzen, Neues probieren, variieren, experimentieren und kreativ in der Küche wirbeln! Genießen Sie allein oder gemeinsam mit Ihrer Familie, dem Kochclub oder den Freunden die Ergebnisse. Aber – der Magen hat keine Zähne … und er wird sie in diesem Leben auch nicht bekommen! In Ruhe essen, sich Zeit nehmen! Kennen Sie den Begriff „Mahlzeit"? Oft wird dies beiläufig gesagt, wenn man „zu Tisch" geht, und dann macht man genau das Gegenteil. Statt die Zeit des „Mahlens" einzuhalten, wird die Speise nebenbei am Rechner, im Auto, der U-Bahn oder auf dem Weg von „A nach B" heruntergeschlungen. Ist doch klar, dass irgendwann der Magen rebelliert, Sodbrennen entwickelt und auch die Leber nicht mehr mitspielen will. Dass man sich müde und schlapp fühlt und wieder ein Käffchen braucht, um in Schwung zu kommen.

Wenn Sie langsam und bewusst essen, essen Sie in der Regel weniger und sind schneller satt. So wird Ihr Magen nicht ständig überdehnt. Die Magensäfte werden in einem optimalen Verhältnis produziert und die Nahrungsmittel richtig aufgespalten, um in den nachfolgenden Abschnitten weiter verarbeitet und resorbiert werden zu können. Gleichzeitig werden aber auch schadhafte Keime und Bakterien eliminiert, die in Ihrem Naturschutzgebiet, d h. Ihrem Körper, nichts zu suchen haben.

Sollten Sie unter Sodbrennen leiden, versuchen Sie von Medikamenten wegzukommen. Säureblocker verschlimmern meist mehr, als dass sie Ihnen langfristig helfen. Lassen Sie zunächst alles weg, was Ihren Magen reizt, und vermutlich kennen Sie die Übeltäter: Zucker, Kaffee, Fleisch, üppiges und hastiges Essen, Schmerzmittel, zu viel Zitrusfrüchte – und natürlich gilt auch hier wieder: Stressreduktion!

Heilerde ist eine wunderbare Hilfe. Auch Kaiser-Natron bzw. Basenpulver haben sich bewährt. Aber nehmen Sie keine Basen-Tabletten parallel zu einer Fast-Food-Ernährung „fürs Gewissen" ein! Damit richten Sie mit der Zeit mehr Schaden als Nutzen an!

Wunderbare Unterstützer gibt es in Form von Tees. Nutzen Sie Bitterstoffe, indem Sie Kräuter und bitteres Gemüse in Ihren Speiseplan integrieren, z. B. Chicorée, Löwenzahn, Radicchio usw. Wenn es mal „zu viel" war, dann nicht mit dem Obstler oder irgendeinem anderen „Verteiler" den Schmerz dämpfen. Es gibt auch alkoholfreie Varianten oder tolle Bitterkräuter in den Apotheken, Bioläden oder Reformhäuser. Lassen Sie sich beraten. Die Homöopathie hält wunderbare Kombinationen, u. a. mit Enzian, parat.

Jeder hat seinen Tagesablauf. Schauen Sie, wann Sie Zeiten zum „Mahlen" haben. An einem Arbeitstag ist es in der Regel anders, als wenn Sie frei haben. Wann haben Sie Lücken, um in Ruhe etwas zu essen, bestenfalls den Arbeitsbereich verlassen können, um das Essen zu genießen, bei schönem Wetter draußen im Freien? Wenn dies nicht geht, dann verzichten Sie lieber und erweitern Sie so Ihre Esspausen, Sie verhungern schließlich nicht.

Konsumieren Sie in arbeitsintensiven Phasen wenig belastende Speisen. Dazu eignen sich frische Suppen, Gemüseeintöpfe (aber nicht gleich die schwere Gulaschsuppe oder den Erbseneintopf mit fetter Wurst). Quark, Joghurt, leckere Bowls oder grüne Smoothies sind auch eine Alternative. Diese lassen sich leicht schon zu Hause vorbereiten und mitnehmen. Vielleicht haben Sie am Arbeitsplatz bereits einen kleinen Smoothie Maker, den es mittlerweile preiswert im Handel gibt, um sich einen frischen Smoothie zuzubereiten.

„Nach dem Essen sollst Du ruhen oder 1.000 Schritte tun." Den Spruch kennen Sie vermutlich. Beides, Ruhe oder Powernapping in der Mittagsstunde, ist gut, dann aber nicht länger als maximal 20 Minuten.

Spazierengehen nach dem Essen, egal nach welcher Mahlzeit, lässt den ganzen Bewegungsapparat jubilieren, der Geist wird freier für kommende Aufgaben, Stresshormone werden abgebaut, die Verdauung unterstützt und ein „Rundum-Wohlgefühl" stellt sich ein. Wenn es eher ein Abendspaziergang wird – auch großartig – Sie werden dann sicher besser schlafen!

Ein letzter Hinweis – wenn Sie wissen, dass „der kleine Hunger" kommt, dann haben Sie bitte lieber kleingeschnittene Obst- und Gemüsespalten, Nüsse und vielleicht ein kleine Menge Trockenfrüchte als Snacks in der Schreibtischschublade, Handtasche oder dem Handschuhfach anstelle von Chips und Schokoriegeln.

WAS LIEBT IHRE HAUT?

„Die Haut ist der Brokatmantel, der meinen Alabastertempel schützt, in dem mein Rubin ruht!" So blumig beschreibt die aryuvedische Medizin unser größtes Sinnesorgan! Tatsächlich ist unser Hautmantel sehr robust, aber auch empfindlich: Alles, was Dich berührt, wird ein Teil von Dir!

Pflege der Haut ist erwünscht, Überpflege hingegen macht sie krank, sie schuppt, sie juckt und wird rissig! Die Haut muss einen sauren pH-Wert (ca. 6,5) haben und darf nicht basisch werden.

Basenbäder sind nur einmal wöchentlich sinnvoll. Lieber Duschen als baden, um die Haut nicht auszutrocknen.

Welche Kinder gelten als die gesundesten? Richtig – die Kinder, die viel Zeit in einem Kuhstall verbracht und auch im Dreck gespielt haben, wo es garantiert nicht hygienisch sauber ist, sondern das Immunsystem trainieren darf! Übertriebene Hygiene macht die Haut krank und wird das Immunsystem schwächen! Bitte nutzen Sie Desinfektionsmittel mit Bedacht und nur, wenn nötig. Regelmäßiges Händewaschen ist wichtig, aber pflegen Sie Ihre Hände auch mit guten Ölen. Welches Medium reinigt die Haut am besten? Wasser! Punkt! Ggf. eine rückfettende Seife nutzen. Wenn Sie Duschgele, Shampoo und Cremes nutzen, prüfen Sie bitte die Inhaltsstoffe. Es gibt mittlerweile mehrere Webseiten und Apps, mit denen Inhalte auf Schadstoffe gecheckt werden können (FoxTox vom BUND Naturschutz, https://www.bund-naturschutz.de/oekologisch-leben/einkaufen/toxfox, oder auch mithilfe der INCI-Datenbank, https://www.haut.de/inhaltsstoffe-inci/).

Statt teure Körperöle zu kaufen, können Sie Kokos-, Sesam- oder Olivenöl für Ihre Körperpflege nutzen und sich außerdem durch eine Mischung der Öle mit Salz-, Zucker- oder Kaffeepulver ein Peeling herstellen. Im Anschluss einfach abduschen, Cremes und Lotionen sind dann überflüssig. Ihre Kosmetik könnte auch aus den Küchenvorräten kommen. Für eine Aloe-Vera-Maske beispielsweise nehmen Sie 1/4 Salatgurke, 2 EL Aloe-Vera-Gel, 2 Blätter frische Minze, 1–2 EL Magerquark. Gurke fein hobeln und das ausgedrückte Wasser mit Aloe-Gel und der Minze pürieren, mit dem Quark verrühren und auf das Gesicht auftragen. Dann entspannen und die Maske nach 30 Minuten mit viel lauwarmen Wasser abspülen. Im Netz finden Sie weitere Möglichkeiten, mit den Lebensmitteln aus Ihrer Küche der Haut innerlich wie äußerlich einen Gefallen zu tun!

Wenn Sie unter Unverträglichkeiten, Allergien, Hautproblemen wie Akne, Psoriasis (Schuppenflechte) oder Neurodermitis leiden, sollten Sie auf jeden Fall ALLE Kuhmilch-, Weizen- und Sojaprodukte dauerhaft weglassen. Alternativen gibt es genug. Innerlich wie äußerlich angewendet sind Heilerde, Brottrunk sowie Aloe Vera sehr heilsam.

WAS LIEBT IHRE LEBER?

Ruhe! Sie hasst Stress! Die Leber wird gerne als Offizier im Körper beschrieben. Klare Anweisungen – klare Aufträge – Ruhe bewahren! Doch im Alltagsgefecht wird sie bedrängt mit Dauerstress, Alkohol, Zucker, Industriekost und Medikamenten.

Die Leber ist unsere größte Drüse, sie entgiftet, speichert und stellt her. Sie ist zu oft im Dauereinsatz und bekommt ihre Pausen gestrichen. Sie ist extrem belastbar und meckert nur leise. Der Schmerz der Leber ist die Müdigkeit! Wenn Sie also nachts oft wachliegen, ist die Leber sicher überlastet. Auch Völlegefühl, Oberbauchbeschwerden, Druck unter dem rechten Schulterblatt und sogar Sodbrennen sind Hilferufe der Leber.

Mittlerweile sprechen Wissenschaftler bereits von der „Menschen-Stopf-Leber". 20–25 % der 40–60-Jährigen erhalten schon die Diagnose „Fettleber". Sie kann einerseits vom Alkoholkonsum herrühren, aber zunehmend ist es der Überkonsum von den o. g. bekannten Faktoren. Der Grund ist das Missverhältnis zwischen Aufnahme und Verbrauch. Dies sollten Sie nicht schulterzuckend hinnehmen, denn es gibt dagegen kein Medikament, und kann, wenn der Betroffene nichts unternimmt, zu Leberzirrhose und/oder Tumoren führen.

ABER! Jeder kann etwas tun! Sie ahnen es schon! Gesunde industriezuckerfreie Ernährung, viele Bitterstoffe, Bewegung ... und in der Kombination mit Intervallfasten wird auch Ihre Leber dankbar noch lange für Sie den Dienst versehen!

Die Leber liebt den feucht-warmen Leberwickel. Einfach die Wärmflasche mit (nicht zu) heißem Wasser befüllen. Den Überzieher anfeuchten oder, falls es eine nackte Flasche ist, ein kleines Handtuch anfeuchten und die Flasche dort einwickeln. Dann ein trockenes

Handtuch rumwickeln und ab ins Bett! Den Wickel auf den rechten Oberbauch, gerne auch mal seitlich oder in den hinteren Bereich legen und entspannen. Gerade wenn Sie nachts oft wach werden, sollten Sie die Wirkung eines solchen Wickels nutzen.

Mariendistel ist ebenfalls ein gutes Mittel zur Leberstärkung. Sie regt die Bildung von Antioxidantien wie Gluthation an, unterstützt die Regeneration der Leberzellen, wirkt gegen Blähbauch und unterstützt die Entgiftungsfunktion.

Löwenzahn, ein Tausendsassa für den Organismus, unterstützt nicht nur die Niere und das Immunsystem durch seine reiche Palette an Inhaltsstoffen, sondern auch den Abbau der Fette, regt die Produktion der Lebersäfte an, hält sie flüssig und entlastet damit dieses System. Lassen Sie sich von Ihrem Arzt, Heilpraktiker, Reformhaus, Apotheker beraten, welches Präparat für Sie ggf. geeignet ist, oder ergänzen Sie einfach Ihre Smoothies, Pestos, Kräuterquark, Salate mit dieser wunderbaren Pflanze.

WAS LIEBEN IHRE NIEREN?

Im Kapitel „Wir müssen besser trinken“ habe ich Ihnen hoffentlich u. a. das Wasser schmackhafter gemacht. Nieren lieben es, warm eingepackt zu werden, auch auf warme Füße sollte geachtet werden. Bei Beschwerden bieten sich Heiltees speziell für die Nieren an. Achten Sie auf die Basics beim Toilettengang und vermeiden Sie Blasenentzündungen. Wenn Sie häufiger darunter leiden und deshalb schon Antibiotika einnehmen mussten, wird es Zeit, die Darmflora mithilfe von probiotischen Präparaten zu unterstützen.

Durchschnittlich haben mehr Männer als Frauen im Laufe ihres Lebens mit Nierensteinen zu tun und eine solcher Abgang ist sehr schmerzhaft. Meist liegen auch hier die bekannten Ernährungsfehler vor: Übergewicht, der Mensch trinkt kaum Wasser, dafür hat er ein Faible für süße Getränke, Alkohol und rotes Fleisch. Tees, Frischsäfte bzw. die Ergänzung Ihrer Ernährung mit Brennnessel und Löwenzahn können die Nierentätigkeit unterstützen. Die

Brennnessel ist harntreibend, entwässernd und entzündungshemmend. Weiter sind auch Birkenblätter sowie die Goldrute wertvolle Helfer bei Entzündungen des Urogenitaltrakts.

WAS LIEBT IHRE MILZ?

Die Milz macht die sogenannte „Blutmauser" und sortiert fleißig alte Blutzellen aus, speichert Blut für Notfälle. Sie bildet Immunzellen und ist sehr wichtig für ein stabiles Immunsystem. In der Traditionellen Chinesischen Medizin gilt sie als „Quelle für die Entstehung des gesamten Qi (Lebensenergie)". Die bekannten Ernährungsfehler schwächen ihre Kraft, während sie Bitterstoffe, warme (gedünstet/gekochte) Speisen (z. B. Porridge statt Müsli mit kalten Getränken) und Getränke (ohne Kuhmilch) liebt. Überhaupt arbeitet die Milz Hand in Hand mit den anderen Organen. Geht es diesen nicht gut, leidet auch die Milz und umgekehrt. Das macht müde, der Mensch zieht sich dann häufig zurück.

WAS LIEBT IHR GEHIRN?

Das Gehirn liebt Abwechslung, soziale Kontakte und Kreativität, aber – viel hilft nicht viel. Heutzutage machen sich viele Menschen extremen Freizeitstress, wollen über allen Themen informiert sein, mitreden können und laden sich eine App nach der anderen herunter. Schaffen Sie für sich Auszeiten, dazu gehört auch Digital Detox! Gönnen Sie sich die Ruhe vor dem Blaulicht der Medien. Der Klassiker des Gegenprogramms ist Bewegung draußen in der Natur. Nebenbei trainieren Sie Ihre Sinne und entspannen parallel durch andere Sichtweisen. In den Kapiteln über Bewegung und Entspannung finden Sie entsprechende Anregungen.

Sicher haben Sie auch besondere Interessen und Hobbys, wie z. B. Musizieren, Handarbeiten, Malen, Sammeln, Rätseln, Sporteln oder Reisen – pflegen Sie sie!

Soziale Kontakte sind ebenso wichtig wie auch die positive und liebevolle Selbstfürsorge. Igeln Sie sich ein, verkümmern viele wichtige Funktionskreise Ihres Körpers. Suchen Sie unbedingt Hilfe, wenn depressive Verstimmungen, Selbstzweifel und negative Einflüsse Ihre Gedanken dominieren. Werden bzw. bleiben Sie glücklich, suchen Sie positive Aspekte, seien Sie dankbar für Ihr Leben und finden Sie Ihren Weg. Für die einen ist die Religion eine Unterstützung auf dem Weg dorthin, für die anderen sind es Freunde, Familie, Sport oder auch die Arbeit, die erfüllend ist. Befüllen Sie Ihr Glückstagebuch mit positiven Erlebnissen und bleiben Sie dankbar!

Ihre Hirnzellen lieben Omega-3-Fettsäuren, die z. B. in Walnüssen, Fisch, Algenöl oder Leinsamen vorkommen! Magnesium wie auch weitere Vitamine, sekundäre Pflanzenstoffe und Mineralien/Spurenelemente sind in einer vitalstoffreichen Ernährung enthalten. Vitamin C erhöht die Fließeigenschaft des Blutes. Gingko erhöht die Konzentration, Rhodiola rosea (Rosenwurz) entspannt. Natürlich ist ein guter Schlaf wichtig für das Sortieren der Eindrücke des Tages, der Regeneration aller Zellen. Lassen Sie sich beraten!

WORKOUT-VIDEOS

INTENSIVES GANZKÖRPERTRAINING (HIT)

Entdecken Sie die auf S. 138 genannten Übungen als praktische Anleitungen in Videos mit mir und scannen Sie die QR-Codes.

Begrüssung

Kniebeugen

Schattenboxen

Lunges I

Lunges II

Zickzack

Kniebeuge Kick I

Kniebeuge Kick II

Taille I

Taille II

Bauch

Mountain Climber

Superman

Hund

Ball

PushUp Wand I

PushUp Wand II

YOGA-ÜBUNGEN

Entdecken Sie meine Anleitungen zu einzelnen Yoga-Übungen aus der Auflistung von S. 155 und scannen Sie die QR-Codes.

Begrüssung

Schulterverspannungen

Lang machen

Geschmeidige Wirbelsäule

Hüfte

Rücken/Schultern

Hund/Katze

Dehnung Beinrückseite/ Hüfte

Arme

Goldene Mitte

Held

Unterer Rücken

Frosch

Durchbiegen

DANKSAGUNG

Ich wollte schon lange ein Buch über meine Lieblingsthemen schreiben und meine Erfahrungen veröffentlichen. Mein erster Dank gilt somit dem KVM Verlag für die Möglichkeit und Unterstützung, mein Buch zu veröffentlichen. Durch Zufall durfte ich ein Team voller engagierter Mitarbeiter kennenlernen, die mir stets geholfen und mich mit weiteren Ideen inspiriert haben. Ohne sie und ihre Kreativität wäre es nie so schön geworden. Überdies bin ich allen dankbar, die mir mit kritischen Fragen und strukturellen Anregungen neue Impulse gegeben haben.

Natürlich danke ich meiner Familie, insbesondere meiner Tochter, die mit genervtem Blick und Gestöhne ertragen musste, wie ich laut kommentierend die leeren Chips- und Süßigkeitentüten unter ihrem Bett hervorgeholt habe. Meinem Mann, der in meiner Gegenwart auf Wurst, Softdrinks und Frittiertes verzichten muss, wenn er keine bösen Blicke ernten will. Beide geben aber auch zu, dass meine Küche „sonst“ ja ganz lecker ist.

Danke an alte Heilkundige und alle Pioniere aus der Forschung, Medizin und Naturheilkunde für das unermüdliche Bestreben, Antworten zu finden. Sie alle lüften Geheimnisse um das Wunder des Lebens! Danke an alle Wissenschaftler, Mediziner und Heilkundige, die es schaffen, mit einfachen Worten die faszinierenden Zusammenhänge des Körpers zu erläutern.

Meinen Fastenteilnehmern danke ich für die vielen Fragen und wunderbaren gemeinsamen Stunden. Aber ohne einen meiner Auftraggeber, Frank und Minu Ahlers, die aus ganzem Herzen das Unternehmen „AktivFasten“ führen, hätte ich die vielen wunderbaren Erlebnisse und Gespräche vielleicht nie gehabt. Ich danke ihnen für das jahrelange Vertrauen in mich und meine Arbeit mit den Gästen.

Die Aufklärung über gesunden Lebensstil muss aber weitergehen und die Umsetzung im Alltag selbstverständlich sein. In den Kindergärten, Schulen, Betrieben und Unis müssen Angebote für mehr Bewegung, natürliche Ernährung und weitere gesundheitsfördernde Programme integriert werden.

Das Wissen ist da und die Umsetzung bei jedem Einzelnen sofort möglich!

»

Das neue Fasten: Von allem etwas weniger – in der Summe aber mehr.

HELMUT GLASSL (*1950)
DIPL.-ING., MALER,
APHORISTIKER

QUELLEN

BÜCHER

Lothar Ursinius (2019): Der Weg zu einem gesunden Stoffwechsel – leicht erklärt. 3. Aufl. Schirmer Verlag

Lothar Ursinius (2019): Mein Blut sagt mir … 6. Aufl. Schirmer Verlag

Andreas Michalsen (2019): Mit Ernährung heilen: Besser essen – einfach fasten – länger leben. 5. Aufl. Insel Verlag

Andreas Michalsen (2017): Heilen mit der Kraft der Natur: Meine Erfahrung aus Praxis und Forschung – Was wirklich hilft. 12. Aufl. Insel Verlag

Petra Bracht (2019): Intervallfasten. Für ein langes Leben – schlank und gesund (GU Ratgeber Gesundheit). 6. Aufl. Gräfe und Unzer Verlag

Bas Kast (2018): Der Ernährungskompass: Das Fazit aller wissenschaftlichen Studien zum Thema Ernährung – Mit den 12 wichtigsten Regeln der gesunden Ernährung. C. Bertelsmann Verlag

Ludwig Manfred Jacob (2018): Dr. Jacobs Weg des genussvollen Verzichts: Die effektivsten Maßnahmen zur Prävention und Therapie von Zivilisationskrankheiten. 4. Aufl. nutricaMEDia

Hans Konrad Biesalski, Peter Grimm, Susanne Nowitzki-Grimm (2020): Taschenatlas Ernährung. 8. Aufl. Thieme Verlag

Hans Konrad Biesalski, Matthias Pirlich, Stephan C. Bischoff, Arved Weimann (2017): Ernährungsmedizin: Nach dem Curriculum Ernährungsmedizin der Bundesärztekammer. 5. Aufl. Thieme Verlag

Sabine Wacker (2014): Einfach Basenfasten: Sofort loslegen und wohlfühlen. Trias

Harvie M, Howell T (2014): Die 2-Tage-Diät – 2 Tage reduzieren, 5 Tage normal essen. München, Goldmann

Mosley M, Spencer M (2013): The fast diet. The simple secret of intermittent fasting: lose weight, stay healthy, live longer. London, Short Books

NÜTZLICHE LINKS

www.zentrum-der-gesundheit.de

www.paracelsus.de

www.biomagazin.de

www.thieme.de

www.netdoktor.de

www.fitforfun.de

www.liebscher-bracht.com

www.lavita.de

www.primal-state.de

www.fasten-sylt.de

www.gesund-aktiv.com

www.hellofresh.de

www.eatsmarter.de

www.ugb.de

www.btb.info

www.yoga-vidya.de

www.yogaeasy.de

www.apotheken-umschau.de

www.phoenix.de

www.metafackler.com

www.nutrimmun.de

www.omnibiotic.com

https://www.doktorweigl.de/

www.ernaehrungsdoc-matthias-riedl.com

https://drjacobs.de/de/

www.ndr.de

www.arte.de

www.foodwatch.de

www.slowfood.de

www.fairment.de

www.prolon-fasten.com

https://www.ncbi.nlm.nih.gov/pubmed/24440038

https://www.ncbi.nlm.nih.gov/pmc/articles/PMC3680567/

https://www.ncbi.nlm.nih.gov/pmc/articles/PMC3106288/

http://science.sciencemag.org/content/303/5662/1276.full?

https://if168.de/vorteile-von-intervallfasten/

https://www.ncbi.nlm.nih.gov/pmc/articles/PMC4595051/

https://jamanetwork.com/journals/jamaoncology/fullarticle/2506710

https://www.ncbi.nlm.nih.gov/pubmed/17374948

https://www.ncbi.nlm.nih.gov/pubmed/23244540

https://www.ncbi.nlm.nih.gov/pmc/articles/PMC4942870/

https://www.ncbi.nlm.nih.gov/m/pubmed/12088211/

https://www.ncbi.nlm.nih.gov/pubmed/19079239

https://www.ncbi.nlm.nih.gov/pubmed/25546413

https://www.ncbi.nlm.nih.gov/pubmed/12724520

https://www.researchgate.net/publication/21608063

https://www.ncbi.nlm.nih.gov/pmc/articles/PMC5394735/

https://www.sciencedirect.com/science/article/pii/S0104423013000213

https://www.ncbi.nlm.nih.gov/pubmed/28235195

https://www.ncbi.nlm.nih.gov/pubmed/10524500

https://www.cambridge.org/core/journals/proceedings-of-the-nutrition-society/article/div-classtitleeffects-of-intermittent-fasting-on-glucose-and-lipid-metabolismdiv/8803CC1517F53CEF2BF8BFDC06A816D6

https://www.ncbi.nlm.nih.gov/pubmed/24838678

https://www.ncbi.nlm.nih.gov/pubmed/12771340

http://suppversity.blogspot.de/2014/04/alternate-day-fasting-well-researched.html

https://intermountainhealthcare.org/news/2011/04/new-research-finds-routine-periodic-fasting-is-good-for-your-health-and-your-heart/

https://www.sciencedaily.com/releases/2016/05/160509085347.htm

https://www.ncbi.nlm.nih.gov/pmc/articles/PMC3915771/

https://www.ncbi.nlm.nih.gov/pubmed/16899414

https://pubmed.ncbi.nlm.nih.gov/24612255/

https://www.scientificamerican.com/article/the-guts-microbiome-changes-diet/

https://www.ncbi.nlm.nih.gov/pubmed/24905167

https://www.ncbi.nlm.nih.gov/pubmed/18772897

https://www.ncbi.nlm.nih.gov/pubmed/24097021

https://www.popsugar.com/fitness/Intermittent-Fasting-Stress-Depression-44762526

https://psychcentral.com/lib/could-skipping-breakfast-relieve-depression/

BILDNACHWEISE

S. 12 © Cora Dittkrist

S. 14 © TanyaJoy | shutterstock.com

S. 20 © De Visu | shutterstock.com

S. 24 © Andrii Bezvershenko | shutterstock.com

S. 35 © HUT Design | shutterstock.com

S. 49 © Julia-Bogdanova | shutterstock.com

S. 50 © Anastasiia Pokliatska | shutterstock.com

S. 58 © fizkes | shutterstock.com

S. 59 © rolandtopor | shutterstock.com

S. 66 © Motortion Films | shutterstock.com

S. 82 © Fortyforks | shutterstock.com

S. 89 © lzf | shutterstock.com

S. 97 © francesco de marco | shutterstock.com

S. 100 © Natalia Lisovskaya | shutterstock.com

S. 103 © New Africa | shutterstock.com

S. 106 © Pixel-Shot | shutterstock.com

S. 110 © Candice Bell | shutterstock.com

S. 118 © MariaKovaleva | shutterstock.com

S. 121 © Valentina_G | shutterstock.com

S. 122 © Elena Hramova | shutterstock.com

S. 122 © Daniel_Dash | shutterstock.com

S. 126 © YAKOBCHUK VIACHESLAV | shutterstock.com

S. 135 © l i g h t p o e t | shutterstock.com

S. 140 © Dirima | shutterstock.com

S. 141–146 © solar22 | shutterstock.com

S. 142 © Dcots | shutterstock.com

S. 151 © Aleksey Matrenin | shutterstock.com

S. 164 © Foxys Forest Manufacture | shutterstock.com

S. 169 © Ground Picture | shutterstock.com

S. 174 © Dee-sign | shutterstock.com

S. 180 © monticello | shutterstock.com

S. 187 © Pressmaster | shutterstock.com

S. 190 © mayakova | shutterstock.com

S. 194 © maiecka | shutterstock.com

S. 196 © 5PH | shutterstock.com

S. 197 © Maya Shustov | shutterstock.com

S. 199 © casanisa | shutterstock.com

S. 200 © anitage | shutterstock.com

S. 203 © Fascinadora | shutterstock.com

S. 205 © Halfpoint | shutterstock.com

S. 213 © Stefan Schulze-Hamann

S. 214 © Daniela Baumann | shutterstock.com

S. 215 © Anastasiia Pokliatska | shutterstock.com

S. 216 © Stefan Schulze-Hamann

S. 217 © Madeleine Steinbach | shutterstock.com

S. 218 © Bartosz Luczak | shutterstock.com

S. 219 © Nungning20 | shutterstock.com

S. 220 © Peredniankina | shutterstock.com

S. 221 © Nungning20 | shutterstock.com

S. 222 © larik_malasha | shutterstock.com

S. 224 © MariaKovaleva | shutterstock.com

S. 225 © Anna_Pustynnikova | shutterstock.com

S. 231 © Velrina | shutterstock.com

S. 233 © fizkes | shutterstock.com

S. 236 © Rimma Bondarenko | shutterstock.com

S. 238 © Tursk Aleksandra | shutterstock.com